广东省名中医

王俊玲
妇科医论医案精粹

主 编

宁 艳
刘昱磊
滕 辉

U0263909

SPM 南方出版传媒

广东科技出版社 | 全国优秀出版社

· 广 州 ·

图书在版编目（CIP）数据

广东省名中医王俊玲妇科医论医案精粹 / 宁艳，刘昱磊，滕辉主编. —广州：广东科技出版社，2021.9
ISBN 978-7-5359-7719-9

Ⅰ.①广… Ⅱ.①宁…②刘…③滕… Ⅲ.①中医妇产科学—医论—汇编—中国—现代②中医妇产科学—医案—汇编—中国—现代 Ⅳ.①R271

中国版本图书馆CIP数据核字（2021）第168978号

广东省名中医王俊玲妇科医论医案精粹
Guangdongsheng Mingzhongyi Wangjunling Fuke Yilun Yi'an Jingcui

出 版 人：严奉强
责任编辑：马霄行
封面设计：林少娟
责任校对：陈 静 李云柯
责任印制：彭海波
出版发行：广东科技出版社
　　　　　（广州市环市东路水荫路 11 号 邮政编码：510075）
销售热线：020-37607413
http://www.gdstp.com.cn
E-mail：gdkjbw@nfcb.com.cn
经　　销：广东新华发行集团股份有限公司
印　　刷：广州市东盛彩印有限公司
　　　　　（广州市增城区新塘镇太平洋十路 2 号 邮政编码：510700）
规　　格：787mm×1 092mm 1/16 印张 20 字数 400 千
版　　次：2021 年 9 月第 1 版
　　　　　2021 年 9 月第 1 次印刷
定　　价：98.00 元

如发现因印装质量问题影响阅读，请与广东科技出版社印制室联系调换（电话：020-37607272）。

《广东省名中医王俊玲妇科医论医案精粹》
编委会

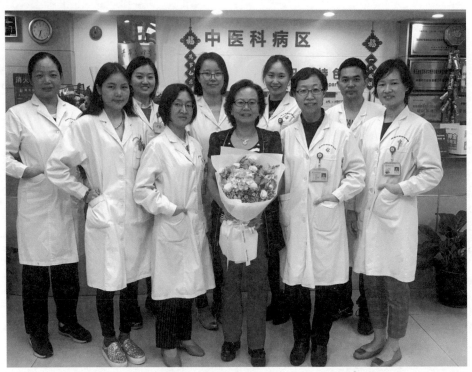

王俊玲广东省名中医传承工作室部分成员与导师合影

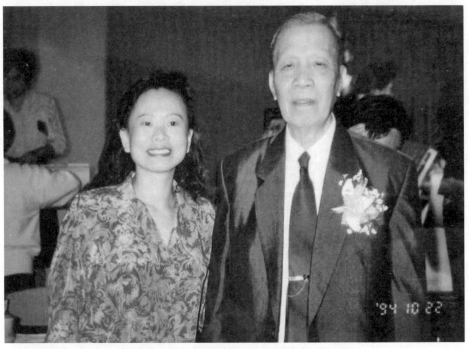

王俊玲教授攻读博士学位时与罗元恺教授合影

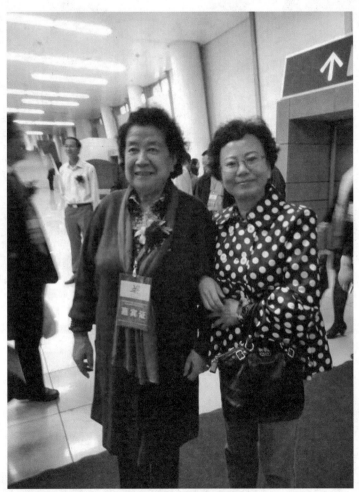

王俊玲教授与国医大师刘敏如教授（左）合影

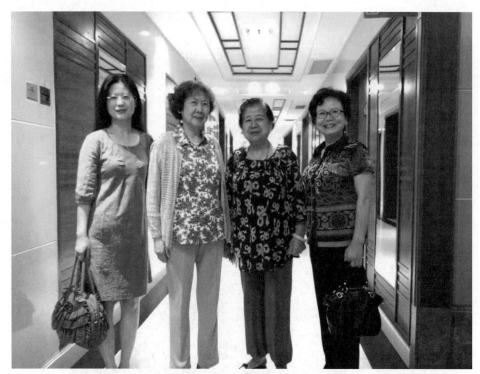

王俊玲教授（右一）与刘敏如教授（左三）、肖承悰教授（左二）合影

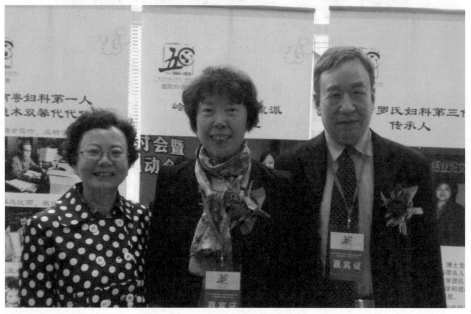

王俊玲教授与师姐杜惠兰教授（中）合影

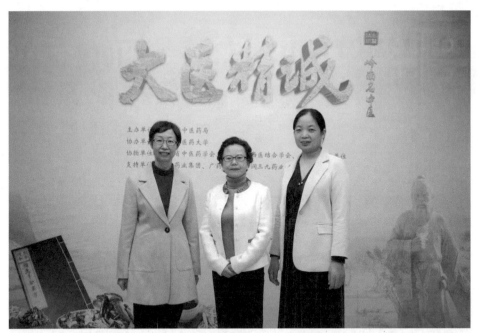

广东省首批名中医师承项目指导老师王俊玲教授（中）及弟子

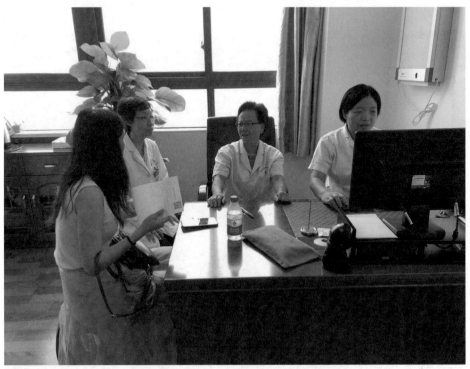

王俊玲广东省名中医传承工作室带教及跟诊

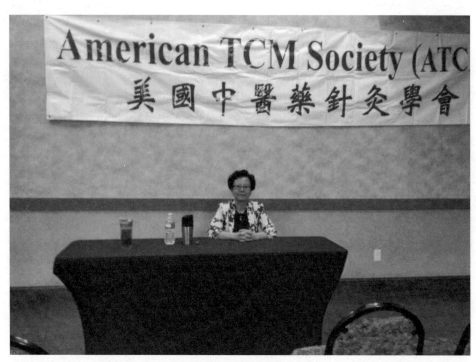

王俊玲教授受邀在美国讲座

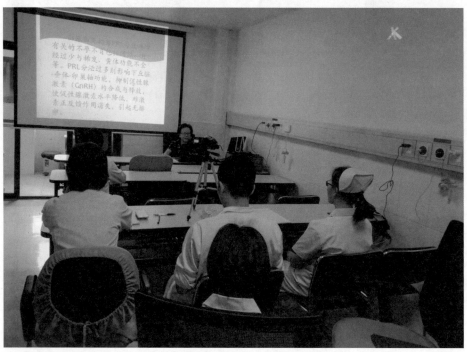

广东省名中医传承工作室专题授课

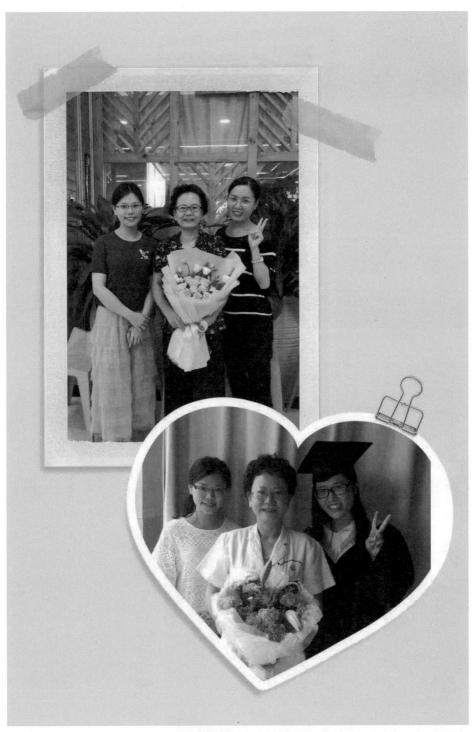

王俊玲教授（中）与研究生合影

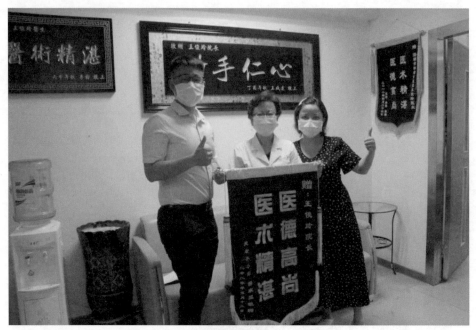

患者赠送锦旗

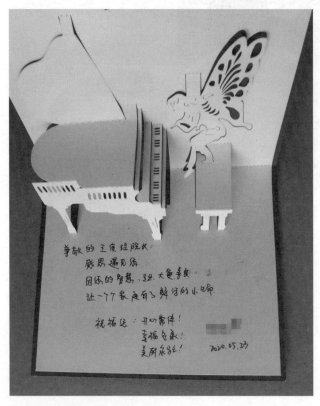

患者感谢信（一）

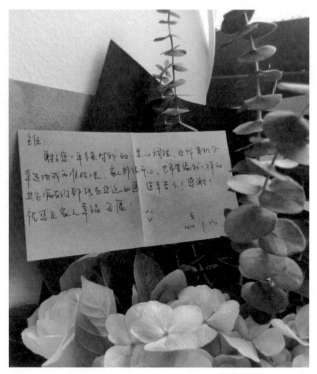

患者感谢信（二）

王医生：

我的二宝已顺利出生，这两年在您这调理身体，崇敬您的精湛医术，也非常感谢您的悉心诊治，特此送上鲜花一束，祝您身体健康，万事顺意，事业更上一层楼！

覃女士

患者感谢信（三）

王俊玲简介

王俊玲，教授，医学博士，主任中医师，广东省名中医，广东省首批名中医师承项目指导老师，硕士研究生导师。她师从当代妇科八大家之一的罗元恺教授、国医大师刘敏如教授，从事妇科医教研30余年，具有丰富的临床经验。在继承前辈的基础上，她逐渐形成了自己独特的学术思想和医疗风格，疗效显著，颇具影响。王 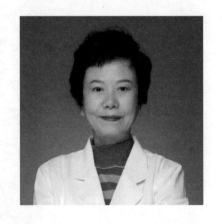 俊玲教授长期工作在诊疗第一线，在不孕症、反复自然流产、多囊卵巢综合征、子宫内膜异位症、异常子宫出血、卵巢功能早衰、高泌乳素血症等病症的理论研究和临床治疗方面有较深的造诣。

王俊玲教授退休前任深圳市妇幼保健院中医科主任、学科带头人。除了管理病房、处理好病房的事务外，她坚持每周出门诊5天，每日门诊量60人左右。她在中西医结合治疗妇科疾病和妇女保健方面有自己的思维方法和学术特点，在中西医结合妇科临床工作中取得了显著成绩，先后主持广东省中医药局课题8项，广州市科技局课题3项，获得广东省中医药科技进步三等奖1项，在国家级、省级杂志发表医学论文30多篇，多次被邀请到国内外进行学术报告及养生讲座。她在深圳中医妇科界享有较高声誉，是深圳市第一届、第二届西学中班中医妇科学授课主讲专家。她的养生讲座反复在深圳电视台都市频道播放达两年，影响力显著。她现任中国妇幼保健协会中医和中西医结合分会专业委员会常务委员，广东省中西医结合学会综合医院中医专业委员会常务委员，广东省中西医结合学会妇产科专业委员会委员，广东省针灸学会理事，深圳市中西医结合学会常务理事，深圳市中西医结合学会妇产科专业委员会副主任委员，深圳市中医药学会妇科专业委员会副主任委员，深圳市中医药学会不孕不育专业委员会副主任委员。

王俊玲教授在学科建设上也有突出的贡献。深圳市妇幼保健院中医科在她的带领下于2010年7月被评为深圳市中西医结合妇科特色专科，2012年3月被确定为广东省"十二五"中医重点专科建设单位。2011年，深圳市妇幼保健院被卫生部、国家中医药管理局和中国人民解放军总后勤部卫生部命名为"全国综合医院中医药工作示范单位"，为深圳市首家获此殊荣的单位。2001年她被评为"深圳市先进中医药、中西医结合工作者"，2006年被授予"深圳市优秀中医"称号，2007年、2013年被评为深圳市中西医结合学会优秀干部，2012年被评为深圳市"十佳医生"，2012年获"广东省名中医"称号，同年成为南方医科大学中西医结合临床专业硕士研究生导师，培养研究生2名。2015年著《王俊玲女科心悟》一书，全面总结了自己的学术思想。

　　退休后，王俊玲教授被返聘到深圳市妇幼保健院临床一线，积极进行学术传承及带教工作，培养学术骨干，为中医妇科事业的薪火相传作出了贡献。2015年至2018年作为广东省首批名中医师承项目指导老师，她指导继承人刘昱磊副主任和滕辉医生进行学术传承，将其宝贵的临床经验毫无保留地传授给她们。为了扩大传承范围，2019年1月深圳市妇幼保健院中医科建立了王俊玲广东省名中医传承工作室，作为指导老师，她定期为工作室成员进行临床带教、专题授课、答疑解惑，采用多种方式进行学术传承，使工作室成员在理论水平及临床水平方面都得到快速提高。

宁艳简介

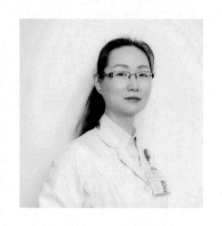

宁艳，医学博士，中医妇科主任医师，深圳市妇幼保健院中医科主任，学科带头人，硕士研究生导师，罗颂平教授第六批全国老中医药专家学术经验继承人之一。现任中国妇幼保健协会中医和中西医结合分会副主任委员，世界中医药学会联合会（简称世中联）生殖专业委员会常务委员，世中联围产专业委员会常务委员，中国民族医药学会妇科专业委员会委员，广东省中医药学会妇科专业委员会副主任委员，广东省女医师协会中医妇科专业委员会副主任委员，广东省妇幼保健协会中医保健专业委员会副主任委员，深圳市中医药学会副会长，深圳市中医药学会整合生殖专业委员会主任委员，深圳市中医药学会妇科专业委员会副主任委员。

科研方面，主持广东省中医药局课题及深圳市科技计划项目多项，发表学术论文数十篇。主要从事中医药防治女性生殖障碍性疾病的临床工作。擅长中西医结合治疗妇产科疾病，在体外受精-胚胎移植的中医辅助治疗，以及反复自然流产、不孕症、多囊卵巢综合征、卵巢储备功能低下、高泌乳素血症、盆腔炎等妇产科疑难疾病的诊治方面有丰富的临床经验。

王俊玲广东省名中医传承工作室简介

　　王俊玲教授2012年获"广东省名中医"称号。作为广东省首批名中医师承项目指导老师，她于2015年接收刘昱磊主任和滕辉医生成为其传承弟子。为了扩大王俊玲教授学术思想传承范围，在深圳市妇幼保健院领导的大力支持和有关工作人员的协同努力下，经过一年多的酝酿，王俊玲广东省名中医传承工作室于2019年1月在深圳市妇幼保健院中医科正式成立。为确保工作室相关工作的顺利开展，深圳市妇幼保健院成立了工作室领导管理小组。工作室成立之初的成员包括王俊玲、刘昱磊、滕辉、刘新玉、陈翠美、黄素宁、陈妍、王双魁、禹东慧、胡珊。2020年7月，新增汪姗姗医生为工作室成员；2021年1月，吸收马飞博士后为工作室成员，助力工作室科研工作。现工作室成员共12人，其中正高级职称2人、副高级职称2人、中级职称7人、初级职称1人，博士后1名、博士3名、硕士6名、本科学历2名。

　　在传承工作中，王俊玲教授倾囊传授，定期出诊带教，定期授课，及时建立微信交流群，在群内定期上传疑难医案资料，并给予画龙点睛式的指导，大大方便了学术传承，提高了传承效率。深圳市妇幼保健院中医科主任宁艳博士也非常关心和支持工作室的工作，在工作室建设方面、学术传承方面给予了很多指导和帮助。工作室学员在负责人刘昱磊主任医师的带领下，积极总结医案，提炼导师学术思想，交流学习经验，与导师一起探讨临床困惑。刘昱磊主任医师还积极组织大家轮流讲课，交流心得，导师听完后给大家指点迷津。工作室经过两年的建设，目前已经拥有广东省名中医临床经验示教诊室、示教观摩室、资料室，录播系统已安装调试完毕，正式投入使用。录播系统的安装使用大大方便了传承工作，提高了学习效率。工作室已成功举办2次继续教育学习班，工作室成员在临床能力、个人素质方面均得到了极大的提高。三年的工作室建设目前已过去三分之二，在未来的工作中，工作室成员必将以此次工作室建设为契机，养成爱学习、爱思考、勤实践、爱请教、爱探讨的好习惯，深入挖掘王俊玲教授的学术思想，丰满自己的知识库，提高自己的临床能力。在王俊玲教授无私传道的影响下，工作室成员也必将以她为楷模，无私指导下一代成员，为中医药事业的薪火相传贡献自己的力量。

王俊玲广东省名中医传承工作室成员简介

刘昱磊 中医妇科主任医师，中医妇科硕士，毕业于广州中医药大学，从事中西医结合妇科临床工作10余年，为深圳市妇幼保健院中医科副主任，硕士研究生导师，岭南罗氏妇科传承工作室深圳市妇幼保健院工作站站长，广东省名中医王俊玲博士学术经验继承人，王俊玲广东省名中医传承工作室负责人。现任中华中医药学会妇科分会委员，中国妇幼保健协会中医和中西医结合分会委员，中国中西医结合学会生殖医学专业委员会委员，世界中医药学会联合会生殖医学专业委员会理事，广东省中医药学会妇科专业委员会常务委员，广东省中西医结合生殖医学专业委员会常务委员，广东省医学会生殖免疫与优生学分会委员，广东省中西医结合学会妇产科专业委员会委员，广东省中医药协会优生优育专业委员会委员，深圳市中西医结合学会不孕不育专业委员会副主任委员，深圳市中医药学会妇科专业委员会及不孕不育专业委员会常务委员。科研方面，主持广东省中医药管理局课题及深圳市科技计划项目各1项，发表学术论文10余篇。临床方面，擅长中西医结合的治疗方法，在体外受精-胚胎移植的中医辅助治疗及反复自然流产、不孕症、多囊卵巢综合征、卵巢储备功能低下、高泌乳素血症、盆腔炎、子宫内膜异位症、母儿血型不合、妊娠期肝内胆汁淤积症等妇产科疾病的诊治方面有较丰富的临床经验。

滕辉 中医妇科副主任医师，中医妇科硕士，毕业于天津中医药大学，从事中西医结合妇科临床10余年，为岭南罗氏妇科流派传承工作室深圳市妇幼保健院工作站成员，广东省名中医王俊玲博士学术经验继承人，王俊玲广东省名中医传承工作室成员及秘书。现任中华中医药学会慢病管理委员会委员，广东省妇幼保健协会中医保健专业委员会委员，深圳市中西医结合学会不孕不育专业委员会常务委员，深圳市中医药学会整合生殖医学专业委员会常务委员，深圳市中西医结合学会综合医院中医专业委员会委员。科研方面，参与广东省中医药管理局课题1项及市级课题多项，发表学术论文10余篇。临床方面，擅长不孕不育症、复发性流产、多囊卵巢综合征、子宫内膜异位症、月经失调、带下病、更年期综合征、妇科杂病、内儿科疾病的临床治疗及辅助生殖技术前后的中医调理。

刘新玉 中医妇科副主任医师，中医妇科学博士，硕士毕业于华中科技大学同济医学院，博士毕业于广州中医药大学，师从岭南罗氏妇科名医罗颂平教授。攻读硕博士以来一直从事不孕症、先兆流产、自然流产的中医药防治研究，主持并参与省级及市级科研课题10余项。现任中国妇幼保健协会中医和中西医结合分会常务委员，世界中医药学会联合会植物精油疗法专业委员会理事，广东省女医师协会中医学分会委员，广东省保健协会生殖健康分会委员，深圳市中医药学会整合生殖医学分会常务委员，深圳市医师协会中医妇科分会委员等。目前主要从事中西医结合、心理疏导等多手段防治女性不孕不育症的临床与实验研究，以及女性身心健康指导调理工作。擅长中西医结合、心理疏导等治疗手段与方法，对女性月经不调、阴道炎、不孕症、多囊卵巢综合征、先兆流产、自然流产、复发性流产、围绝经期综合征、失眠、焦虑等亚健康病症有较好的临床疗效。

陈翠美 中医妇科副主任医师，中医妇科硕士，毕业于广州中医药大学，从事中西医结合妇科临床工作10余年，为王俊玲广东省名中医传承工作室成员。现任深圳市中西医结合学会不孕不育专业委员会委员，深圳市中医药学会优生优育专业委员会第二届委员会委员，深圳市中医药学会非中医类医院中医药工作委员会第一届委员会委员，深圳市中医药学会妇科专业委员。科研方面，主持深圳市卫计委课题1项，发表学术论文3篇。擅长不孕不育症、自然流产、复发性流产、多囊卵巢综合征、子宫内膜异位症、月经失调、带下病、产后病、卵巢功能减退、更年期综合征、妇科杂病、内儿科疾病的临床治疗及辅助生殖技术前后的中医调理。

禹东慧 中医妇科主治医师，中医妇科学硕士，毕业于江西中医药大学，从事中医妇科临床工作近10年，为王俊玲广东省名中医传承工作室秘书。2012

年在深圳市中医院参加深圳市住院医师规范化培训2年，现任深圳市中西医结合学会不孕不育专业委员会委员，深圳市中医药学会整合生殖医学专业委员会委员，深圳市中医药学会优生优育专业委员会委员，深圳市中医药学会非中医类医院中医药工作委员会委员。擅长中西医结合治疗盆腔炎、月经不调、排卵障碍性不孕、先兆流产、复发性流产及妊娠合并常见内科病等。

黄素宁 中医妇科主治医师，毕业于广州中医药大学。从事中西医结合妇科临床工作10年。现任深圳市中西医结合学会不孕不育专业委员会委员，深圳市中医药学会整合生殖医学专业委员会委员，广东省复发性流产管理分会委员，深圳市中医药学会非中医类医院中医药工作委员会委员，深圳市中医药学会妇儿保健专业委员会委员，深圳市中医药学会优生优育专业委员会委员。科研方面，作为第二负责人参与广东省中医药管理局课题1项，参与市级课题2项。擅长中西医结合治疗先兆流产、复发性流产、月经不调、多囊卵巢综合征、妊娠合并常见内科病等。

王双魁 中西医结合主治医师，毕业于湖北中医药大学，从事临床工作10余年，擅长中西医结合诊治先兆流产、复发性流产、多囊卵巢综合征、卵巢功能减退、月经不调、更年期综合征、盆腔炎、不孕不育、亚健康状态、内科常见病等及孕前调理。

陈妍 中医妇科主治医师，中医妇科学硕士，毕业于广州中医药大学七年制班。从事中医妇科临床工作10年，其中参加深圳市住院医师规范化培训2年。现为广东省医疗行业协会复发性流产管理分会委员，深圳市中医药学会整合生殖医学委员会委员。主持深圳市卫计委课题1项，参与广东省中医药局科研项目1项。发表论文数篇。擅长中西医结合治疗不孕不育、月经失调、先兆流产、复发性流产、产后恶露不绝、产后汗证等妇产科常见病、多发病。熟练掌握内科常见病如感冒、咳嗽、失眠等的诊治。

胡珊 主治中医师，现就读于广州中医药大学，攻读针灸学博士研究生学位。担任深圳市中西医结合学会不孕不育专业委员会委员，广东省针灸学会妇女儿童保健专业委员会委员。2018年主持深圳市卫计委课题1项，目前在研中，发表论文多篇。擅长运用针灸结合中药治疗女性月经不调、不孕不育及乳腺相关疾病，能熟练运用针药结合治疗颈肩腰腿痛等慢性劳损性疾病。

汪姗姗 住院医师，硕士研究生，毕业于湖北中医药大学。擅长中西医结合治疗妊娠恶阻、先兆流产、月经失调、慢性胃炎、消化性溃疡、胃息肉等常见病、多发病。

马飞 医学博士、博士后，副主任医师，助理研究员，南方医科大学临床助理教授，深圳市高层次人才，毕业于广州中医药大学。现任深圳市中医药学会整合生殖专业委员会委员，深圳市中医院学会非中医类医院中医药工作委员会委员，深圳市中医药学会优生优育专业委员会委员，深圳市中医药学会妇儿保健专业委员会委员。主持中国博士后科学基金、广东省基础与应用基础研究基金、湖南省大学生研究性学习和创新性实验计划项目，取得一系列研究成果。已发表SCI收录论文12篇、中文核心期刊文章5篇。目前就职于深圳市妇幼保健院，从事中医药治疗免疫相关性生殖障碍性疾病的临床与科研工作。擅长中西医结合治疗免疫相关性生殖障碍疾病，如免疫相关性复发性流产、不孕症、卵巢功能减退等。

序一

在习近平总书记提出的"遵循中医药发展规律，传承精华，守正创新"指示引导下，深圳中医药界积极开展形式多样的中医药传承工作，积极支持和鼓励在深圳的国家级、省市级名老中医药专家申请成立传承工作室。成立传承工作室一方面可以使名老中医药专家得到社会的尊重和认可，使其有良好的归属感，以便他们更好地关爱群众，满足社会对高水平中医药服务的需求；另一方面可以使名老中医药专家发挥传道、解惑、育人的导师作用，产生名师出高徒的师承效应。开展系统、有计划的读经典、跟名师、做临床活动，可以快速培养中青年中医药骨干，使中医薪火代代相传，生生不息，发扬光大。

王俊玲教授是主任中医师、医学博士、广东省名中医，她师从当代中医女科大家罗元恺教授和国医大师刘敏如教授，从事中医及中西医结合妇科临床、教学、科研及管理工作近40年，迄今仍工作在临床诊疗第一线。王俊玲教授自1995年至深圳市妇幼保健院工作以来，先后对高泌乳素血症、多囊卵巢综合征及卵巢功能早衰等妇科疑难病症进行深入研究，精准施治，效果明显，并整理撰写了专著《王俊玲女科心悟》，在深圳中医妇科界有较大影响力，慕名求学、跟师和求医者接踵而至。

2019年1月，深圳市妇幼保健院为推进中医传承工作，申请成立了王俊玲广东省名中医传承工作室，工作室设在深圳市妇幼保健院中医科，并正式确定由王俊玲教授所带的广东省首批名中医师承项目继承人刘昱磊主任医师、滕辉副主任医师具体负责传承工作室日常工作。传承工作室成立后，坚持按照规范要求，建立完善组织架构，配置教学设施，开展传承工作，完成师承任务，研究学术思想，总结临床经验，撰写发表文章，并积极开展学术交流会和形式多样的继续教育项目，使得工作室的工作得到全面开展，形成了可借鉴、可复制的成功范例。

此次以王俊玲广东省名中医传承工作室为主导，整理编写了《广东省名中医王俊玲妇科医论医案精粹》一书，认真总结了王俊玲教授的学术思想和临床经验。同时，也展示了工作室师承人员跟师学习、传承创新的工作成果和心得体会，充分体现了"遵循中医药发展规律，传承精华，守正创新"，真实客观地记录了深圳中医药师承工作开展的实践范例。

我作为深圳市妇幼保健院中医药工作的参与者、深圳市中医药学会名老中医药专家传承工作委员会的工作人员，目睹了传承工作室的发展历程和取得的可喜进步，因此，愿为此书作序，希望此项工作能得到进一步拓展，并衷心祝愿王俊玲广东省名中医传承工作室百尺竿头，更进一步。

深圳市妇幼保健院原副院长

深圳市中医药学会名老中医药专家传承工作委员会主任委员

孟庆春

2021年1月于深圳

序二

自考入医学院那天起,我就下决心要成为华佗、扁鹊式的医生,至今已有30余年。在这期间,我读了很多书,听过很多课,受教于很多老师,看过很多患者,从实习医生开始一直做到现在,已经无法确切统计经治患者的数量。渐渐地,我从一名课堂上的学生,到病房里的实习医生、住院医师、主治医师,开始出门诊,再到副主任医师、主任医师,学会了如何将理论知识用于临床实践,通过反复学习与实践,在妇科临床方面终有小成。

女性在人类社会中肩负着生儿育女、种族繁衍、子女教育等诸多方面的重任,一生要经历经、带、孕、产、乳的生理过程,女性的健康状况及一位母亲对待健康问题的观念都直接影响个人、家庭乃至整个社会。从小女孩到青春期,再到成年、中年,跨越更年期,最后到达人生的暮年,女性一生都在发生身体和情绪上的变化,完全无法预料种种变数。大多数女性可以平安顺利地渡过这一关又一关,但还有部分女性却在这一关又一关面前历经艰辛。我工作虽忙,但实际上几乎每天都是在重复工作,说重复的话,重复地做病情解释,而患者仍然那么多,好像永远看不完。当今各种不良因素,如环境污染、工作压力大、结婚生育年龄偏大,都会使人的健康水平下降,生育难度增加。"人之所病,病疾多;医之所病,病道少",尽管现代医疗技术突飞猛进,但仍存在着诸多困扰医患的难题。

中国传统医学在两千多年的发展历程中,积累了大量宝贵的理论与实践经验,但由于科学技术的发展有一个过程,而古代的认识水平有一定的局限性,很多妇科疾病的诊治单用古法不能胜任,因此,应对复杂多变的疾患,诊疗手段也需与时俱进。在熟通旧学的基础上不断吸纳新知,取现代医学之精华为我所用,这是一种社会需要,而非学术所需。所幸我亲历临床工作30余载,也从事过西医妇科门诊工作数年,通过不断探索总结,取长补短,逐步形成了自己独特的中西医结合诊疗思路,验之于临床,收效显著。2019年1月,广东省中医药局在深圳市妇幼保健院成立了王俊玲广东省名中医传承工作室,进行中医传承工作，工作室成员孜孜以求，认真学习，总结整理出部分临床验案，现公之于世，以资同道借鉴并批评指正。

王俊玲

2020年10月13日于深圳

目录

第一章

王俊玲中西医结合治疗
不孕不育学术思想

王俊玲教授从事中西医结合妇科临床、教学及科研工作30余年，她在继承中医妇科泰斗罗元恺教授学术精华的基础上，总结长期的临床实践经验，形成了治疗妇科疾病的独到见解，在治疗女性不孕症、反复自然流产、多囊卵巢综合征（PCOS）、高泌乳素血症等疾病方面有丰富的临床经验，并围绕女性不孕症做了大量的科研工作，帮助很多患者实现了做母亲的梦想。现将王俊玲教授的学术观点总结如下。

第一节　根植经典医理　诊法首重望诊

望诊在中医诊断中被列为四诊之首，《难经》曰："望而知之谓之神，闻而知之谓之圣，问而知之谓之工，切而知之谓之巧。"望诊是医者接触患者后获得第一手客观资料的方法，在妇科疾病的诊断中具有重要的参考意义。妇科望诊包括对患者神、色、形、态的观察，以及通过妇科检查对经、带、恶露的色、质、味及宫颈情况的辨析。王俊玲教授认为，在妇科望诊尤其重要。曾有一患者因痤疮来诊，王俊玲教授通过望诊观察到患者肥胖、面部多痤疮，因而推测患者有多囊卵巢综合征，询问其月经史得知，其既往月经规律，已经自然生育一胎，但在随后的诊疗中患者出现了无排卵的功能性子宫出血，查性激素示雄激素偏高，从而证实了王俊玲教授的判断，这是"望而知之谓之神"的真实写照。

王俊玲教授认为，观察患者的舌质和舌苔的变化以诊察疾病是望诊中最重要的内容。曹炳章《辨舌指南》云："辨舌质可辨脏腑之虚实，视舌苔可察六淫之浅深。"临床实践证明，脏腑的虚实、气血的盛衰、津液的盈亏、预后的好坏都可以较为客观地从舌象上反映出来[1]。王俊玲教授在望舌方面造诣深厚，常常仅凭此诊法就可辨明虚实寒热，处方后疗效甚佳。

（1）望舌质：舌淡而胖主脾虚，胖而湿润、边有齿痕主脾虚湿盛或脾肾阳虚、水湿内停；舌红主热，舌尖红主心火盛，舌两边红多为肝经有热，舌干红少苔或有裂纹主阴虚火旺；舌暗红或有瘀点瘀斑为血瘀；舌黯滞而淡、不荣润者，主肾虚；舌体瘦小者，多为久病体虚之象，瘦薄而偏红为阴虚内热，瘦薄而偏淡为气血两虚。

（2）望舌苔：苔白而厚主寒湿或痰浊内蕴；苔黄主热；苔腻主湿；苔黑而干主热炽伤阴，灰黑而湿润为寒水上泛；舌苔剥落主阴虚或气血亏虚、胃气不足。临床上观察舌象时应将舌质和舌苔综合起来分析。需要注意的是，望舌苔是中医舌诊的重要内容，如果患者自行刮除，则会影响到医生的判断，此外，经常用力刮舌苔，还会刺激舌头的味蕾，损伤舌乳头，造成味觉减退、食欲下降。因此，患者出现厚苔，只是表明机体功能出现了异常，针对病因，对症下药，使病邪解除，胃气得复，则舌苔自然恢复正常，刮舌苔是治标不治本之举[1]。

随着科学技术的进步，现在可通过B超、X线、CT等手段诊察人体内的病变，这是中医望诊的进一步扩展，但王俊玲教授强调，医者对患者的视觉观察及整体情况的把握，是现代辅助检查所不能代替的，不能一味依赖各项辅助检查而忽略望诊的重要性。

第二节　突破常规思维　不离辨证论治

　　辨证论治是中医诊疗疾病的核心和精髓，是整体观念在临床上的具体应用。辨证是对患者的临床表现、病史等资料进行综合分析，以观察病情、分析病机，从而探究疾病本质的过程，可为治疗提供依据。人是一个有机的整体，表里内外互相联系，"有诸内者，必形诸外"，"视其外应，以知其内脏，则知所病矣"。辨证必须从整体出发，充分认识疾病、个体之间的内在联系，溯本求源，深究病机，把握本质，明断病机之所在，在辨证的基础上遵循"治病必求于本"的原则，在具体治法上，又须根据不同病症的不同病机制定相应的理法方药等治疗方案运用于临床[1]。

　　在临床实践工作中，王俊玲教授"谨遵古训而不泥古，大胆创新而不离宗，谨守规矩而取用于巧"。对于辨证论治，她强调临证选方用药既要有原则性，又要有灵活性。所谓原则性是强调辨证时需洞察秋毫，认清疾病的现象与本质，谨守病机；灵活性则是在全面掌握患者情况的基础上，根据个体体质、疾病阶段的不同，灵活变通，不可拘泥于定法，医无定方，绝不能刻舟求剑。例如，对于胎漏或胎动不安的患者，常规思维认为应禁用或尽量避免使用活血化瘀之品，但王俊玲教授在临床上发现患者常有血瘀征象，如阴道流血呈暗红色或咖啡色，或伴腹痛，舌质紫黯、有瘀点瘀斑，或素有痛经、子宫肌瘤、子宫内膜异位症，B超提示宫内积血持续存在等，因此常在安胎方的基础上大胆应用三七、丹参、当归等具有活血化瘀止血功效的药物，往往收到奇效。究其病机，若瘀血阻滞脉道，致血不归经，血溢脉外而出现流血之象，则瘀血不去，新血难生，必致胎失所养。选用活血化瘀之品，不仅可以促进瘀血排出或吸收，使出血停止，还能促进血供，达到养血活血安胎的目的。因此只要辨证准确，有血瘀的脉证及依据，便可大胆使用活血安胎法，瘀去络通，冲任畅达，胎有所养，则胎自稳固，达到治病与安胎并举之效。

第三节　强调病证结合　中西互参治病

　　王俊玲教授在治疗不孕不育的过程中，特别强调中西医结合治疗。她认为要熟练掌握西医妇产科理论，了解其发展动态并为我所用。只有对西医妇产科和中医妇科理论及实践有充分的认识，才能看到它们各自的优势与不足，在中西医结合的过程中，才能取长补短、优势互补，达到"1+1＞2"的效果。无论是西医治疗还是中医治疗，对于医者来讲都是战胜疾病的武器，只要对患者有益，都可以采用，治疗疾病的方法越多，就越能为更多的患者解决问题。但中医与西医是两套体系、两种不同的思维模式，如何更好地结合一直都是学者探讨的话题。王俊玲教授认为西医诊断要明确，中医治疗要辨证。明确西医诊断一方面可以防止漏诊误诊耽误病情，另一方面可以使我们对疾病的发展及结局做到心中有数。中医治疗要辨证是强调在中医诊疗时要换脑子，运用中医思维，四诊合参，辨证论治。避免"中不中，西不西"，防止"中医西化"的不良做法。

　　例如在不孕症的诊疗中，首先要明确西医诊断，明确患者是属于原发不孕还是继发不孕，寻找病因是女方因素、男方因素，还是双方因素。若存在女方因素，要明确是排卵障碍性不孕、输卵管阻塞性不孕，还是免疫性不孕。需要通过检验、B超、造影甚至宫腹腔镜手术明确诊断，找到病因才能进行针对性治疗。在中医治疗方面要做到"有所为，有所不为"，给患者以正确的指导。例如：对于排卵障碍性不孕、免疫性不孕可以充分发挥中医的优势进行治疗；对于双输卵管阻塞性不孕，需要结合患者年龄、其他不孕原因、男方因素等进行宫腹腔镜治疗或辅助生育治疗。在宫腹腔镜手术后或辅助生育的过程中配合中医治疗，可以达到尽快怀孕的目的。

　　对于反复自然流产的患者首先要依据西医诊疗指南查找西医的病因，对于内分泌异常（如黄体功能不足、高泌乳素血症、多囊卵巢综合征）引起的流产、免疫异常（如血栓前状态、抗心磷脂综合征）引起的流产等可以中西医结合治疗。透明带抗体、血型抗体阳性，封闭抗体阴性者可以用中药治疗。原因不明的患者应充分发挥中医特色，采用中医体质辨识结合辨证论治进行治疗。

第四节 调经种子安胎 推崇周期学说

女性区别于男性的最大特点在于她们具有月经周期。在月经期、经后期、经间期、经前期，她们的性激素水平、情绪、生殖器官都会发生周期性变化，西医妇科和中医妇科都很重视这一变化并在治疗中有所体现。王俊玲教授在借鉴西医对月经周期的分期，结合先贤对中医药周期疗法的认识及自己多年的临床实践后认为，治疗月经病时，除了针对不同的月经病进行寒热虚实的辨证外，还应该遵循月经周期中阴阳气血的消长规律，因势利导。另外，在不孕症的治疗中，中医主张调经种子，"任脉通，太冲脉盛，月事以时下，故有子"，"经调然后子嗣"，因此，治疗月经病及不孕症，中医药周期疗法都有重要的应用价值。

（1）月经期，血海由满而溢，子宫泻而不藏，通过阳气的疏泄，胞脉通达，推陈出新，经血从子宫下泄，冲任气血暂虚。此期的"泻"是为了下一个周期的"藏"，故气血均以下行为顺。此期用药以活血理气调经为主，王俊玲教授多采用桃红四物汤、少腹逐瘀汤、膈下逐瘀汤因势利导，引血下行。她认为月经期是排出邪气的好时机，可以通过月经排出体内瘀血、痰湿、湿热等邪气。用药加减：对于子宫内膜异位症、痛经患者，加入活血化瘀止痛的药物；对于盆腔炎患者，在活血化瘀的基础上加入清热利湿的药物；对于多囊卵巢综合征、卵巢囊肿或带下病患者，在活血化瘀的基础上加入化痰利湿的药物。

（2）经后期，子宫、胞脉相对空虚，尤以阴血不足为主。此期子宫藏而不泻，通过肾气的封藏，蓄养阴精，使精血渐长，此为"重阴"的阶段。经后期血海相对偏虚，用药当以补肾填精养血益气为主，以促进阴精的集聚，王俊玲教授多采用八珍汤合寿胎丸加减治疗。

（3）经间期，经过经后期的蓄养，阴精气血充盛，重阴必阳，在肾中阳气的温煦下，阴阳转化，当阳气足以蒸腾阴精时，则出现氤氲之候（排卵）。

经间期是肾中阴阳转化的关键时期，治疗上当温阳活血，使阳气升发，阴阳顺利转化，王俊玲教授多选用二仙汤加四物汤或二仙汤合桂枝茯苓丸。

（4）经前期，阳气经过一段时间的增长，已达"重阳"状态。此期阴精与阳气皆充盛，子宫、胞脉气血满盈，若未孕育，则在阳气的鼓动下，子宫、胞脉通达，泻而不藏，经血又将下泄，开始下一个月经周期。经前期阴阳气血俱盛，若在备孕中，用药以补肾健脾为主，顺势而为，王俊玲教授多采用寿胎丸合四君子汤健黄体促怀孕。若无生育要求，对于痛经患者则适当加理气活血止痛药，如失笑散合金铃子散等，湿热重者舌红、苔黄腻，可加入四妙散。

需要强调的是，在临床应用中医药周期疗法时，尤应注重辨病、辨证相结合，同时根据病因病机、患者的体质等灵活加减用药，才能取得满意疗效。

第五节 擅治妇科杂病 独具辨治特色

妇科疾病病因复杂，疾病发展变化多端，临证辨析，精准把握主要病机之所在显得尤为重要。王俊玲教授认为妇科疑难顽疾，多兼肾虚血瘀证，以补肾活血为主线调理，效果显著。

1. 补肾法在妇科的应用

中医学对肾在人体中的作用极为重视，如《中藏经》曰："肾者，精神之舍，性命之根。"由于肾在人体生命活动中占有极其重要的地位，因此补肾法被广泛应用于各种妇科疾病的治疗。

（1）在生理功能上，"胞络者，系于肾"，"冲为血海，任主胞胎"，冲任二脉皆起于胞中，属于肾，肾气充盛是冲任二脉功能正常的前提。《傅青主女科》明确指出"夫经本于肾"，"胞胎系于命门……系命门者通于肾"，"经水出诸肾"，认为"摄胎受孕在于肾脏先天之真气"。肾为先天之本，主藏精气，为人体生长、发育、生殖的根本，《素问·上古天真论》曰："女子七岁肾气盛，齿更发长；二七而天癸至，任脉通，太冲脉盛，月事以时下，故有子……七七任脉虚，太冲脉衰少，天癸竭，地道不通，故形坏而无子也。"

（2）在病理上，罗元恺教授曾撰文说明肾在妇科病机中的重要性："中医对于妇产科的致病机理，虽有在气、在血、属脾、属肝、属肾之分……其最根本的原因还是在于肾，在于肾阴肾阳的偏盛偏虚而失去平衡协调的作用。而气、血、肝、脾往往是发病过程中的一个阶段或一种诱发的因素。"《医学正传》有云："月经全借肾水施化，肾水既乏，则经血日以干枯。"

通过临床辨证将补肾法运用于妇科疾病的治疗，采取滋养肾阴、温补肾阳或阴阳双补之法，对女性的生长、发育与生殖能起到很好的调节作用。现代研究亦证明，补肾药具有皮质激素样作用，能增强患者免疫防御功能，对女性生殖内分泌系统起到良好的治疗效应。

2. 活血化瘀法在妇科的应用

妇女经、带、胎、产、乳无不为气血所化、气血所养，故妇人"以血为本，以血为用"。而血贵周流，若血流阻滞或溢出脉外，则可形成瘀血，从而产生各种妇科疾病。

《素问·调经论》曰："血气不和，百病乃变化而生。"至清代，王清任创制了十几个有效的活血化瘀方，并提出"气通血活，何患不除"；唐容川认为"女子胞中之血，一月一换，除旧生新，旧血即瘀血"，并指出"一切不治之症，总由不善祛瘀之故"，强调瘀血"务使不留，则无瘀邪为患"，可见瘀血与妇科疾病密切相关。瘀血之证包含气滞血瘀、气虚血瘀、寒凝血瘀、热灼血瘀、外伤致瘀、久病重病致瘀等。根据上述瘀血形成的病因病机，结合患者的临床表现及体征，辨证论治，可采用行气活血、益气化瘀、祛瘀散寒等治法，以"疏其血气，令其调达，以致平和"，从而达到改善症状、治疗疾病的目的。另外，在使用活血化瘀之剂的同时，还应结合患者的体质特征及疾病的发展变化阶段以指导用药。对于体质较强、瘀血深固日久者，应峻攻以祛瘀；对于体虚者，应在益气活血养血的基础上以缓图。

3. 肾虚血瘀相兼证

妇科疑难疾病往往病机复杂，迁延难愈，在疾病的发展过程中常常出现虚实错杂、病变部位和涉及面广、有时又无证可辨的情况，根据中医"五脏之伤，穷必及肾"和"久病多瘀"之说，此类疾病最易导致肾虚血瘀相兼的情况，抓住肾虚血瘀这个纲，即抓住了疾病的主要病理机制。《冯氏锦囊秘录》谓："气之根，肾中之真阳也，血之根，肾中之真阴也。"肾为气血之根，若久病肾虚，不能温煦、推动、固摄气血，则可引起气血运行不畅或血溢脉外而致瘀，或因肾阴虚致相火亢盛，虚热内灼，血液稠滞，而血瘀又可致肾虚加重。因此，运用补肾活血之法，能达到标本同治之效，对于妇科疑难杂症具有不可忽视的应用价值[1]，如王俊玲教授在临床上采用补肾活血法治疗子宫内膜薄、胚胎着床困难，免疫性不孕，反复自然流产等都有很好的疗效。

第六节　注重腑气通畅　强调心身同治

1. 强调腑气通畅的重要性

汉代学者王充在《论衡》中提到"欲得长生，肠中常清"，晋代葛洪亦提出"若要衍生，肠胃要清"。中医认为，大肠为六腑之一，其主要功能是腐熟消化，传导糟粕。《素问·五脏别论》曰："六腑者，传化物而不藏，故实而不能满也。"意思是说六腑应保持通畅，即六腑"以通为用""以降为顺"，如此才能维持其正常的生理活动。而大便的通畅与否又与脾的运化、肝的疏泄、肾阳的温煦、肺气的肃降等有着密切的关系，因此了解二便的情况不仅可以直接判断脏腑功能状态、阴阳升降的情况，还可以了解消化功能和水液的盈亏与代谢，也是判断疾病寒热虚实的重要依据。

在临诊中王俊玲教授特别关注患者腑气是否通畅，同时辨审其与主症之间的关系，在辨证基础上，既针对主症也参考腑气通畅与否，综合组方，依病情需要灵活选用理气导滞、养阴润肠、清热泻下等方法，适时佐以通腑药物，配合主方发挥作用，常获事半功倍之效。如早期妊娠恶阻（剧吐）患者，往往大便数日不解，腑气不通则胃气上逆，腑气得通则胃气和降，呕吐自止。此类患者往往不能进食中药，采用中药保留灌肠通腑则可取效。在运用药物治疗的同时，王俊玲教授还嘱咐患者在日常生活中积极进行自我调理，通过适当增加运动，调整饮食结构，多食新鲜蔬菜水果、减少高脂肪食物的摄入量等方式改善大便情况。

2. 强调女性应调畅情志

女子性善抑郁，加上现代社会节奏加快，生活工作压力大，处于患病状态的女性，更容易受不良情绪的影响，而情志不畅反过来又会影响病情的变化，形成恶性循环。特别是妊娠期女性，情绪常紧张不安。有过不良妊娠史或多年未孕盼子心切的患者，一旦受孕而见有阴道出血、小腹隐痛下坠等症状，或因妊娠恶阻，呕吐频频，饮食困难，则难免忧心忡忡，以致寝食难安、心绪不宁。不良情绪可加重病情，所以王俊玲教授在治疗中注重调畅情志，宁心安神。

"心者，生之本神之变也""心藏神"。中医认为，心主神志，为神明之府，是精神活动产生和依附的脏器。张景岳在《类经·疾病类》中指出："情志之伤，虽五脏各有所属，然求其所由，则无不从心而发。"可见人的精神情志活动虽可分属于五脏，但主要归属于心。《女科经纶》有云："妇人百病皆由心生。"而心主神明的功能正常与否，又可以通过睡眠情况得到反映。睡眠是人体适应自然界昼夜节律性变化、维持机体阴阳协调平衡的重要生理活动，睡眠的情况不仅仅与心的功能活动相关，还与人体卫气的循行、气血阴阳的盛衰及肾的功能活动密切相关。通过询问患者的睡眠情况，有助于了解其心神是否健旺安宁，机体的阴阳气血是否平衡等。

引起患者失眠的病因很多，对于女性来说常见的有心肾不交、心血亏虚、心脾两虚、阴虚火旺等，临证通过辨证选取相应的方药加以调治，使心神安宁，有助于促进患者的康复。例如，安胎患者，孕后阴血下聚以养胎元，阴血偏虚，肝木失濡，虚火旺盛，若此时患者情志失调，则气血难以顺和，必致胎失所养[1]。因此，在安胎过程中王俊玲教授特别注意询问患者的睡眠情况，同时加用药物调理，对于焦虑、抑郁的患者采用心理疏导及五行音乐疗法治疗，使孕妇神志安宁，脏腑安和，气血调畅，自然胎安病愈。

第七节 用药力求精专 做到知常达变

张景岳在《景岳全书》中论述："凡看病施治，贵乎精一。盖天下之病，变态虽多，其本则一。天下之方，活法虽多，对证则一。故凡治病之道，必确知为寒，则竟散其寒，确知为热，则竟清其热，一拔其本，诸证尽除矣。故《内经》曰：治病必求其本。是以凡诊病者，必须先探病本，然后用药。若见有未的，宁为少待，再加详察，既得其要，但用一味二味便可拔之，即或深固，则五六味七八味亦已多矣。然虽用至七八味，亦不过帮助之，导引之，而其意则一也，方为高手。"

临床上疾病复杂多变，医者必须明察秋毫，了解疾病的轻重缓急，明辨主次，准确把握疾病本源及基本病机，从而制定相应的治疗方案。王俊玲教授认为在临床用药方面，用药贵在专一，反对庞杂；主张用药要有主攻方向，如此才能使药力纯正精专，直达病所，药到病除[1]。

王俊玲教授的处方多采用经典成方，亦有自己的经验方，一般不超过12味，其方善于抓住主要矛盾，用药如用兵，集中火力，直捣黄龙，切中病机，自然效如桴鼓。她嘱咐弟子用药切忌采用大包围的策略，眉毛胡子一把抓。药物过多，组方不当，药物之间相互牵制，难以达到良效。如先兆流产的患者出现感冒的症状，王俊玲教授会果断停服补肾健脾的保胎药，根据患者的体质、外感邪气的性质，采用小柴胡汤、银翘散或甘露消毒丹等以祛邪，邪去正安，母体安康，胎儿自然能够健康成长。

第八节　注重生活习惯　饮食劳逸相宜

　　良好的生活习惯是健康的根本。清朝李渔的《笠翁文集》中有云："养生之诀，当以睡眠居先。睡能还精、养气、健脾益胃、壮骨强筋。"良好的睡眠能消除全身疲劳，使脑神经、内分泌、物质代谢、心血管活动、消化功能、呼吸功能等能得到休整，促进身体组织的生长发育和自我修补，增强免疫功能，提高对疾病的抵抗力。目前部分年轻人崇尚夜生活，深夜超过11点入睡者比比皆是。中医认为，过晚睡眠损伤肾气，影响内分泌功能，会造成女性月经不调，男性精液异常，导致生殖障碍。王俊玲教授非常关注患者的睡眠情况及饮食起居，嘱咐患者最好夜里11点前入睡，使身体得到充分修复，提升机体抵抗力。

　　李东垣指出："内伤脾胃，百病由生。"脾胃为水谷气血之海，脾胃虚弱，气血生化无源，气虚血少，血海不能按期满溢，可造成月经过少、月经后期甚至闭经等。气虚不能固摄可导致月经过多、月经先期、崩漏。脾虚水湿停滞可导致带下病、经行泄泻、子肿等。王俊玲教授认为患者不应过食冰冻、辛辣、烧烤食品，以免损伤脾胃。防止病从口入，保护好脾胃功能对于预防和治疗疾病都有重要的意义。

参考文献

[1]　王俊玲．王俊玲女科心悟[M]．深圳：海天出版社，2015：52-115．

第二章

王俊玲医案精选

第一节 不 孕 症

一、原发不孕

【医案一】原发不孕、多囊卵巢综合征、痛经

● 黄某某，女，26岁，因"未避孕未孕2年"于2019年11月6日初诊

患者既往有多囊卵巢综合征病史，平素月经推迟，30～90天1行，5天干净，经量少，痛经（＋），LMP：2019年8月，孕0产0。男方精液正常。患者舌体胖大，淡红，中有裂纹，苔部分厚腻，脉细。B超示卵巢PCO样改变，子宫内膜4mm。查P：0.39ng/mL，E_2：67pg/mL，HCG：0.6mIU/mL。

中医诊断：①不孕症；②月经后期；③月经过少；④痛经。

辨证：脾虚痰湿。

西医诊断：①不孕症（原发不孕）；②多囊卵巢综合征；③痛经。

治法：健脾化痰。

中药处方：颗粒剂，7剂，每日1剂，分2次冲服。

姜半夏12g　茯苓10g　党参10g　白术10g　生姜3g

紫苏叶10g　大枣10g　荷叶10g　陈皮12g　炙甘草3g

西药处方：

（1）炔雌醇环丙孕酮片，每次1片，每日1次，口服。

（2）二甲双胍片，每次0.5g，每日3次，口服。

● 二诊：2019年11月27日

停服炔雌醇环丙孕酮片后1天，患者右侧少腹及乳房胀痛。舌体胖大，淡红，中有裂纹，苔部分厚腻，脉弦细。

辨证：脾虚痰湿兼肝气郁结。

治法：健脾化痰，疏肝活血通经。

中药处方：颗粒剂，7剂，每日1剂，分2次冲服。

姜半夏12g　茯苓10g　延胡索10g　大枣10g　生姜3g

柴胡12g　郁金10g　川楝子10g　炙甘草3g　丹参10g

牛膝10g　陈皮12g

● 三诊：2019年12月4日

LMP：11月30日，5天干净，量中等，色鲜红，无血块，无痛经。舌体胖大，淡红，中有裂纹，苔白，脉沉。

西药处方：

（1）氯米芬片，每次100mg，每日1次，月经第5天开始口服，共服5天。

（2）二甲双胍片，每次0.5g，每日3次，口服。

● 四诊：2019年12月11日

月经第12天，服用氯米芬片促排卵后7天，B超示双侧卵巢PCO样改变，未见优势卵泡，子宫内膜5mm。舌体胖大，淡红，中有裂纹，苔白，脉沉。

辨证：脾虚痰湿。

治法：健脾化痰。

中药处方：颗粒剂，7剂，每日1剂，分2次冲服。

姜半夏12g　茯苓10g　党参10g　白术10g　生姜3g

紫苏叶10g　炙甘草3g　大枣10g　荷叶10g　陈皮12g

西药处方：

（1）地塞米松片，每次0.375mg，每日1次，口服。

（2）二甲双胍片，每次0.5g，每日3次，口服。

● 五诊：2019年12月18日

月经第19天，B超示左侧见优势卵泡16mm×13mm，子宫内膜7mm，舌体胖大，淡红，中有裂纹，苔白，脉沉。

指导同房。

● 六诊：2019年12月22日

月经第23天，B超示左侧优势卵泡已经消失，子宫内膜9mm，BBT已上升4天，考虑已经排卵。患者舌体胖大，淡红，中有裂纹，苔薄白，脉沉细。

辨证：脾肾两虚。

治法：补肾健脾。

中药处方：颗粒剂，7剂，每日1剂，分2次冲服。

    菟丝子20g　桑寄生10g　续断10g　党参20g　山药20g

    炒白术10g　炙甘草5g　砂仁5g　陈皮5g　茯苓10g

西药处方：地屈孕酮片，每日10mg，每日2次，口服10天。

● 七诊：2020年1月1日

停经33天，无阴道出血，无腹痛及腰酸，舌体胖大，淡红，中有裂纹，苔白，脉细滑。查P：30.16ng/mL，E_2：808pg/mL，HCG：124mIU/mL。

中医诊断：①早孕？②异位妊娠待排。

辨证：脾肾两虚。

西医诊断：①早孕？②异位妊娠待排。

治法：补肾健脾。

中药处方：守前方继服7剂。

嘱患者定期监测P、E_2、HCG，定期B超检查。

● 八诊：2020年1月12日

患者无阴道出血，无腹痛及腰酸，胃纳可，寐可，二便调。舌体胖大，淡红，中有裂纹，苔白，脉细滑。1月5日查P：33.04ng/mL，E_2：1 576pg/mL，HCG：703mIU/mL，甲状腺功能未见异常。1月12日查P：25.89ng/mL，E_2：2 134pg/mL，HCG：17 022mIU/mL，B超示宫内早孕，见卵黄囊，未见胚芽，未见胎心。

中医诊断：早孕。

辨证：脾肾两虚。

西医诊断：早孕。

治法：补肾健脾。

中药处方：守前方继服7剂。

嘱患者定期监测P、E$_2$、HCG，定期B超检查。

【按语】

1. 不孕症病因的确定

患者26岁，因为原发不孕就诊，月经后期，男方精液正常，初步判断不孕的病因是排卵障碍，输卵管是否通畅有待进一步检查并明确。

患者平素脾虚，不能很好地运化水湿，导致水湿内停，生成痰饮。痰湿阻滞冲任，导致月经后期；痰湿阻滞胞宫，导致不孕。痰湿阻滞血脉，导致气血运行不畅，气滞血瘀造成痛经。

2. PCOS患者快速促排卵的中西医结合方案

患者月经稀发，B超示卵巢PCO改变，考虑西医诊断为多囊卵巢综合征。多囊卵巢综合征主要存在高雄激素及高胰岛素血症两大异常。

第一阶段：针对病因积极治疗。患者停经3个月，B超及激素测定判断患者仍处于卵泡期，王俊玲教授并没有给予孕酮让月经来潮，因为患者子宫内膜太薄，单用孕酮不一定能诱发月经，所以针对高雄激素及高胰岛素血症选用炔雌醇环丙孕酮片及二甲双胍片针对性治疗，为患者节约了治疗时间。中药采用健脾化痰的四君子汤合二陈汤加减，加入荷叶祛痰降脂。

第二阶段：促排卵治疗。患者停用炔雌醇环丙孕酮片，月经来潮后王俊玲教授采用氯米芬片加二甲双胍片促排卵治疗。二甲双胍片的作用一方面是治疗胰岛素抵抗，另一方面是与氯米芬片合用以增加促排卵的成功率。刚开始服用二甲双胍片会有胃肠道不适反应，可以根据B超下多囊卵巢的轻重程度从小剂量循序渐进加量至每天2g。月经第12天，氯米芬片促排卵后7天，B超示患者双侧卵巢PCO改变，未见优势卵泡，子宫内膜5mm，说明患者促排卵效果不佳，考虑与雄激素高有关。雄激素的来源有二，一是来源于卵巢，二是来源于肾上腺。来源于肾上腺的雄激素采用地塞米松治疗效果较好。因此王俊玲教授每天加用半片地塞米松治疗。治疗7天后复查B超示左侧见优势卵泡16mm×13mm，子宫内膜7mm，后用中药帮助排卵及支持黄体功能，指导同房，患者促排卵1次就怀孕了。

3. 中医药周期疗法的应用

患者主要病机为脾虚痰湿，王俊玲教授在治疗中抓住这一主要矛盾，同时结合中医药周期疗法，针对患者经前出现少腹及乳房胀痛，考虑有肝郁的存在，加用柴胡、郁金、川楝子、延胡索疏肝理气止痛，加用丹参、牛膝活血通经。而排卵后用补肾健脾法支持黄体功能有利于怀孕。患者不孕症2年仅治疗2个月即妊娠，获得了非常快速满意的疗效。王俊玲教授快速把握患者不孕症的病因，采取积极有效的中西医结合治疗方案是取效的关键。

【思辨解惑】

［学生甲］请教老师，对于多囊卵巢综合征患者，地塞米松片一般从月经第几天开始服用？服用多少天？

［老师］一般对于雄激素太高的多囊卵巢综合征患者，可以考虑用地塞米松治疗，用量为每次0.375mg（半片），每日1次，口服，从月经第5天开始服用，服到排卵。该患者服用氯米芬片100mg，共5天，月经第12天时B超示双侧卵巢PCO改变，未见优势卵泡，子宫内膜5mm，考虑促排卵效果不佳，可能与雄激素过高有关，因此加用地塞米松片0.375mg，口服，服到排卵时停用。

（刘昱磊整理）

【医案二】原发不孕、卵巢储备功能下降

● 蓝某某，女，34岁，因"未避孕未孕两年"于2020年4月5日初诊

患者平素月经周期30～32天，经期6～7天，量中等，经前腹痛，心烦。LMP：2020年3月3日，经后无同房，孕0。舌淡红，苔白，脉弦。

患者于2020年3月16日因右侧输卵管阻塞行介入治疗，治疗后右侧输卵管通畅。3月8日查AMH：0.45ng/mL，P：0.1μg/L，E_2：116pg/mL，FSH：3.9IU/L，LH：2.89IU/L，甲状腺功能正常，CA-125：26.1U/mL。4月5日B超示子宫内膜11mm。

中医诊断：不孕症。

辨证：肝郁化火。

西医诊断：①不孕症（原发不孕）；②卵巢储备功能下降。

治法：清肝泻火。

中药处方：7剂，每日1剂，水煎，分2次口服。

牡丹皮12g　栀子10g　柴胡12g　益母草15g　白术10g

薄荷12g　　白芍10g　甘草3g　夏枯草30g　茯苓10g

● 二诊：2020年4月12日

查P：7.09μg/L，E_2：60pg/mL，HCG：0.1IU/L，B超示子宫内膜13mm。舌暗红，苔白，脉弦。

辨证：脾虚肝郁兼水湿。

治法：疏肝健脾兼利水。

中药处方：7剂，每日1剂，水煎，分2次口服。

牡丹皮12g　厚朴9g　　柴胡12g　益母草15g　白术10g

枳壳12g　　白芍10g　甘草3g　夏枯草30g　茯苓10g

猪苓10g　　泽泻10g

西药处方：地屈孕酮片，每次10mg，每日2次，口服，连服7天。

● 三诊：2020年4月19日

查P：0.32μg/L，E_2：90pg/mL，HCG：0.1IU/L。患者诉月经未潮，大便频。舌暗红，苔薄黄，脉濡。

辨证：湿瘀互结。

治法：活血化瘀利水。

中药处方：7剂，每日1剂，水煎，分2次口服。

桃仁10g　红花6g　当归10g　丹参10g　鸡血藤15g

茜草10g　川芎6g　牛膝10g　泽兰10g　苍术10g

甘草3g

外治法：泥灸下腹部。

● 四诊：2020年4月26日

LMP：2020年4月20日，患者诉月经未净，自觉腹痛，头痛。舌淡红，苔白，脉濡。

辨证：肾精不足。

治法：滋补肾精。

中药处方：7剂，每日1剂，水煎，分2次口服。

续断10g 桑寄生10g 黄芪10g 当归10g 茯苓10g

桑叶10g 生地黄10g 白术10g

● 五诊：2020年5月10日

月经第21天，基础体温上升7天。

治法：黄体支持。

西药处方：地屈孕酮片，每次10mg，每日2次，口服7天。

嘱患者月经后复诊。

● 六诊：2020年5月17日

查HCG：0.1IU/L，患者诉睡眠差。舌暗红，苔白，脉细。

辨证：血瘀。

治法：活血化瘀。

中药处方：6剂，每日1剂，水煎，分2次口服。

桃仁10g 川芎12g 红花6g 桔梗6g 赤芍10g

当归10g 丹参10g 甘草3g 柴胡6g 牡丹皮6g

香附10g 牛膝10g

● 七诊：2020年5月27日

LMP：2020年5月18日。B超示子宫内膜7mm，子宫内膜息肉5mm×4mm，左侧卵泡19mm×13mm。舌暗红，苔白，脉弦。

中医诊断：癥瘕。

辨证：肝郁脾虚。

西医诊断：子宫内膜息肉。

治法：疏肝健脾。

中药处方：3剂，每日1剂，水煎，分2次口服。

牡丹皮12g　栀子10g　柴胡12g　当归10g　茯苓10g

酸枣仁20g　茯神10g　佛手12g　甘草3g　白术10g

夏枯草30g　丹参10g

西药处方：地屈孕酮片，每次10mg，每日2次，连服10天。

● 八诊：2020年5月31日

月经第14天，B超示子宫内膜8mm，左侧卵泡22mm×17mm。

治法：促排卵治疗。

西药处方：人绒毛膜促性腺激素注射液，6 000U，即刻肌内注射。

● 九诊：2020年6月17日

LMP：2020年6月15日。患者诉头痛，睡眠差。舌暗红，苔薄黄，脉弦。

辨证：肝郁脾虚。

治法：疏肝健脾。

中药处方：3剂，每日1剂，水煎，分2次口服。

牡丹皮12g　栀子10g　柴胡12g　当归10g　茯苓10g

益母草15g　黄芩10g　赤芍10g　甘草3g　桂枝12g

丹参20g　白术10g

● 十诊：2020年7月12日

LMP：2020年7月10日，当日月经第3天，量中等。查TSH：8.46mIU/L，FT_3、FT_4均正常。B超示子宫内膜7mm。

西医诊断：①不孕症；②子宫内膜息肉；③亚临床甲状腺功能减退症（甲减）。

治法：对症治疗亚临床甲减，控制子宫内膜息肉。

西药处方：

（1）左甲状腺素钠片，每次25μg，每日1次，晨起空腹口服。

（2）米非司酮片，每次12.5mg，每日1次，口服。

● 十一诊：2020年7月22日

B超示子宫内膜8mm，子宫内膜息肉5mm×4mm，患者自觉右少腹疼痛。

舌淡红，苔薄白，脉细。

辨证：气虚兼湿。

治法：补气利湿。

中药处方：7剂，每日1剂，水煎，分2次口服。

黄芪30g　白术30g　陈皮6g　党参10g　茯苓皮10g

当归10g　茯苓10g　升麻6g　泽泻10g　薏苡仁30g

甘草6g　柴胡6g

● 十二诊：2020年8月5日

患者诉停服米非司酮片1天，B超示子宫内膜8.3mm，子宫内膜息肉15mm×7mm。舌暗红，苔薄白，脉弦。

辨证：血瘀。

治疗：活血化瘀。

中药处方：7剂，每日1剂，水煎，分2次口服。

桂枝12g　茯苓10g　赤芍10g　丹参20g　甘草3g

三棱10g　莪术10g　牛膝10g　桃仁10g　益母草15g

乌药10g

● 十三诊：2020年8月19日

患者诉于2020年8月5日停服米非司酮片。舌暗红，苔薄白，脉弦。

辨证：血瘀。

治法：活血化瘀。

中药处方：7剂，每日1剂，水煎，分2次口服。

桂枝12g　赤芍10g　丹参20g　桃仁10g　甘草3g

莪术10g　牛膝10g　三棱10g　乌药10g　益母草15g

泽兰10g　茯苓皮10g

西药处方：黄体酮胶囊，每次50mg，每天2次，口服，连用5天。

● 十四诊：2020年9月2日

LMP：2020年7月10日，查P：5.77μg/L，E_2：89pg/mL，HCG：0.3IU/L，TSH：2.944mIU/L。舌淡红，苔薄白，脉弦。

辨证：肾精不足。

治法：滋补肾精助孕。

中药处方：7剂，每日1剂，水煎，分2次口服。

  菟丝子10g 女贞子10g 枸杞子10g 桑椹10g 山药10g

  覆盆子10g 桑寄生10g 沙苑子10g 茯苓10g 杜仲10g

  续断10g 山楂10g

西药处方：地屈孕酮片，每次10mg，每天2次，口服。

● 十五诊：2020年9月9日

查HCG：0.1IU/L。舌暗红，苔薄白，脉弦。

辨证：血瘀。

治法：活血化瘀。

中药处方：5剂，每日1剂，水煎，分2次口服。

  小茴香12g 川芎12g 白芍10g 炮姜6g 桂枝12g

  五灵脂10g 当归10g 香附10g 没药6g 延胡索10g

  川楝子10g 甘草3g

计划：下次月经第5天口服氯米芬片促卵泡发育。

● 十六诊：2020年9月20日

LMP：2020年9月10日。于月经第5天开始口服氯米芬片，每天50mg，口服，连用5天。现月经第11天，子宫内膜11mm，子宫内膜息肉18mm×8mm，左侧卵泡24mm×24mm。舌暗红，苔薄白，脉弦。

辨证：血瘀。

治法；活血化瘀促排卵。

中药处方：7剂，每日1剂，水煎，分2次口服。

  桂枝12g 茯苓10g 赤芍10g 丹参20g 柴胡6g

  三棱10g 莪术10g 香附10g 桃仁10g 甘草3g

西药处方：人绒毛膜促性腺激素注射液，6 000U，即刻肌内注射。

● 十七诊：2020年10月11日

LMP：2020年10月6日，患者诉腹痛，睡眠差。舌淡红，苔白，脉沉。

辨证：肾精不足。

治法：滋补肾精。

中药处方：7剂，每日1剂，水煎，分2次口服。

  菟丝子10g 女贞子10g 续断10g 桑椹10g 杜仲10g

  覆盆子10g 山茱萸12g 山药10g 茯苓10g 茯苓10g

  甘草3g 枸杞子10g

● 十八诊：2020年10月18日

月经第13天，B超示子宫内膜9mm，子宫内膜息肉8mm×5mm，左侧卵泡18mm×16mm。舌暗红，苔薄黄，脉细。

辨证；血瘀。

治法：活血化瘀。

中药处方：7剂，每日1剂，水煎，分2次口服。

  桂枝12g 茯苓10g 赤芍10g 丹参20g 巴戟天30g

  三棱10g 莪术10g 桃仁10g 甘草3g

嘱患者隔日房事。

● 十九诊：2020年10月21日

月经第16天，B超示子宫内膜9.1mm，左侧优势卵泡已排。舌暗红，苔薄白，脉细。

辨证：血虚血瘀。

治法：养血化瘀。

中药处方：7剂，每日1剂，水煎，分2次口服。

  当归10g 白芍10g 川芎6g 白术10g 泽泻10g

  茯苓10g 益母草15g 黄芩10g 黄芪10g 党参10g

  甘草3g 熟地黄10g

西药处方：地屈孕酮片，每次10mg，每日2次，口服。

● 二十诊：2020年11月4日

月经第2天，患者诉腹痛、头痛。舌暗红，苔薄白，脉细。

辨证：寒凝血瘀。

治法：温经活血止痛。

中药处方：

（1）经期方：7剂，每日1剂，水煎，分2次口服。

　　小茴香12g　川芎12g　白芍10g　桂枝12g　炮姜6g

　　五灵脂10g　当归10g　乌药10g　香附10g　延胡索10g

　　川楝子10g　炙甘草3g

（2）经后方：7剂，每日1剂，水煎，分2次口服。

　　菟丝子10g　女贞子10g　桑椹10g　续断10g　杜仲10g

　　覆盆子10g　桑寄生10g　茯苓10g　白术10g　甘草3g

　　山药10g

西药处方：氯米芬片，每次50mg，每日1次，口服，连用5天。

● 二十一诊：2020年11月15日

月经第13天，B超示子宫内膜10mm，左侧卵泡16mm×16mm、15mm×15mm、17mm×12mm，腹痛，白带夹血。舌暗红，苔薄黄，脉濡。

辨证：肾虚夹瘀。

治法：补肾止血。

中药处方：7剂，每日1剂，水煎，分2次口服。

　　续断炭10g　杜仲10g　桑寄生10g　当归炭10g　牡丹皮炭10g

　　荆芥炭10g　甘草3g　桑叶30g　黄芩炭10g

　　三七粉3g（冲服）

● 二十二诊：2020年11月22日

月经第20天，B超示子宫内膜12mm，左侧卵泡已排，BBT上升3天。舌暗红，苔白。

辨证：血虚血瘀。

治法：补肾养血化瘀。

中药处方：7剂，每日1剂，水煎，分2次口服。

　　续断10g　杜仲10g　桑寄生10g　山茱萸12g　当归10g

　　山药10g　茯苓10g　炒白术10g　炙甘草3g　炒白扁豆10g

- 二十三诊：2020年12月6日

查P：22.82μg/L，E_2：293pg/mL，HCG：653IU/L。患者诉睡眠差。舌暗红，苔白。

中医诊断：①早孕？②异位妊娠待排。

辨证：脾肾两虚。

西医诊断：①早孕？②异位妊娠待排。

治法：补肾健脾。

中药处方：3剂，每日1剂，水煎，分2次口服。

$\quad$ 续断10g $\quad$ 杜仲10g $\quad$ 桑寄生10g $\quad$ 山茱萸12g $\quad$ 当归10g

$\quad$ 山药10g $\quad$ 茯苓10g $\quad$ 炒白术10g $\quad$ 炙甘草3g $\quad$ 炒白扁豆10g

- 二十四诊：2020年12月9日

查P：17.32μg/L，E_2：371pg/mL，HCG：3 484IU/L，甲状腺功能正常。B超示宫内孕囊，可见双环征。

中医诊断：①早孕？②异位妊娠待排。

辨证：脾肾两虚。

西医诊断：①早孕？②异位妊娠待排。

嘱患者定期复诊。

【按语】

妊娠成功之要，在于胚胎质量良好，母体气血充足，无邪干扰。该患者34岁，尚未到五七，但卵巢储备功能低下。结合患者症状体征，肝郁化火明显，睡眠质量差，考虑卵巢功能的下降可能与患者长期状态不佳有关。肾主生殖，肝为肾之子，长期肝郁化火状态，过度消耗，可导致肝血不足，子盗母气，影响生殖功能，影响卵巢功能，导致卵巢功能低下。低下的卵巢功能容易产生低质量的卵子，卵子质量下降，容易导致胚胎质量下降，造成不孕或反复流产。王俊玲教授抓住患者病机，给予丹栀逍遥散加减，改善患者焦虑状态，帮助患者树立信心，终止体内过度消耗，再进行中医药周期疗法助孕。患者长期肝郁明显，气机不畅，容易形成血瘀，血瘀的状态亦容易造成不孕。在经期给予桃红四物汤或血府逐瘀汤加减，行活血化瘀治疗，可改善盆腔血液循环，改善宫腔环境，为受精卵着床做好准备。在治疗的过程中，发现患者有子宫内膜息肉，考虑亦为瘀血所致，给予经验用药：米非司酮每天12.5mg，后半期加安宫黄体酮治疗。

因患者主要诉求为妊娠，故于十五诊时计划使用中西医结合助孕，经后给予一线促排卵药物氯米芬片，每天50mg口服，连用5天。于月经第11天可见优势卵泡，子宫内膜11mm，于是给予人绒毛膜促性腺激素肌内注射促进卵泡破裂，并行黄体支持，然而未受孕。之后又使用中医药周期疗法并予氯米芬片促排治疗，患者终于受孕。中医药周期疗法是中医妇科在调整卵巢功能和月经方面较常用的方法，一般经期采用活血化瘀法，促进月经排出，起到祛瘀生新的目的。经后予补肾养血养精法，改善卵巢功能，促进卵子生长。经间期采用温阳活血的方法促卵泡破裂、卵子排出，配合人绒毛膜促性腺激素肌内注射促进卵泡顺利排出。排卵后给予温肾助阳、养血活血，支持黄体功能，促进胚胎着床发育。中医药周期疗法的序贯用药，顺应了生殖系统节律，改善了卵巢功能，改善了生殖功能，因此患者的卵巢功能越来越好，最终受孕。

王俊玲教授在临证中注重患者本身的诉求，注重中西医结合治疗，注重生理规律和中医药周期疗法。

【思辨解惑】

[学生甲] 请教老师，补气养血之品有很多，在患者二十一诊和二十二诊的用药中，为什么加入当归养血，而不担心当归的活血作用？

[老师] 患者34岁，未避孕未孕2年，卵巢功能下降，焦虑症状明显，表明有肝郁，而肝郁容易造成血瘀，导致体内瘀血阻滞，尤其是会造成母胎界面的血液循环不良，影响胚胎的发育，因此高龄或接近高龄备孕伴焦虑的患者，在保胎的同时，可酌情加入活血养血之品，以改善母体的血液循环，创造更加有利于胚胎生长的环境。

（滕辉整理）

【医案三】原发不孕、异常子宫出血

● 林某，女，28岁，因"未避孕未孕1年"于2020年7月26日初诊

LMP：2020年7月17日。平素月经规律，既往月经30天1行，3天干净，量少色淡，体瘦，头晕目眩，腰膝酸软，口燥咽干，心中烦热，孕0。舌红，苔黄，脉濡。男方精液正常，UU阳性已治疗。B超示子宫内膜5mm，左侧卵泡13mm×10mm。

中医诊断：①不孕症；②月经过少。

辨证：肝肾精血不足。

西医诊断：①不孕症（原发不孕）；②异常子宫出血。

治法：滋补肝肾，填精益血。

中药处方：颗粒剂，7剂，每日1剂，分2次冲服。

当归10g　白芍10g　白术10g　泽泻10g　　茯苓10g

黄芪10g　党参10g　甘草3g　熟地黄10g　酒萸肉6g

山药10g　枸杞子10g

嘱患者监测BBT。

● 二诊：2020年8月2日

LMP：2020年7月17日。月经第17天，B超示子宫内膜10mm，左侧卵泡已排。舌淡红，苔白，脉濡。

辨证：肝肾精血不足，脾虚湿阻。

治法：滋补肝肾，填精益血，健脾祛湿。

中药处方：颗粒剂，7剂，每日1剂，分2次冲服。

当归10g　薏苡仁10g　白术10g　泽泻10g　　茯苓10g

黄芪10g　党参10g　　甘草3g　熟地黄10g　酒萸肉6g

山药10g　枸杞子10g

西药处方：地屈孕酮片，每次10mg，每日2次，口服10天。

● 三诊：2020年8月16日

患者诉牙痛，痤疮加重。舌色红，苔薄黄，脉数。查P：6.63μg/L，E_2：

16pg/mL，HCG：0.2IU/L。

辨证：胃火夹湿热。

治法：清热化湿。

中药处方：颗粒剂，7剂，每日1剂，分2次冲服。

升麻6g　　黄连3g　　牡丹皮12g　当归10g　生地黄10g

薏苡仁30g　炒白术10g　赤小豆15g　连翘10g　炙甘草3g

● 四诊：2020年8月26日

LMP：2020年8月16日。患者月经第10天，B超示子宫内膜7mm，左侧卵泡13mm×13mm。舌淡红，苔薄白，脉细弱。

辨证：脾虚湿阻。

治法：健脾祛湿。

中药处方：颗粒剂，7剂，每日1剂，分2次冲服。

党参10g　茯神10g　茯苓10g　炒白术10g　桔梗6g

陈皮6g　　砂仁3g　　莲子10g　薏苡仁10g　炒白扁豆10g

炙甘草3g

男方诉口干口苦，小便黄，大便不成形，眠差，入睡难。舌红，苔薄黄，脉弦。

辨证：湿热下注。

治法：清利湿热。

中药处方：颗粒剂，7剂，每日1剂，分2次冲服。

粉草薢10g　黄柏12g　车前子15g　茯苓10g　金樱子10g

烫水蛭3g　莲子10g　沙苑子10g　丹参10g　甘草3g

广地龙10g　知母10g

● 五诊：2020年8月30日

患者月经第14天，B超示子宫内膜10mm，左侧卵泡22mm×16mm。舌淡暗，苔薄白，脉细滑。

辨证：肾虚血瘀。

治法：补肾祛瘀。

中药处方：颗粒剂，3剂，每日1剂，分2次冲服。

当归10g　　赤芍10g　　川芎6g　　炒白术10g　　泽泻10g

茯苓10g　　茜草10g　　丹参10g　　益母草15g　　牛膝10g

巴戟天30g　　炒白扁豆10g

男方诉口干口苦减轻，小便正常，大便不成形，眠差，入睡难。舌红，苔薄黄，脉弦。

辨证：湿热下注。

治法：清利湿热。

中药处方：颗粒剂，7剂，每日1剂，分2次冲服。

粉萆薢10g　　黄柏12g　　车前子15g　　茯苓10g　　金樱子30g

烫水蛭3g　　莲子10g　　沙苑子10g　　丹参10g　　甘草3g

广地龙10g　　知母10g

● 六诊：2020年9月2日

患者月经第17天，B超示子宫内膜10mm，左侧卵泡已排。舌红，苔薄白，脉细。

辨证：肾阴亏虚。

治法：补益肾阴。

中药处方：颗粒剂，7剂，每日1剂，分2次冲服。

墨旱莲15g　　女贞子15g　　菟丝子20g　　枸杞子10g　　桑寄生20g

续断10g　　制何首乌10g　　熟地黄10g　　白芍15g　　山药10g

茯苓10g　　党参10g　　炒白术15g　　炙甘草5g

西药处方：地屈孕酮片，每次10mg，每日2次，口服10天。

● 七诊：2020年9月13日

患者停经28天，少量阴道出血，暗红色，无明显腹痛、腰酸。舌淡暗，苔薄白，脉弦滑。查P：38.69μg/L，E_2：178pg/mL，HCG：83.3IU/L。

中医诊断：①胎动不安？②异位妊娠待排。

辨证：肾虚血瘀。

西医诊断：①先兆流产？②异位妊娠待排。

治法：补肾祛瘀安胎。

中药处方：颗粒剂，7剂，每日1剂，分2次冲服。

    当归10g   白芍10g   川芎6g   白术10g   泽泻10g

    茯苓10g   黄芩10g   黄芪10g   党参10g   甘草3g

    桑寄生10g

嘱患者定期监测P、E_2、HCG，定期B超检查。

● 八诊：2020年9月16日

患者诉服上药2剂后阴道出血止，现无明显不适。查P：36.01μg/L，E_2：185pg/mL，HCG：463.4IU/L，甲状腺功能正常。舌淡红，苔白，脉滑。

辨证：肾虚血瘀。

治法：补肾祛瘀安胎。

中药处方：颗粒剂，7剂，每日1剂，分2次冲服。

    当归10g   白芍10g   川芎6g   白术10g   泽泻10g

    茯苓10g   黄芩10g   黄芪10g   党参10g   甘草3g

    桑寄生10g

● 九诊：2020年9月23日

查P：31.41μg/L，E_2：231pg/mL，HCG：13 580IU/L，B超示宫内早孕，可见卵黄囊，孕囊大小11mm×7mm。

中医诊断：早孕。

西医诊断：早孕。

辨证：肾虚血瘀。

嘱患者不适随诊。

【按语】

患者因"未避孕未孕1年"而就诊，王俊玲教授认为患者属肝肾精血不足所致不孕症。肾主生殖，肾精不足，气血不畅，则难以摄精受孕，因此，首诊时采用补肾养血的方剂——养精种玉汤。该方出自《傅青主女科》卷上："治法必须大补肾水而平肝木，水旺则血旺，血旺则火消，便成水在火上之卦。方用养精种玉汤。"该方可滋补肝肾，填精益血。患者在王俊玲教授治疗下仅2个月即怀孕。王俊玲教授在治疗不孕症时重视夫妻同治，女方肝肾脾同调，并应用中医药周期疗法。

不孕症患者在妊娠后发生先兆流产的概率较正常女性大。早期先兆流产的发生原因除染色体异常以外，还与孕妇的内分泌功能、免疫功能、子宫功能、营养状况、情感状况等密切关联。先兆流产归属于中医"胎漏""胎动不安"范畴。肾主生殖，妊娠之后胎元固与不固与肾的功能关系最为密切。但胎漏、胎动不安的发生机制除肾虚之外，尚有血瘀之标实的复杂病理机制。《妇人大全良方》曰："妇女以血为基本。"元气为五脏六腑功能活动和津、血、精液运行的原动力。肾藏精，为元气之所，为气血之根。肾藏精，精生血。肾和血相互滋生、相互依存，肾和血的变化可导致肾虚血瘀的病机。因此，肾脏的病变将影响他脏和血液的运行[1]。先兆流产临床辨证以肾虚血瘀为主，多由肾虚、血瘀、血热及气血亏虚导致冲任损伤、胎元不固，发为胎漏、胎动不安。故临床治疗应以补肾安胎为主，活血化瘀为辅。

该医案中，最能体现王俊玲教授学术思想的是患者孕后的中药处方。王俊玲教授在患者早孕后给予当归散加减预防先兆流产。当归散出自《金匮要略·妇人妊娠病脉证并治》，书中言："妇人妊娠，宜常服当归散主之。"当归散具有养血清热安胎的作用。该方由当归、黄芩、芍药、川芎、白术组成，为妊娠养血安胎之要剂，妊妇若体弱有热，恐耗血伤胎，服用当归散则可养血清热安胎。该方以当归、川芎、芍药养血，白术健脾除湿，黄芩清热，血复湿热去，则胎气自安。

【思辨解惑】

[学生甲] 请教老师，现代的医家治疗先兆流产为什么很少使用活血化瘀药？

[老师] 从古至今，活血化瘀安胎法一直备受关注与争议。由于人们存在妊娠期间应用活血化瘀药易诱发流产的误解，所以临床医家在安胎时对于活血化瘀之法的运用极其谨慎，很大程度上限制了此类药物的应用。

[学生乙] 请教老师，早孕期什么情况下可以使用活血化瘀药？

[老师] 对于妊娠期胎漏及胎动不安患者，活血化瘀药并非禁忌，但使用过程中需根据母体具体情况辨证论治，审因用药。瘀血既是一种病理产物，又是一种致病因素，瘀血阻滞冲任胞宫，血运不畅，新血不生，胎失所养则可致胎漏、胎动不安、滑胎。这时候，以中药活血化瘀，瘀去络通，冲任畅达，胚胎得以滋养，则胎元乃固。

参考文献

[1] 周英，叶敦敏. 寿胎丸合失笑散治疗肾虚血瘀型先兆流产的临床疗效观察[J]. 广州中医药大学学报，2006，23（1）：25-29.

（陈妍整理）

【医案四】原发不孕

● 吴某某，女，28岁，因"未避孕未孕1年"于2020年6月3日初诊

患者未避孕未孕1年，平日月经尚规律，30～37天1行，经期7～8天，量中等，痛经（±），孕0。LMP：2020年5月26日。舌暗红，苔薄白，脉弦。

中医诊断：不孕症。

西医诊断：不孕症（原发不孕）。

嘱患者监测基础体温。指导同房，定期就诊。

● 二诊：2019年6月28日

患者神清，精神可，纳眠可，二便调。LMP：2020年6月27日，量可，色暗，痛经（+），有血块，经行胸胀。患者诉近日煎煮中药不方便。舌暗红，苔白，脉弦。

中医诊断：①不孕症；②痛经。

辨证：血瘀。

西医诊断：①不孕症（原发不孕）；②痛经。

治法：活血化瘀。

中成药处方：少腹逐瘀颗粒，每次1包，每日2次，口服，共服3天。

● 三诊：2020年7月15日

患者神疲，少气懒言，情绪较低落，善太息，饭后易腹胀，纳食少，小便可，大便稀溏，每日2次。LMP：2020年6月27日，量可，色暗，痛经（＋），有血块，经行胸胀。舌暗红，苔白腻，脉弦细。B超示子宫内膜8mm，左侧附件区囊性暗区11mm×9mm，右侧附件区囊性暗区15mm×12mm。

中医诊断：①不孕症；②痛经；③癥瘕。

辨证：肾虚血瘀，脾虚肝郁。

西医诊断：①不孕症（原发不孕）；②痛经；③卵巢囊肿。

治法：补肾健脾，利水疏肝，活血。

中药处方：4剂，每日1剂，水煎，分2次口服。

当归10g 白芍10g 川芎6g 白术10g 鸡血藤15g

茯苓10g 泽泻10g 黄芪10g 党参10g 益母草15g

甘草3g 巴戟天20g

● 四诊：2020年8月2日

患者无明显阴道流血，纳眠可，二便调。LMP：2020年6月27日。舌淡红，苔薄白，脉滑。查P：19.21ng/mL，E_2：203pg/mL，HCG：632IU/L。

中医诊断：①早孕？②异位妊娠待排。

辨证：脾肾两虚。

西医诊断：①早孕？②异位妊娠待排；③黄体功能不足。

治法：补肾健脾。

中成药处方：固肾安胎丸，每次1袋，每日2次，口服。

西药处方：地屈孕酮片，每次10mg，每日2次，口服。

● 五诊：2020年8月16日

患者无明显阴道流血，纳眠可，二便调。舌淡红，苔薄白，脉滑。B超示宫内早孕，可见卵黄囊，未见胚芽。查P：12.92ng/mL，E_2：367pg/mL，HCG：75 111IU/L。

中医诊断：早孕。

辨证：脾肾两虚。

西医诊断：①早孕；②黄体功能不足。

治法：补肾健脾。

中成药处方：固肾安胎丸，每次1袋，每日2次，口服。

西药处方：地屈孕酮片，每次10mg，每日2次，口服。

【按语】

患者因"未避孕未孕1年"就诊，一诊时未见明显不适，既往无孕产史，考虑原发不孕，指导患者定期同房，监测基础体温。二诊时不断完善病史筛查，四诊合参，辨证患者为瘀滞胞宫兼有肝郁。《金匮要略·妇人杂病脉证并治》云："带下，经水不利，少腹满痛，经一月再见。"最早记载了痛经的临床表现。现代医家认为痛经的主要病机为妇女经期气血下注冲任，感受寒邪，凝滞血脉，血运失畅，不通则痛。《素问·调经论》曰："血气者，喜温而恶寒，寒则涩不能流，温则消而去之。"故治疗当温经化瘀。患者正值经期，且不方便煎煮中药，故王俊玲教授选取了中成药少腹逐瘀汤颗粒，共口服3天。少腹逐瘀汤由小茴香、干姜、当归、肉桂、川芎、赤芍、延胡索、没药、蒲黄、五灵脂组成，源于王清任之《医林改错》，功在温经活血、逐瘀止痛。

三诊时患者辨证为肝郁血虚、脾虚湿盛兼气虚。方选当归芍药散加减。《金匮要略·妇人妊娠病脉证并治》载"妇人怀娠，腹中疗痛，当归芍药散主之"，又《金匮要略·妇人杂病脉证并治》载"妇人腹中诸疾痛，当归芍药散主之"。当归芍药散主治证属肝脾失调的妊娠腹痛及妇人诸痛。该方肝脾同治，以治肝为主，血水同调，以治血为主。当归芍药散由当归、芍药、川芎、茯苓、白术、泽泻组成[1]。王俊玲教授在不孕症的治疗中经常使用该方，其对血虚肝郁、脾虚湿阻的患者有助孕的作用。方中重用芍药养血柔肝、和营、缓急止痛为君；当归助芍药补养肝血，川芎行血中之滞气，二者为臣；茯苓、白术健脾以疏肝，泽泻利水渗湿，共为佐使，使脾气健运、气血调畅。全方共奏养血调肝、健脾利湿、缓急止痛之效。

【思辨解惑】

[学生甲] 老师，治疗痛经的临床思路是什么？

[老师] 现代医学认为，痛经的发生与前列腺素含量增高有关，前列腺素可造成子宫平滑肌活动增强，子宫张力增加和过度痉挛性收缩，导致子宫缺血缺氧而出现痛经。前列腺素进入血液循环，还可引起消化道症状和心血管症状等，如恶心、呕吐、昏厥等全身性反应。此外，心理、社会因素等亦与痛经关系密切。从中医学角度分析，痛经的发生多因七情失和、摄生不慎或六淫为害等，与冲任、胞宫的周期性生理性变化密切相关。妇女在月经期间受到致病因素影响，加之素体寒、热、虚、实不同，导致气血运行不畅，冲任、胞宫阻滞，不通则痛，则发为实性痛经；素体虚弱者，血海不能满盈，冲任、胞宫失于濡养，不荣而痛，则发为虚性痛经。临床上以前者居多。

痛经的辨证要点是根据疼痛的性质、部位、程度、时间，结合月经的期、量、色、质与兼证、舌脉，辨明寒、热、虚、实。治疗上，本着"急则治其标，缓则治其本"的原则，经期以行气调血止痛治其标，以通为主，非经期审证求因治其本，以调为法，调理冲任气血。临床实践中，痛经实证多而虚证少，也有证情复杂者，实中有虚、虚中有实、虚实夹杂，需要知常达变。痛经的证型可分为气滞血瘀型、寒凝血瘀型、湿热瘀结型、气血虚弱型、肝肾不足型，其中以气滞血瘀型最为常见。

气滞血瘀型常见经量较少，或经行不畅，经色紫暗，夹有血块，血块排出后痛减，伴经前一两日或经行之时小腹胀痛拒按，或伴胸胁胀满、乳房胀痛，常有恶心呕吐，烦躁易怒，舌紫暗或有瘀点，苔薄白，脉弦或弦滑。治宜疏肝理气、活血祛瘀止痛，方药常选用膈下逐瘀汤加减。

痛经一症，主要病机为冲任胞宫"或滞或虚"，故治疗上应"或通或荣"。病因不同，则治法各异。应辨明疾病的性质，分型治之。痛剧时急则治标，以止痛为先，痛缓时则以治本为主，临证时两者不能截然分开，应依据月经周期灵活遣方、序贯用药。无论何种证型的痛经，均宜在经前疏肝理气，经期理血止痛，经后养血和血，且经期应避免使用过于寒凉或滋腻的药物以防血行阻滞。

参考文献

[1] 夏宛廷，梁潇元，耿静然，等.《金匮要略》当归芍药散治疗痛经之浅析[J]. 中国中医急症，2017，26（3）：451–453.

（黄素宁整理）

【医案五】原发不孕、异常子宫出血

● 徐某，女，30岁，因"未避孕未孕3年"于2020年6月17日初诊

患者平素月经周期35～38天，经期7天，量中等，无痛经，LMP：2020年6月14日，无痛经，孕0产0，近3年未避孕，有孕求。舌瘀紫，苔薄白，脉细涩。2019年8月造影检查示双侧输卵管通畅。男方弱精，左精索静脉曲张。2020年6月17日（月经第4天）查FSH：7.09IU/L，LH：10.21IU/L，PRL：26.84ng/mL，T：0.71nmol/L，E_2：35.95pg/mL。2020年6月10日男方精液检查示pH：7.0，精子活力：A级精子、B级精子占38.1%。

中医诊断：①不孕症；②月经后期。

辨证：肝郁脾虚，痰湿血瘀。

西医诊断：①不孕症（原发不孕）；②异常子宫出血。

治法：健脾祛湿化痰，疏肝活血，调经助孕。

中药处方：颗粒剂，7剂，每日1剂，分2次冲服。

当归10g　白芍10g　　川芎6g　　　白术10g　泽泻10g

茯苓10g　鸡血藤15g　山茱萸15g　山药10g　熟地黄30g

甘草3g　　巴戟天30g

西药处方：氯米芬片，每次50mg，每日1次，口服，连服5天。

● 二诊：2020年6月24日

月经第11天，无特殊不适，纳眠可，二便调。舌瘀紫，苔薄白，脉细涩。B超示子宫内膜7mm，左侧卵泡12mm×13mm。

辨证：肝郁脾虚，痰湿血瘀。

治法：健脾祛湿化痰，疏肝活血，调经助孕。

中药处方：颗粒剂，4剂，每日1剂，分2次冲服。

当归10g　白芍10g　　川芎6g　　　白术10g　泽泻10g

茯苓10g　鸡血藤15g　益母草15g　丹参10g　牛膝10g

甘草3g　　巴戟天30g

● 三诊：2020年6月28日

月经第15天，无不适。舌暗红，苔黄，脉滑。B超示子宫内膜10mm，右侧卵泡20mm×17mm。

辨证、治法、中药处方同前，守上方继续治疗4天。

● 四诊：2020年7月2日

LMP：2020年6月14日，月经第19天，基础体温上升1天，无其他不适。舌暗红，苔薄黄，脉滑。B超示子宫内膜12mm。

辨证及治法同前。

西药处方：黄体酮胶囊，每次100mg，每日2次，连用10天。

● 五诊：2020年7月19日

LMP：2020年6月14日，月经第36天，现月经未来潮。舌暗红，苔白，尺脉沉。查P：0.8ng/mL，E_2：10pg/mL，HCG：0.2IU/L。

辨证：瘀滞胞宫。

治法：活血通经。

中药处方：颗粒剂，5剂，每日1剂，分2次冲服。

小茴香12g　白芍10g　川芎12g　炮姜6g　　桂枝12g

当归10g　　牛膝10g　丹参10g　延胡索10g　川楝子10g

香附10g　　甘草3g

男方无特殊不适。舌红，苔黄，脉弦数。2019年1月5日查精子活力：A级精子5%，B级精子10%。彩色多普勒超声检查（彩超）示左侧精索静脉曲张。

中医诊断：男性不育症。

辨证：下焦湿热。

西医诊断：①男性不育症；②弱精子症；③精索静脉曲张。

治法：活血祛湿通络。

中药处方：颗粒剂，14剂，每日1剂，分2次冲服。

粉草薢10g　黄柏12g　车前子15g　茯苓10g　苍术10g

水蛭3g　　莲子10g　石菖蒲6g　丹参10g　甘草3g

地龙10g

● 六诊：2020年7月29日

LMP：2020年7月18日，月经第12天，无特殊不适。舌淡红，苔薄，脉沉。B超示子宫内膜7mm，右侧卵泡15mm×17mm。

中医诊断：①不孕症；②月经后期。

辨证：肝郁脾虚，痰湿血瘀。

西医诊断：①原发不孕症；②异常子宫出血。

治法：健脾祛湿化痰，疏肝活血，调经助孕。

中药处方：颗粒剂，4剂，每日1剂，分2次冲服。

当归10g　白芍10g　　川芎6g　　白术10g　泽泻10g

茯苓10g　鸡血藤15g　益母草15g　丹参10g　牛膝10g

甘草3g　　巴戟天30g

● 七诊：2020年8月2日

LMP：2020年7月18日，月经第16天。舌淡红，苔薄，脉滑。B超示子宫内膜14mm，右侧卵泡30mm×26mm。

辨证：痰瘀互结。

治法：活血通络，调经助孕。

中药处方：颗粒剂，7剂，每日1剂，分2次冲服。

桂枝12g　　茯苓10g　赤芍10g　丹参10g　桃仁10g

巴戟天30g　三棱10g　莪术10g　牛膝10g　益母草15g

甘草3g

西药处方：人绒毛膜促性腺激素注射液，10 000U，肌内注射。

● 八诊：2020年8月19日

LMP：2020年7月18日，患者稍觉腹痛。舌淡红，苔薄，脉滑。查P：40.2ng/mL，E_2：616pg/mL，HCG：690.4IU/L。甲状腺功能正常。

中医诊断：①胎动不安？②异位妊娠待排。

辨证：脾虚夹血瘀。

西医诊断：①早孕？②异位妊娠待排。

治法：健脾祛湿安胎。

中药处方：颗粒剂，7剂，每日1剂，分2次冲服。

    当归10g 白芍10g   川芎6g   白术10g   泽泻10g

    茯苓10g 鸡血藤15g 益母草15g 党参10g 熟地黄10g

    甘草3g   山药10g

● 九诊：2020年9月9日

患者无特殊不适。8月26日查P：40.2ng/mL，E_2：453pg/mL，HCG：15 651IU/L；彩超示宫内早孕，孕囊14mm×10mm，可见卵黄囊，未见胚芽。9月9日查P：36.4ng/mL，E_2：2 417pg/mL；彩超示宫内早孕，孕囊39mm×29mm，大小约孕7+周，胚芽长约8mm，可见心管搏动。

中医诊断：早孕。

辨证：脾肾两虚。

西医诊断：早孕。

治法：补肾健脾安胎。

嘱患者不适随诊，按期产检。

【按语】

该患者是因原发不孕来就诊的。原发不孕是指有性生活的育龄女性，在没有过任何妊娠或流产的情况下，未采取避孕措施1年以上没有怀孕的情况。原发不孕的发病率为3%～5%。导致原发不孕的因素很多，有男方因素也有女方因素，女方因素有排卵障碍、输卵管因素、子宫因素、宫颈因素、阴道因素等，男方因素有精液异常、性功能异常、免疫因素等。

该患者未避孕3年未孕，月经周期稍长，辨证属于肝郁脾虚、痰湿血瘀证，故以当归芍药散为基础方加减治疗。方中重用芍药养血敛阴，柔肝止痛，利小便。《神农本草经》云芍药"主邪气腹痛，……止痛，利小便"。当归助芍药补养肝血，川芎行血中之气，三药为"血分药"，共用以调肝。泽泻用量亦较重，功在渗利湿浊，白术、茯苓健脾除湿，三药为"气分药"，合用以治脾。全方调肝养血，健脾利湿，是肝脾两调、血水同治之方，具有健脾利湿、养血疏肝及活血利水之多种功效，凡符合肝郁脾虚、血滞湿阻之肝脾不调的妇科疾病均可应用。初诊时患者处于卵泡期，故加用山茱萸、山药、熟地黄补肾养精，促进卵泡发育，重用巴戟天温润填精，于阳中求阴。排卵期加用益母草、川牛膝、丹参、鸡血藤等活血通络之品促卵泡排出。因患者久婚不孕，肝郁气滞血瘀，故月经期因势利导，予少腹逐瘀汤加减以温经化瘀通络。经净后继续予中医药周期疗法调经助孕。

同时，该患者婚久不孕考虑与男方精液活力欠佳亦有关系，故给予夫妻同调。男方辨证属下焦湿热，故予粉萆薢、黄柏、车前子补肾清热利湿、分清化浊，茯苓、苍术、莲子、石菖蒲健脾祛湿，水蛭、地龙、丹参活血化瘀通络，使下焦湿浊瘀滞之证得解，男精得壮，女经得调，故能摄精成孕。

【思辨解惑】

[学生] 请教老师，男方治疗的处方中用粉萆薢有何用意？

[老师] 粉萆薢功能利湿去浊、祛风除痹，用于膏淋、白浊、白带过多、风湿痹痛、关节不利、腰膝疼痛。男方曾数次查精液常规提示精子活力欠佳、精索静脉曲张，粉萆薢可祛风除湿、利湿分清、化阴助阳、壮骨健步，并入阳明经祛湿利浊，走厥阴经助阳通经。在男科病的治疗中，粉萆薢既可祛风除湿以治阴汗，又可利湿分清以治精浊，且能化阴助阳以疗房劳，可谓"一药多得"。

（刘新玉整理）

【医案六】原发不孕

● 欧阳某某，女，28岁，因"婚后未避孕未孕1年"于2020年11月15日初诊

患者平素月经规律，30天1行，6天干净，量中等，色鲜红，无痛经，LMP：2020年11月5日，孕0。舌淡红，苔薄白，脉细。B超示子宫内膜6mm，左侧卵巢见一卵泡10mm×8mm，右侧卵巢见一卵泡10mm×8mm。男方精液检查正常。

中医诊断：不孕症。

辨证：肾虚兼肝脾不调。

西医诊断：不孕症（原发不孕）。

治法：滋肾养血，调补肝脾。

中药处方：颗粒剂，7剂，每日1剂，分2次冲服。

当归10g　白芍10g　川芎6g　白术10g　山茱萸12g

茯苓10g　黄芩10g　黄芪10g　党参10g　熟地黄30g

泽泻10g　益母草15g

西药处方：氯米芬片，每次50mg，每日1次，口服，连服5天。

● 二诊：2020年11月22日

患者月经第18天，B超示子宫内膜10.7mm，左侧卵巢见一发育卵泡14mm×10mm，右侧卵巢见一发育卵泡16mm×11mm。舌淡红，苔薄白，脉细。

辨证：肾虚兼肝脾不调。

治法：滋肾养血，调补肝脾。

中药处方：颗粒剂，3剂，每日1剂，分2次冲服。

当归10g　　白芍10g　川芎6g　白术10g　泽泻10g

茯苓10g　　黄芩10g　黄芪10g　党参10g　熟地黄30g

山茱萸12g　益母草15g

● 三诊：2020年11月25日

患者月经第21天，B超示子宫内膜12.7mm，左侧卵巢见一发育卵泡

17mm×15mm，右侧卵巢见一发育卵泡20mm×17mm。舌淡红，苔薄白，脉细。

辨证：肾虚血瘀。

治法：补肾活血化瘀。

中药处方：颗粒剂，4剂，每日1剂，分2次冲服。

茯苓10g　赤芍10g　巴戟天30g　丹参20g　桃仁10g

三棱10g　莪术10g　益母草15g　香附10g　柴胡6g

指导同房。

● 四诊：2020年11月29日

患者月经第25天，B超示子宫内膜15mm，双侧卵泡已排。舌淡红，苔薄白，脉细。

辨证：肾虚兼肝脾不调。

治法：滋肾养血，调补肝脾。

中药处方：颗粒剂，14剂，每日1剂，分2次冲服。

当归10g　白芍10g　川芎10g　白术10g　泽泻10g

茯苓10g　黄芩10g　黄芪10g　党参10g　熟地黄10g

甘草3g　桑寄生10g

西药处方：黄体酮针，每次20mg，每日1次，肌内注射，共用10天。

● 五诊：2020年12月13日

查P：37.5ng/mL，HCG：415mIU/mL，E_2：506pg/mL。舌淡红，苔薄白，脉滑。

中医诊断：①早孕？ ②异位妊娠待排。

辨证：脾肾两虚。

西医诊断：①早孕？ ②异位妊娠待排。

治法：健脾补肾安胎。

中药处方：颗粒剂，3剂，每日1剂，分2次冲服。

当归10g　白芍10g　川芎6g　白术10g　泽泻10g

茯苓30g　黄芩10g　黄芪10g　熟地黄10g　党参10g

　　　　甘草3g　桑寄生10g

西药处方：

（1）叶酸片，每次0.4μg，每日1次，口服。

（2）维生素E胶丸，每次1粒，每日1次，口服。

嘱患者定期监测P、E$_2$、HCG，定期B超检查。

● 六诊：2020年12月16日

查P：30.42ng/mL，HCG：1 823mIU/mL，E$_2$：506pg/mL，甲状腺功能未见异常。舌淡红，苔薄白，脉滑。

辨证：脾肾两虚。

治法：健脾补肾安胎。

中药处方：颗粒剂，4剂，每日1剂，分2次冲服。

　　当归10g　白芍10g　川芎6g　　白术10g　　泽泻10g

　　茯苓10g　黄芩10g　黄芪10g　熟地黄10g　党参10g

　　甘草3g　菟丝子10g

【按语】

　　患者因"婚后未避孕未孕1年"来诊，平素月经规律，辨证属肾虚兼肝脾不调，治宜滋肾养血、调补肝脾。患者肾阴亏虚，精血不足，阴虚血少，不能摄精，故婚久不孕，舌淡红、苔薄白、脉细均为肾阴虚及肝脾两虚之征。患者形体羸瘦或先天不足，均是由于肾阴亏虚导致肝阴不足，形成肝肾阴虚、虚热内扰、里寒外热的局面，此时不孕是极易发生的。治法为滋肾养血、调补肝脾，方用养精种玉汤加当归芍药散加减。"种玉"一词，出自《广嗣纪要》，意为种子、受孕。宋代范仲淹在《稼穑惟宝赋》中说："田畴播殖之时，岂惭种玉；仓廪丰登之际，宁让满堂。"儿孙满堂，正是种玉之功。《傅山女科（仿古点校本）》载："治法必须大补肾水而平肝木，水旺则肝血旺，血旺则虚火消，便成水在火上之卦。"水在火上，可理解为灶上放了一个锅，锅里放满水，火一燃起来，水便自可开，这是充满了生活气息的画面。胞宫能种玉，仓廪丰登，儿孙满堂，更是极具生活气息的表现，养精种玉至此便是大功告成。方中重用熟地黄滋肾水为君。熟地黄甘温质润，可补阴益精以生血，为养血补虚之要药。金元名医张元素在其编著的《珍珠囊》中称熟地黄可"大补血虚不足，通血脉，益气力"，为冲任二脉的运行灌注源源不断的血气。山茱萸滋肝肾为臣，其温能通行，辛能走散，酸能入肝而敛虚热，可治妇女体虚，止月水不定并固经，配伍熟地黄，更能填精补血。当归、白芍补血养肝调经为佐使。当归味甘而重，专能补血，是血中之要药。血为气之母，血足气才足，从而推动经血的运行。白芍养血调经补身体，柔肝理气又止痛，配当归则补血活血。

当归芍药散最早见于《金匮要略》，以治腹痛见长。方中芍药味酸苦而性微寒，入肝、脾二经，既擅养血柔肝、缓急止痛，又能通血脉、利小便，因此为本方的君药。川芎辛温，善走血海而活血祛瘀；泽泻甘淡性寒，入肾与膀胱而利水渗湿。正所谓"血不利则为水"，川芎和泽泻合用，可助芍药疏通血脉，渗利水湿，消除瘀血和津液的阻滞，为本方的臣药。当归辛甘而温，养血活血，合芍药补血以治肝血不足，合川芎祛瘀以疗瘀阻血络；白术燥湿，使湿从内化，茯苓渗湿，使湿从下走，二药合用，益气健脾，与当归同为本方的佐药。合而言之，芍药、川芎、当归调血以柔肝，白术、泽泻、茯苓调津以益脾，与酒和服，更可助血行，通经络。诸药相配伍，能流通津血、柔和筋脉、疏肝健脾、活血化瘀、健脾利湿，同时王俊玲教授予西药氯米芬片以促进排卵。二诊时B超提示双侧卵巢各见一个发育卵泡，因此继续予养精种玉汤加当归芍药散加减治疗。三诊时B超提示卵泡成熟，王俊玲教授予中药理气活血化瘀，以促进成熟卵泡破裂。四诊时B超提示成熟卵泡已排，王俊玲教授予当归芍药散加减，同时予黄体酮针以行黄体支持治疗。五诊时检查提示患者已妊娠，继续予当归芍药散加补肾健脾中药治疗。六诊时按原思路维持中药治疗。总之，此原发不孕患者经过王俊玲教授20余天的中西医结合促排卵助孕治疗，很快得以妊娠，可谓疗效显著。

【思辨解惑】

[学生甲] 请教老师，您如何诊治不孕症？

[老师] 不孕症的临证思路为：抓住主诉，检查原因，分析病位，辨明虚实，拟定计划。要重视一般治疗，尤其要突出辨证论治。张景岳所云"种子之方本无定轨，因人而药各有所宜"确为名言。肾藏精，主生殖，故调经种子重在补肾；妇女以血为本，故调经种子贵在养血；妇女以肝为重，肝郁可不孕，不孕可致肝郁，故调经种子妙在疏肝。痰瘀凝结者，精卵受阻，祛瘀化痰，功在疏通。

（陈翠美整理）

【医案七】原发不孕

● 李某某，女，31岁，因"同居未避孕未孕1年"于2020年7月29日初诊

患者平素月经规律，12岁初潮，28天1行，7天净。LMP：2020年7月23日，5天净，量多，痛经（+），易疲劳，纳眠可，二便调。孕0，未避孕。舌淡红，苔薄黄，脉滑。既往有子宫内膜异位症病史。查FSH：7.6mIU/mL，LH：9.79mIU/mL，PRL：14.39ng/mL，T：0.61ng/mL，P：0.17ng/ mL，E_2：61pg/ mL。甲状腺功能正常。CA-125：107.6U/mL。

中医诊断：不孕症。

辨证：脾虚湿热。

西医诊断：①不孕症（原发不孕）；②子宫内膜异位症。

治法：健脾利湿，软坚散结。

中药处方：7剂，每日1剂，水煎，分2次口服。

五灵脂10g　炙甘草6g　茯苓10g　泽泻10g　麸炒白术10g

薏苡仁30g　浙贝母30g　玄参10g　山药10g　蒲黄10g（包煎）

龙骨30g（先煎）　　　牡蛎30g（先煎）

嘱患者自行测BBT。

● 二诊：2020年8月5日

患者月经第14天，B超示子宫内膜11mm，左侧卵泡25mm×25mm、

28mm×19mm。患者精神尚可，平素性情急躁，时有四肢麻木，纳可，眠差，二便调。舌暗红，苔薄黄，脉弦滑。

辨证：脾虚湿阻，肝郁血瘀。

治法：养血调肝，健脾利湿。

中药处方：4剂，每日1剂，水煎，分2次口服。

当归10g　川芎6g　白术10g　泽泻10g　茯苓10g

鸡血藤15g　益母草15g　茜草10g　丹参10g　牛膝10g

巴戟天30g　赤芍10g

西药处方：人绒毛膜促性腺激素注射液，6 000IU，肌内注射。

男方精子活动率：49.05%；精子活力：38.17%（A级15.03%，B级23.14%）。诉皮肤时有瘙痒，部位不定，发作时皮肤可见风团样改变，嗜睡。舌暗红，苔腻，脉滑。

中医诊断：男性不育症。

辨证：风热夹湿热。

西医诊断：①男性不育症；②弱精子症。

治法：疏风除湿，清热止痒。

中药处方：7剂，每日1剂，水煎，分2次口服。

当归10g　生地黄10g　防风10g　蝉蜕10g　知母20g

苦参10g　胡麻10g　荆芥10g　苍术10g　牛蒡子10g

甘草6g　木通3g　石膏30g（先煎）

● 三诊：2020年8月9日

患者月经第18天，BBT上升3天，B超示子宫内膜13mm，左侧卵泡已排。患者性情急躁，四肢麻木较前减轻，眠差，纳可，二便调。舌暗红，边有齿痕，苔薄黄，脉弦滑。

中医诊断：不孕症。

辨证：肝血亏虚，脾虚湿热。

西医诊断：①不孕症（原发不孕）；②子宫内膜异位症。

治法：养血调肝，健脾利湿。

中药处方：7剂，每日1剂，水煎，分2次口服。

当归10g　　川芎6g　　白术10g　　泽泻10g　　茯苓10g

鸡血藤15g　甘草3g　　茜草10g　　丹参10g　　益母草15g

黄芩10g　　山药10g

西药处方：黄体酮胶囊，每次100mg，每日2次，口服10天。

● 四诊：2020年8月23日

8月20日查P：15.01ng/mL，HCG：44.1IU/L，E_2：534.0pg/mL；8月23日查P：11.57ng/mL，HCG：72.4IU/L，E_2：550.0pg/mL。无诉不适。舌暗红，边有齿痕，苔薄黄，脉滑。

中医诊断：①早孕？②异位妊娠待排。

辨证：肝血亏虚，脾虚湿热。

西医诊断：①早孕？②异位妊娠待排。

治法：养血调肝，健脾利湿。

中药处方：3剂，每日1剂，水煎，分2次口服。

当归10g　　川芎6g　　白芍10g　　白术10g　　泽泻10g

茯苓10g　　牡丹皮6g　党参10g　　甘草3g　　熟地黄10g

黄芩10g

● 五诊：2020年8月26日

患者诉时有左少腹隐痛，阴道有少量粉色分泌物，无其他不适。舌暗红，边有齿痕，苔白，脉细。查P：17.44ng/mL，HCG：284.3.0IU/L，E_2：621pg/mL。

中医诊断：①胎动不安？②异位妊娠待排。

辨证：脾肾两虚夹瘀。

西医诊断：①先兆流产？②异位妊娠待排。

治法：健脾补肾，补益气血。

中药处方：7剂，每日1剂，水煎，分2次口服。

当归10g　　川芎6g　　白芍10g　　白术10g　　泽泻10g

茯苓10g　　桑寄生10g　党参10g　　甘草3g　　熟地黄10g

黄芩10g　杜仲10g

● 六诊：2020年9月2日

患者诉下腹部隐痛伴少量阴道流血，偶有腰酸，无明显肛门下坠感。舌暗红，边有齿痕，苔白，脉细。查P：18.31ng/mL，HCG：5 071.0IU/L，E_2：581pg/mL。B超示宫内早孕（约孕5周）9mm×5mm，左侧卵巢囊肿24mm×21mm，考虑巧克力囊肿可能；子宫肌瘤56mm×46mm。

中医诊断：①胎动不安？②异位妊娠待排；③癥瘕。

辨证：脾肾虚兼血瘀。

西医诊断：①先兆流产？②异位妊娠待排；③卵巢巧克力囊肿；④子宫肌瘤。

治法：健脾益气，补血活血。

中药处方：7剂，每日1剂，水煎，分2次口服。

当归10g　川芎6g　白芍10g　白术10g　泽泻10g

茯苓10g　黄芩10g　党参10g　甘草3g　熟地黄10g

● 七诊：2020年9月6日

患者诉下腹部隐痛减轻，有少许褐色阴道分泌物，腰酸减轻，无明显肛门下坠感。舌淡，边有齿痕，苔薄黄，脉沉滑。

辨证：脾肾两虚。

治法：健脾补肾。

中药处方：7剂，每日1剂，水煎，分2次口服。

菟丝子10g　　女贞子10g　杜仲10g　桑椹10g　覆盆子10g

山药10g　　　炙甘草3g　　续断10g　党参10g　麸炒白术10g

砂仁3g（后下）炒白扁豆10g

● 八诊：2020年9月13日

B超示宫内早孕，胚胎存活（约孕7+周）；左侧卵巢囊肿，考虑巧克力囊肿可能；左侧卵巢无回声区，考虑黄体囊肿可能；子宫肌瘤。

中医诊断：①胎动不安；②癥瘕。

辨证：脾肾虚兼血瘀。

西医诊断：①先兆流产；②卵巢巧克力囊肿；③子宫肌瘤。

治法：健脾补肾。

中药处方：守前方治疗。

【按语】

叶天士在《临证指南医案》中指出：女子以肝为先天。肝为藏血之脏，司血海，主疏泄，有调节任脉、调节情志、调节血量和贮藏血液的功用。妇女以血为用，肝血足则冲脉充盛、任脉得养、血海满盈，经、带、胎、产才可以正常。他还认为："肝为风木之脏，又为将军之官，其性急而动。故肝脏之病，较之他脏为多，而于女子尤甚。"《傅青主女科》云："经欲行而肝不应，则抑拂其气而疼生。""妇人有经水忽来忽断，时疼时止，寒热往来者"是"肝气不舒乎"。

女子以血为本，肝藏血为经血之源而称血海。冲脉起于胞中而通于肝，肝藏血，其体为阴；肝气疏泄，其用为阳。正所谓肝体阴而用阳。肝一方面需要血的滋养，另一方面需要保持疏泄功能正常。肝的疏泄能直接影响气机调畅，只有气机调畅，气血的运行才能正常，所以肝气舒畅条达，血液才能随之运行，藏泄适度。女子体阴，阴性凝结易于怫郁，故女子素多抑郁。情志刺激、饮食不节、劳倦过度、肝之调节失常、冲任气血不畅等因素均可导致肝失疏泄，肝气郁滞，气病及血，血海瘀滞，冲任闭阻，不通则痛。"气为血之帅，血为气之母"，血之源头在于气，气行则血行，气滞则血瘀。肝的疏泄与藏血功能是相辅相成的，肝之藏血不足或肝不藏血而出血，可致肝血不足，血不养肝，疏泄失职。从脏腑言，肝属木，脾属土，木能疏土，土能养木，清代罗美的《古今名医方论》说："肝之所以郁者，其说有二：一为土虚不能升木也，一为血少不能养肝也。盖肝为木气，全赖土以滋培，水以灌溉。若中气虚，则九地不升，而木因之郁，阴血少，则木无水润，而肝遂以枯。"

本医案中患者同居未避孕1年未孕，平素月经规律，有痛经，根据舌苔脉象，辨证为脾虚湿盛，因此首诊治疗以健脾利湿为主，培育脾土以涵养肝木；二诊时脾虚得以改善，治疗重在养肝血，用药根据患者的临床症状及体征适当加减；四诊时患者受孕成功，治疗侧重健脾，适当疏肝；五诊时患者有胎动不安的迹象，治疗重点在安胎，健脾益气，调和气血；七诊时患者诸证好转，以补肾健脾安胎为法。在备孕的过程中，我们应同时关注男方的身体状况。本医案中，男方精液异常，平素易出现皮肤瘙痒的症状，予消风散疏风除湿，清热养血。

【思辨解惑】

［学生甲］请教老师，调经过程中如何把握脏腑气血？

［老师］女子月经的产生以肾-天癸-冲任-子宫生殖轴为中心，依赖脏腑、经络、气血的调节，治疗疾病也要以此为基础。从脏腑来说，女性月经疾病与肝、脾、肾三脏最为密切，肾精为生殖之本，脾土为生化之源，肝藏血以推动生殖轴的运行，五脏安则气血调和，就如本医案患者，首先疏肝健脾养肝血，再调和气血，最后补肾安胎。

［学生乙］请教老师，不孕症患者的管理过程中，是否应该建议男方共同参与？

［老师］是的，孕育新生命是阴阳结合的结局。在临床过程中，常见只有女性前来就诊，有些患者的伴侣甚至连精液质量都没有检查过，这样的话治疗效果只能事倍功半。同样，在治疗过程中，我们不能只关注指标，而要多关注患者的整体状况，包括他们的生活习惯、家庭生活等，指导其同房，从而提高受孕率。

（胡珊整理）

二、继发不孕

【医案一】继发不孕

● 王某某，女，33岁，因"未避孕未孕3年"于2020年4月12日初诊

患者平素月经周期23～30天，经期5天，量中等，有血块，无腹痛，无

乳房胀痛不适，纳眠可，二便调。LMP：2020年4月3日。舌淡黯，苔薄，脉弦。孕1产0。性激素六项及甲状腺功能检查未见异常。2019年12月5日子宫输卵管造影检查提示右侧输卵管通畅，左侧输卵管通而不畅。男方精液检查提示弱精。2020年4月12日排卵监测提示子宫内膜7mm，左侧卵泡14mm×12mm，右侧卵泡14mm×12mm。

中医诊断：不孕症。

辨证：痰瘀互结。

西医诊断：不孕症（继发不孕）。

治法：健脾化痰，活血化瘀。

中药处方：颗粒剂，3剂，每日1剂，分2次冲服。

    当归10g 白芍10g   白术10g   川芎6g   泽泻10g

    茯苓10g 鸡血藤15g 益母草15g 茜草10g 丹参10g

    牛膝10g 地黄10g

- 二诊：2020年4月15日

LMP：2020年4月3日。现无明显不适，舌淡黯，苔薄白，脉弦。排卵监测示子宫内膜10mm，左侧卵泡21mm×18mm，右侧卵泡14mm×12mm。

辨证：肾虚血瘀。

治法：补肾活血。

中药处方：颗粒剂，3剂，每日1剂，分2次冲服。

    益母草15g 丹参10g 牛膝10g 仙茅10g 淫羊藿10g

    鸡血藤15g 甘草3g   续断10g 杜仲10g 紫石英15g

- 三诊：2020年4月18日

排卵监测示子宫内膜11mm，左侧卵泡已排。

治法：黄体支持。

西药处方：黄体酮胶囊，每次100mg，每日2次，口服。

指导同房。

- 四诊：2020年6月3日

患者停经33天，LMP：2020年5月1日。6月1日自测尿HCG（＋）。查P：

22.18ng/mL，E_2：421pg/mL，HCG：2 888IU/L。现无阴道流血，无腰酸，无腹痛，纳眠可，二便调。舌淡红，边有齿痕，苔薄白，脉细。

中医诊断：①早孕？②异位妊娠待排。

辨证：脾肾两虚。

西医诊断：①早孕？②异位妊娠待排。

治法：健脾补肾安胎。

西药处方：

（1）地屈孕酮片，每次10mg，每日2次，口服。

（2）叶酸片，每次0.4μg，每日1次，口服。

（3）多维元素片，每次1片，每日1次，口服。

【按语】

盆腔因素和排卵障碍是女性不孕症的主要病因，但可有多种病因同时存在。不孕症患者就诊时需女方和男方同时就诊，根据患者的病史，监测排卵功能、输卵管功能，并检查男方精液以明确病因。此患者子宫输卵管造影检查结果提示右侧输卵管通畅，左侧输卵管通而不畅，不排除输卵管性不孕的可能性。输卵管性不孕是女性不孕症的主要原因之一，子宫输卵管造影是诊断输卵管通畅性的首选。男方因素一般从精液因素、男性性功能障碍及其他免疫因素方面考虑。

对于不孕症的治疗，西医是在明确病因后针对性用药或手术。从中医角度来讲，历代医籍尤其强调不孕症要夫妇双方调治、种子必先调经等。对于不孕症的原因，中医认为：属于先天性生理缺陷或异常的，即所谓"五不女"；属于脏腑功能失调影响到生殖功能的，则多责之肾、肝、心、脾、胃等脏腑不和，或是气郁、血瘀、湿热、痰湿等病理产物的影响。按发病经过，不孕症可分为原发不孕和继发不孕。原发不孕多因先天肾气不足，继发不孕多因房劳、多产损伤肾气。对于原发不孕，《神农本草经》称之为"无子"，《备急千金要方》称之为"全不产"。曾生育或流产后，再发生不孕者，即为继发不孕，《备急千金要方》称之为"断续""断绪"。不孕症与月经不调关系颇密，古有"十不孕，九病经"之说。《证治准绳》言："经不准，必不受孕。"说明月经不调乃导致不孕症的重要因素之一。因此，《济阴纲目》谓："求子之法，莫不先调经。"

不孕症的病因病机可分为肾虚、肝气郁结、瘀滞胞宫、痰湿内阻等，所以在调理月经的同时一定也是辨证论治。此患者经辨证属痰瘀互结，王俊玲教授采用当归芍药散加味治疗。方中茯苓味甘淡性平，归心、肾经，具有健脾渗湿之功；白术味甘苦性温，归脾胃经，可益气健脾；泽泻味甘性寒，与白术相配可健脾利湿；当归补血、活血化瘀；川芎活血、养血行血；白芍止痛；丹参、益母草、鸡血藤活血化瘀。全方共奏调节健脾化痰、活血化瘀之效。患者监测性激素六项及甲状腺功能未见异常，二诊时监测卵泡提示有优势卵泡，予口服中药以补肾活血，促进卵泡的发育及排出。四诊时患者已成功受孕。

【思辨解惑】

[学生甲] 请教老师，经水出诸肾，在不孕症调理月经的过程中，在补肾的基础上，同时兼夹的证型大概有几种？

[老师] 《女科要旨》曰："妇人无子，皆有经水不调。"先天肾虚不足，阳虚不能温养子宫，令子宫发育不良；或阴虚内热，热扰冲任、胞宫，亦可致患者不能摄精成孕。若患者素性抑郁、性格内向，则可与气机不畅互为因果，加重肝气郁结，以致冲任不能相资，遂使患者不能摄精成孕。瘀血既是病理产物，又是致病因素；寒、热、虚、实、外伤均可造成瘀滞胞宫，导致不孕。素体脾虚，饮食不节，肝木犯脾，水湿内停，躯脂满溢，闭塞胞门，亦可导致不孕。所以兼夹的证型可分为肾阳虚型、肾阴虚型、肾虚肝郁型、肾虚血瘀型和肾虚痰湿型。

（禹东慧整理）

【医案二】继发不孕、痛经

● 席某某，女，27岁，因"未避孕未孕2年半"于2020年10月25日初诊

患者未避孕未孕2年半，平素月经规律，25～30天1行，5天干净。经量多，夹血块，经前小腹疼痛拒按，有灼热感，伴腰骶胀痛，月经来潮后痛止。现患者腰痛明显，带下量多，黄稠，有臭味，大便质黏，小便频，色黄。LMP：2020年10月10日，孕1流产1。当日月经第16天。舌红，苔白腻，脉弦数。B超示子宫内膜9mm，已有排卵征。男方精液检查结果正常。

中医诊断：①不孕症；②痛经。

辨证：湿热瘀结。

西医诊断：①不孕症（继发不孕）；②痛经。

治法：清热除湿，化瘀止痛。

中药处方：7剂，每日1剂，水煎，分2次口服。

　　黄柏6g　　大血藤15g　败酱草15g　苍术10g　川楝子10g

　　黄芩10g　　延胡索10g　白术10g　　甘草3g　　党参10g

　　泽泻10g　　茯苓10g

● 二诊：2020年11月15日

LMP：2020年11月6日，月经已干净，本次月经经量较前减少，色暗红，无血块，疼痛仍较明显。现腰痛明显，二便调。11月8日查E_2：60pg/mL，FSH：5.56IU/L，LH：3.38IU/L，P：0.4μg/L，PRL：70.4ng/mL，AMH：4.68ng/mL。当日B超示子宫内膜8.6mm，右侧卵泡17mm×15mm。舌黯红，苔白，脉弦。

辨证：气滞血瘀。

治法：活血化瘀。

中药处方：3剂，每日1剂，水煎，分2次口服。

　　桂枝12g　　茯苓10g　　赤芍10g　丹参20g　桃仁10g

　　巴戟天30g　三棱10g　　莪术10g　香附10g　川楝子10g

败酱草15g　大血藤15g

● 三诊：2020年11月18日

患者月经第13天，B超示子宫内膜8.6mm，右侧卵泡已排，腰痛好转，纳呆。舌淡，苔薄白，脉细弱。

辨证：气血两虚。

治法：益气补血。

中药处方：3剂，每日1剂，水煎，分2次口服。

当归10g　白芍10g　川芎6g　炒白术10g　茯苓10g

黄芩10g　黄芪10g　党参30g　熟地黄10g　山药10g

● 四诊：2020年12月4日

患者面色萎黄，头晕，四肢倦怠，气短懒言，纳呆。舌淡，苔薄白，脉细弱。查P＞40μg/L，E_2：530pg/mL，HCG：4 116IU/L。

中医诊断：①早孕？②异位妊娠待排。

辨证：气血两虚。

西医诊断：①早孕？②异位妊娠待排。

治法：益气补血。

中药处方：3剂，每日1剂，水煎，分2次口服。

当归10g　白芍10g　川芎6g　炒白术10g　茯苓10g

黄芩10g　黄芪10g　党参30g　熟地黄10g　山药10g

● 五诊：2020年12月9日

患者无明显不适，纳眠可，二便调。舌淡，苔薄白，脉细滑。B超示宫内早孕可能。查P：37μg/L，E_2：651pg/mL，HCG：11 219IU/L。

辨证：气血两虚。

治法：益气补血。

中药处方：守前方继续服用3剂。

【按语】

患者因"未避孕未孕2年半"来诊，辨证属湿热瘀结。患者湿热之邪与血搏结，瘀阻冲任，血行不畅，故小腹疼痛拒按，有灼热感，瘀停胞脉，胞脉系于肾，故伴腰骶胀痛；湿热之邪伤及任带、胞宫，故见带下量多，黄稠，有味；湿热壅遏下焦，故小便黄。舌红、苔黄腻、脉弦数，为湿热瘀结于内之征。方用四君子汤合二妙散加减，以清热除湿、化瘀止痛。

方中黄柏苦以燥湿，寒以清热，其性沉降，长于清下焦湿热。苍术辛散苦燥，长于健脾燥湿。二药相伍，可清热燥湿，标本兼顾。大血藤、败酱草合用，可清热解毒、活血止痛，效果明显。川楝子苦寒，入肝经，可清肝火、泄郁热、行气止痛。延胡索辛苦温，可活血行气，尤长于止痛，与川楝子配伍，既可疏肝清热，又善活血行气止痛，使气行血畅、肝热消，则疼痛自止。泽泻渗湿泄热，黄芩清热燥湿泻火，二者合用，尤善于清除小肠之热盛。方中四君子汤，党参甘平，补中益气为君。白术苦温，燥脾补气为臣。茯苓甘淡，渗湿泻热为佐。甘草甘平，和中益土为使。《黄帝内经》中认为"正气存内，邪不可干，邪之所凑，其气必虚"，脾胃之气虚衰无以抗衡外感之邪气，邪气过胜、正气虚损则可致脾胃运化失职，湿热内蕴，经络气血不通则痛。四君子汤大补脾胃之气，脾胃强则湿热可化。

二诊时，患者诉经量较前减少，色暗红，无血块，疼痛仍较明显，大小便已恢复正常。现患者湿热已除，但疼痛仍较明显，辨证属气滞血瘀，治疗以活血化瘀为法，方用桂枝茯苓丸加减。方中桂枝温经通络，桃仁通血行瘀，赤芍、丹参补血活血、化瘀止痛，茯苓益气养心。川楝子、香附皆入肝经，疏肝解郁、理气止痛之功强。三棱苦平辛散，入肝脾血分；莪术苦辛温香，入肝脾气分。二药伍用，气血双施，活血化瘀、行气止痛力彰。巴戟天温而不热，可健脾开胃，既益元阳，复填阴水，能疗少腹及阴中引痛；大血藤、败酱草合用，清热解毒、活血止痛效果明显。诸药合用，共奏缓急止痛、通血行瘀、扶助正气之效。

三诊时患者腰痛好转，针对其气血虚弱之象，予以益气补血。四诊时患者已顺利妊娠，但气血虚弱，予八珍汤加减以益气补血安胎。方中党参与熟地黄相配，益气养血，共为君药。山药、白术、茯苓健脾渗湿，助党参益气补脾为臣药；当归、白芍养血和营，助熟地黄滋养心肝，助黄芩清热燥湿安胎，亦为臣药。川芎为佐，活血行气，使地、归、芍补而不滞。炙甘草为使，益气和中，调和诸药。

综上：一诊缓则治其标，针对痛经原因选用四君子汤合二妙散加减清热除湿，化瘀止痛；二诊针对患者疼痛症状，同时结合中医药周期疗法助孕，标本同治；四诊患者病因去除，顺利妊娠，予八珍汤加减益气补血安胎。

【思辨解惑】

[学生甲] 请教老师，您在临床上如何祛除湿热之邪？

[老师] 湿热证，是指湿热蕴结体内、脏腑经络运行受阻，可见全身湿热症状的病理变化。湿热的治疗，一般要区分湿重还是热重。湿重者以化湿为主，可选用二妙散；热重者以清热为主，可选用连朴饮、茵陈蒿汤，甚至葛根芩连汤。

[学生乙] 请教老师，治疗此患者痛经的关键在哪里？

[老师] 治疗痛经，重在治未病，重在治本。痛经发病有虚有实，虚者多责之于气血肝肾之虚，实者多责之于气郁及寒、热、湿邪之侵。痛经病位在冲任、胞宫，变化在气血，表现为痛证。此患者的种种症状及舌脉表现属湿热之邪与血搏结、瘀阻冲任之征，宜清热除湿、化瘀止痛，方用四君子汤合二妙散加减。

（王双魁整理）

【医案三】继发不孕、异常子宫出血

● 卢某某，女，26岁，因"稽留流产清宫术后未避孕未孕1+年"于2019年12月4日初诊

患者既往月经37天1行，2天干净，量偏少，有少许血块，无痛经。孕1产0自然流产1，2018年8月稽留流产1次。LMP：2019年11月20日。体偏胖。舌淡红，苔薄白，脉沉细。2019年12月4日排卵监测示子宫内膜7mm，双侧卵巢PCO样改变。

中医诊断：①不孕症；②月经过少。

辨证：脾虚痰湿。

西医诊断：①不孕症（继发不孕）；②异常子宫出血。

治法：益气健脾，燥湿化痰。

中药处方：颗粒剂，7剂，每日1剂，分2次冲服。

　　陈皮12g　姜半夏12g　茯苓10g　党参10g　炒白术10g

　　生姜3g　甘草6g

● 二诊：2019年12月11日

排卵监测示子宫内膜8mm，右侧卵巢见一优势卵泡14mm×11mm。

辨证：脾虚痰湿。

治法：益气健脾，燥湿化痰。

中药处方：同前，继服7剂。

● 三诊：2019年12月18日

月经第29天。排卵监测示子宫内膜8mm，右侧优势卵泡已排。

辨证、治法、中药处方同前，守前方继服14剂。

西药处方：黄体酮胶囊，每次100mg，每日2次，口服，共服14天。

● 四诊：2020年1月1日

查P：19.04ng/mL，E_2：403pg/mL，HCG：453mIU/mL，甲状腺功能未见异常。患者偶有咳嗽、咯痰，无阴道出血及腹痛，无腰酸。

中医诊断：①咳嗽；②早孕；③异位妊娠待排。

辨证：风痰阻肺。

西医诊断：①咳嗽；②早孕；③异位妊娠待排。

治法：疏风解表，止咳化痰。

中药处方：颗粒剂，7剂，每日1剂，分2次冲服。

　　姜半夏12g　茯苓10g　党参10g　炒白术10g　生姜3g

　　大枣10g　甘草6g　麻黄12g　枇杷叶6g　苦杏仁10g

　　桔梗12g

【按语】

患者26岁，因为继发不孕就诊，监测卵泡发现卵泡生长缓慢，初步判断不孕的病因是排卵障碍。输卵管是否通畅、男方精液情况有待进一步检查并明确。

患者平素脾虚，不能很好地运化水湿，导致水湿内停，生成痰饮。痰湿阻滞冲任，导致月经量少。痰湿阻滞胞宫，导致不孕。痰湿阻滞血脉，导致气血运行不畅、经期出现小血块。治疗采用健脾化痰的陈夏四君子汤加减。治疗2周后患者逐渐有优势卵泡生长并排卵，子宫内膜厚度正常。排卵后给予口服黄体酮胶囊支持黄体功能，治疗4周后获得妊娠。1个月的治疗解决了患者1年多不孕的问题，体现了王俊玲教授快速把握患者不孕的病因、辨病辨证相结合的治疗思路，起效迅速，值得学习。

对于脾虚痰湿型多囊卵巢综合征患者，王俊玲教授认为脾虚为本，痰湿为标，多采用陈夏四君子汤即六君子汤加减治疗。四君子汤为治疗脾气虚的基本方。主治面色白、精神萎靡、言语声低、四肢倦怠无力、动则气短、食欲不振、大便溏泄、脉来虚濡等症。该方以甘温之人参健脾补气为君药；白术甘苦微温，燥脾补气、培益中焦为臣药；茯苓甘淡而平，渗湿健脾，兼能泻热以防参、术生热为佐药；甘草甘平，和中益脾为使药。脾为后天之本，人体气血生化之源。脾胃气足，中运健旺，饮食增加，生化机能加强，则其他四脏均能受益而身体自然健壮。四君子汤加陈皮、半夏以燥湿除痰，名六君子汤，适用于脾胃气虚、中焦痰湿郁阻所致之呕恶咳唾、吐涎水、饮食少进、胸脘发闷等症。此方中还含有二陈汤，即陈皮、半夏、茯苓、炙甘草，用以化痰，现代研究认为其还可以减肥降脂。王俊玲教授认为此方以健脾为主，兼祛湿化痰，对于多囊卵巢综合征患者见肥胖、有痰、四肢倦怠无力、动则气短、食欲不振、大便溏泄、舌淡红、边有齿痕、脉沉濡属脾虚痰湿者有较好的治疗效果。本例患者治疗后卵泡逐渐发育成熟并顺利排卵，子宫内膜厚度较好，提示此方可能有改善排卵障碍的作用。

【思辨解惑】

[学生甲] 请教老师，此患者为何辨证为脾虚痰湿证？

[老师] 脾虚痰湿证的辨证要点是月经后期、量少，甚则停闭，形体肥胖，多毛，头晕胸闷，喉间多痰，四肢疲倦无力，带下量多，婚久不孕，舌体胖大，色淡，苔厚腻，脉沉滑。但是临证中不是每个患者的症状都这么典型，此患者体偏胖，多痰湿，舌淡红，苔薄白，脉沉细，可以辨证为脾虚痰湿证。

[学生乙] 请教老师，为什么不用苍附导痰丸治疗呢？

[老师]《叶氏女科证治》中的苍附导痰丸由苍术、香附、枳壳、陈皮、茯苓、胆南星、甘草组成，主治妇人形肥、痰滞经闭及不孕。书中言数月行经宜服苍附六君汤，兼服本方。我认为六君子汤健脾力度比苍附导痰丸大，而且苍术、香附燥性较大，容易损伤津液。地处岭南地区之人体质偏于湿热、阴虚，因此，我常用六君子汤加减治疗脾虚痰湿的月经后期、不孕患者。

（刘昱磊整理）

【医案四】继发不孕、多囊卵巢综合征

● 李某某，女，31岁，因"未避孕未孕2年余"于2019年11月14日网上初诊

患者平素月经推迟，既往有多囊卵巢综合征病史，从2019年6月起服用二甲双胍片，现每次0.5g，每日3次口服。LMP：2019年11月4日。睡眠欠佳，早醒，每日五六点钟醒，伴腹部冷感，每次排卵后肚子容易凉且胃部有饱胀感，体瘦，舌暗红，苔薄白。孕2产1流产1。

患者2019年9月12日子宫输卵管造影示双侧输卵管通而不畅，男方精液检查正常。2019年6月17日性激素检查，FSH：4.3mIU/mL，LH：2.35mIU/mL，PRL：4.01ng/mL，T：0.46ng/mL，P：0.1ng/mL，E$_2$：24pg/mL，HCG<1.2IU/L，甲状腺功能正常。B超示子宫内膜5mm，卵巢多囊样表现。

中医诊断：①不孕症；②月经后期。

辨证：血虚血寒。

西医诊断：①不孕症（继发不孕）；②多囊卵巢综合征。

治法：养血温经散寒。

中药处方：颗粒剂，10剂，每日1剂，分2次冲服。

桂枝12g　通草6g　当归10g　大枣10g　白芍10g

炙甘草3g　细辛3g　枳壳6g　陈皮6g　姜半夏9g

炒白术10g　茯苓10g

西药处方：

（1）二甲双胍片，早餐、午餐后服0.5g，晚餐后服0.75g。

（2）氯米芬片，每次50mg，每日1次，月经第5天开始口服。

（3）戊酸雌二醇片，每次2mg，每日1次，月经第10天开始口服。

● 二诊：2019年12月24日

LMP：2019年12月11日，量少，3天干净。月经第5天开始服用氯米芬片，每次50mg，每日1次。12月24日（月经第13天）B超示子宫内膜薄，见优势卵泡。上2个月服用氯米芬片均有优势卵泡排出但未怀孕。11月排卵时子宫内膜厚度正常。早醒，伴腹部冷感，大便偏干，每个月排卵后腹部冷感明显。舌淡红，苔薄白。

辨证：血虚血寒。

治法：养血温经散寒。

中药处方：颗粒剂，10剂，每日1剂，分2次冲服。

当归15g　川芎10g　熟地黄15g　赤芍15g　细辛3g

大枣5g　甘草5g　益母草15g　桂枝15g　丹参15g

通草10g　生姜3片

西药处方：戊酸雌二醇片，每次2mg，每日1次，月经第10天开始口服。

嘱患者5天后B超监测卵泡及子宫内膜情况。每隔2天同房1次，若卵泡生长到18mm，可以肌内注射HCG 5 000～10 000IU，排卵后补充地屈孕酮片，每次10mg，每日1次，服用2周。

● 三诊：2020年1月21日

LMP：2019年12月11日，量少，3天干净。2020年1月2日排卵，现排卵后19天，月经未潮。无阴道出血，无腹痛及腰酸。舌淡红，苔薄白，脉沉细。查P>40ng/mL，E_2：960pg/mL，HCG：1 115.91mIU/mL。B超示宫内囊性暗区4mm×3mm，未见卵黄囊，未见胚芽，双侧附件未见异常。

中医诊断：①早孕？②异位妊娠待排。

辨证：脾肾两虚。

西医诊断：①早孕？②异位妊娠待排。

治法：补肾安胎。

中药处方：颗粒剂，7剂，每日1剂，分2次冲服。

菟丝子20g　桑寄生10g　续断10g　党参20g　炒白术10g

山药20g　　炙甘草5g　砂仁5g　　陈皮5g　　茯苓10g

西药处方：

（1）地屈孕酮片，每次10mg，每日2次，口服。

（2）叶酸片，每次0.4μg，每日1次，口服。

（3）维生素E胶丸，每次1粒，每日1次，口服。

嘱患者定期监测P、E_2、HCG，定期B超检查。

【按语】

患者继发不孕2年，子宫输卵管造影示双侧输卵管通而不畅，男方精液正常，考虑继发不孕的病因主要是排卵障碍及输卵管因素。治疗主要从这两个方面入手。

1. 对于多囊卵巢综合征的诊断

多囊卵巢综合征的诊断国际上较多采用2003年的鹿特丹PCOS标准：稀发排卵或无排卵；高雄激素的临床表现和/或高雄激素血症；卵巢多囊性改变，一侧或双侧卵巢直径2～9mm的卵泡≥12个，和/或卵巢体积≥10mL。3项中符合2项并排除其他高雄激素病因可确诊[1]。我国PCOS诊断和治疗专家共识认为，稀发排卵、闭经或不规则阴道出血是诊断的必要条件，同时符合下列2项中的1项，并排除其他引起高雄激素和排卵障碍的疾病即可诊断PCOS：①高雄激素的临床表现和/或高雄激素血症；②超声表现为PCO[1]。此患者有月经稀发、B超卵巢多囊表现，可以诊断为多囊卵巢综合征。

2. 多囊卵巢综合征的中西医促排卵治疗

对于多囊卵巢综合征患者，王俊玲教授主张中西医结合治疗。对于有生育要求的，积极促排卵治疗。患者2019年6月17日性激素检查未见雄激素、促黄体激素异常。月经第11天没有优势卵泡，一诊立即给予促排卵治疗。患者因为胰岛素抵抗服用二甲双胍片5个月仍然月经稀发，考虑有剂量不够的可能，给予加量治疗。文献报道约70%的多囊卵巢综合征患者合并胰岛素抵抗，同时其胰岛素敏感性平均降低35%～40%，与非胰岛素依赖型糖尿病女性相似，故PCOS患者常常发展为代偿性高胰岛素血症[2]。对于此类患者王俊玲教授都会采用二甲双胍治疗，针对二甲双胍的副作用如腹泻、恶心、呕吐等她常常使用四君子汤、二陈汤加减治疗。

促排卵方面西药起效快速，但也有不足之处，中西医结合可取长补短，优势互补。西药选用氯米芬片治疗，其促排卵率为60%～85%，妊娠率为30%～40%。高促排卵率及低妊娠率的原因主要是：氯米芬具有弱的抗雌激素作用，影响宫颈黏液的质量，不利于精子穿透；影响输卵管的运输功能；影响子宫内膜厚度，使子宫内膜偏薄。针对这种情况王俊玲教授告知患者服用完氯米芬片后服用戊酸雌二醇片，以帮助子宫内膜生长。同时辨证选用中药促排卵，增厚子宫内膜，提高氯米芬的妊娠成功率。

3. 中医辨证治疗

当归四逆汤见于张仲景的《伤寒论》："手足厥寒，脉细欲绝者，当归四逆汤主之。"经方大家刘渡舟教授认为"细脉萦萦血气衰"，摸细脉就像摸细线，甚至就像摸蜘蛛丝，细主血虚、阴虚，和脉微主阳虚不一样，所以这种"手足厥寒"属于血虚。血虚脉细，同时受风寒之邪，阴阳气不相顺接而出现寒厥，叫血虚寒厥。此"手足厥寒"多是腕踝以下不温，不过肘膝，与四肢厥逆有别。刘渡舟教授认为下部受寒和肝脉有关，女性小肚子冰冷疼痛可以用当归四逆汤治疗，因为它既能补血，又能温通经络。当归四逆汤以桂枝汤去生姜，倍大枣，加当归、通草、细辛组成。方中当归甘温，养血和血；桂枝辛温，温经散寒，温通血脉，与当归共为君药。细辛温经散寒，助桂枝温通血脉；白芍养血和营，助当归补益营血，与细辛共为臣药。通草通经脉，以畅血行，大枣、甘草益气健脾养血，共为佐药。重用大枣，既合当归、白芍以补营血，又防桂枝、细辛燥烈太过，伤及阴血。甘草兼调药性而为使药。全方温阳与散寒并用，养血与通脉兼施，温而不燥，补而不滞。

黄煌教授认为适合用当归四逆汤的人有如下特点：神情萎靡，懒于言语，手足凉，指尖为甚，多伴有麻木、冷痛，甚至青紫，覆被加热不易转温，夏天亦阴冷异常，指甲颜色、唇色、面色较苍白，多伴有头痛、腹痛，女性多有痛经。云南姚氏妇科流派认为，女子多为气结血虚之体，女子之患总离不开"气血"二字。阳气不足，温煦无力，则阴寒内生，寒凝气滞。阴血虚于内，不能濡养血脉，则经脉不利，营卫不和。当归四逆汤温阳化气，养血通经，恰好切中女子之生理特点，使气血升降有序，输布全身，温养血脉则能气旺血盈，阴阳平秘，可广泛用于月经后期、月经过少、不孕症、多囊卵巢综合征、输卵管阻塞、闭经、痛经、癥瘕、产后病等妇科疾病[3]。本医案患者体瘦，平素血虚，又感受寒邪，故冲任运行不畅而月经后期。腹部有肝经循行，寒在肝经故腹部冷感，排卵后肾阳不足，肚子容易凉。肾阳不足还会影响脾阳的功能，导致运化失司，胃失和降，胃部饱胀感。舌暗红、苔薄白也是血虚兼寒的表现，综观舌脉辨证为血虚血寒，选用当归四逆汤合二陈汤加减治疗。当归四逆汤养血温经散寒，二陈汤健脾和胃化痰，既治疗患者的胃部饱胀感，又可减少二甲双胍的副反应，一举两得。二诊时患者胃部饱胀感消除，正值排卵期，故去二陈汤，加入益母草、丹参养血活血以助排卵。

【思辨解惑】

[学生甲] 请教老师，为什么患者没有手足寒，而是以腹部冷感为主，老师却能想到用当归四逆汤治疗呢？

[老师] 患者腹部冷感，说明有子宫寒的情况，此种情况一般我喜欢用当归四逆汤治疗。因为女子以血为本，当归四逆汤可养血温经，比较适合体质虚

寒的女性，而且方中药物平和，没有大辛大热的药物，非常适合血虚兼寒但阳虚不重的女性患者使用。云南姚氏妇科流派认为当归四逆汤可以治疗多囊卵巢综合征、输卵管阻塞、不孕症属血虚有寒者，本例患者正是这种类型，临床应用，配合西医促排卵，确实达到了使患者快速怀孕的目的。

[学生乙]请教老师，当归四逆汤、四逆汤、四逆散有什么区别？

[老师]这三个方都可以用来治疗手足冷，但是各方证手足冷的范围、病机及治法有差别，临床上需要加以鉴别。手足冷的范围最大的是四逆汤证，表现为四肢厥逆，冷过肘膝，属于少阴病。四逆散证的手足失温范围很小，仅限手足，不过腕踝。当归四逆汤证冷的程度没有四逆汤重，范围也较小，在手足冷不过肘膝，属于厥阴病。病机方面：四逆汤证是由于肾阳不足，不能温煦手足所致；四逆散证是因外邪传经入里，阳气内郁而不达四末所致；当归四逆汤证是血虚血寒造成的手足冷。治法方面：四逆汤可温脾肾阳气，解决四逆；四逆散可透邪解郁，疏肝理脾，使得肝气通畅、调达，气血输布手足；当归四逆汤则可养血温经通脉。

参考文献

[1] 谢幸，孔北华，段涛，等.妇产科学[M].北京：人民卫生出版社，2018：350.

[2] LEWANDOWSKI K C，SKOWROŃSKA-JÓŹWIAK E，ŁUKASIAK K，et al. How much insulin resistance in polycystic ovary syndrome？Comparison of HOMA-IR and insulin resistance（Belfiore）index models[J]. Archives of Medical Science，2019，15（3）：368-370.

[3] 万青，徐涟.当归四逆汤的妇科临床运用[J].中国民族民间医药，2018，27（15）：74-76.

（刘昱磊整理）

【医案五】继发不孕、异常子宫出血

● 李某某，女，27岁，因"异常子宫出血12天，未避孕未孕1年"于2019年12月8日初诊

患者2019年11月26开始出现血带，12月2日始正常经量，至今未净。男方精液正常。孕1产0。既往有清宫史。患者形体肥胖，面部痤疮明显、红肿，胸闷心悸，腰膝酸软，小便黄，大便硬结。舌暗红，苔黄腻，脉沉细。查FSH：5mIU/mL，LH：8.13mIU/mL，PRL：24.25nmol/L。B超示子宫内膜5mm。

中医诊断：①不孕症；②经期延长。

辨证：湿热。

西医诊断：①不孕症（继发不孕）；②异常子宫出血。

治法：清热利湿。

中药处方：7剂，每日1剂，水煎，分2次口服。

> 桑白皮10g 白茅根30g 贯众15g 贯众炭10g 地骨皮10g
>
> 荷叶10g 紫苏叶10g 桑叶10g 茯苓10g 连翘10g
>
> 黄芩10g 甘草9g

● 二诊：2020年4月1日

患者月经第1天，经量较少，有血块，色暗红，伴小腹隐痛。舌暗红，苔薄白，脉细滑。

辨证：血瘀。

治法：活血化瘀止痛。

中成药处方：少腹逐瘀颗粒，每次1包，每日2次，口服，共服5天。

西药处方：来曲唑片，每次2.5mg，每日1次，月经第5天开始口服，共服5天。

● 三诊：2020年4月15日

患者神疲，气短懒言，畏寒肢冷，纳差，二便调。LMP：2020年4月1日。舌暗红，苔薄白，脉沉细涩。B超示子宫内膜10mm，右侧卵泡19mm×17mm。

辨证：脾肾两虚。

治法：补气健脾，温肾助阳。

中药处方：3剂，每日1剂，水煎，分2次口服。

党参10g　白术10g　　茯苓10g　姜半夏12g　陈皮6g

当归10g　益母草15g　甘草3g　鸡血藤15g　仙茅10g

淫羊藿10g

● 四诊：2020年5月6日

患者无阴道流血，偶有腰酸，纳眠可，二便调。LMP：2020年4月1日。舌淡红，苔薄白，脉细滑。5月5日查P＞40ng/mL，E_2：304pg/mL，HCG：471.4IU/L。5月6日查P：30.26ng/mL，E_2：331pg/mL，HCG：1 160.2IU/L。

中医诊断：①早孕？②异位妊娠待排。

辨证：脾肾两虚。

西医诊断：①早孕？②异位妊娠待排。

治法：补肾健脾。

中成药处方：固肾安胎丸，每次1袋，每日2次，口服。

【按语】

患者因"未避孕未孕1年"来诊。一诊时患者经期延长，形体肥胖，面部痤疮明显、红肿，胸闷心悸，小便黄，大便硬结，舌暗红，苔黄腻，脉细。《景岳全书》云："痰之化无不在脾，而痰之本无不在肾。"患者脾肾素虚，水湿难化，聚湿成痰，痰阻冲任、胞宫，气机不畅，故经期延长。痰阻冲任，脂膜壅塞，致患者不能摄精成孕。患者形体肥胖、胸闷心悸、苔黄腻为痰湿内阻之征，面部痤疮、红肿及大便硬结为痰湿化热之象。王俊玲教授首抓主证，予桑白皮、白茅根、荷叶、连翘、桑叶清泄肺热，茯苓、贯众炭清热燥湿止血，地骨皮、黄芩内清虚热、实热，以达到清热利湿止血之功。

二诊时患者面部痤疮明显好转，经行腹痛较明显，有血块。婚久不孕，考虑瘀滞胞宫，予少腹逐瘀汤以逐瘀荡胞，调经助孕。少腹逐瘀汤作为《医林改错》中的经典方剂，有活血化瘀、温经止痛之功效，治疗寒凝血瘀型原发性痛经效果显著。方中小茴香、干姜、桂枝温经散寒，通达下焦；延胡索、没药行气散瘀，活血止痛；五灵脂、蒲黄活血祛瘀，散结止痛；当归、川芎养血活血，行气止痛，配合赤芍活血行气，散滞调经。

三诊时患者处于经间期，神疲、气短懒言，为气虚之征，畏寒肢冷为阳气不能温煦四肢、肾阳不足之象。方用四君子汤佐以温肾活血之品。四君子汤补气健脾，当归、益母草、鸡血藤养血活血，仙茅、淫羊藿温肾助阳。患者形体肥胖，多痰湿，予陈皮、姜半夏以健脾祛湿化痰。

王俊玲教授认为，肾主生殖，肾为先天之本，在治疗不孕症时首当顾护肾气，但在辨证中需抓住主证，急则治其标，缓则治其本。若存在兼证时，更要分析处理好。如本例患者一诊时也存在肾虚之象，但王俊玲教授辨证认为其湿热证更为突出，当以清热利湿、清泄肺热为主，避免使用温阳补肾之品，以免温散动火。

【思辨解惑】

[学生甲] 老师，什么是中医药周期疗法？中医药周期疗法中经间期、经前期的治疗需要注意什么？

[老师] 中医药周期疗法是指按照月经周期各个阶段的生理特点，制定相应的序贯治疗方案。国医大师夏桂成教授的周期疗法我们应该好好学习并掌握。他认为经间期治疗当以补肾活血为主，经间期与行经期一样，是一个较短的转化期，行经期重阳转阴，重在祛瘀，而经间期重阴转阳，重在促排卵，中医药周期疗法中所用的排卵汤，主要就是以活血化瘀为主。经间期的转化失常，常因肾虚阴阳失衡，即重阴有所不足导致排卵欠利，所以需滋阴助阳，阴阳并重，以保障重阴水平，又要重用助阳药，一则扶助重阴，促进转化运动，二则奠定阳的基础，为转阳后的阳长至重服务。经前期治疗以补肾助阳为主，重在阳长。经前期阳长阴消，滋肾助阳不仅要迅速提高阳长水平，而且亦要把阴的水平提高，阴消阳长，而且长消并重，才能持续不断地促进阳长。经前后半期需助阳理气并重，维持重阳，调理气机。经前后半期是重阳的维持时期，也是月经来潮及受孕的准备时期，由于这一时期伴有一定程度的心肝气火偏旺

的反应及症状，所以治疗上需注意理气疏肝。补肾助阳是整个经前期的共同治法，经前前半期以阴血中求阳为主，经前后半期需要气中助阳，并与疏肝理气并重。

（黄素宁整理）

三、薄型子宫内膜不孕症

【医案一】

● 高某某，女，31岁，因"未避孕未孕2年"于2020年8月12日初诊

患者既往月经失调，23～54天1行，经期5～10天，量中等，无痛经，LMP：2020年8月8日，平素乏力，有痤疮。既往孕1自然流产1。舌尖红，苔白，脉弦。

中医诊断：①不孕症；②月经后期。

辨证：脾虚湿盛。

西医诊断：①不孕症（继发不孕）；②异常子宫出血。

治法：健脾祛湿。

中药处方：颗粒剂，5剂，每日1剂，分2次冲服。

<blockquote>
党参10g　茯苓15g　白扁豆30g　陈皮10g　山药15g

甘草5g　莲子10g　薏苡仁30g　桔梗10g　砂仁10g
</blockquote>

西药处方：氯米芬片，每次50mg，每日1次，口服，连用5天。

● 二诊：2020年8月19日

患者月经第12天，B超示子宫内膜5mm，右侧卵泡11mm×9mm，患者自觉有烧心感，睡眠差。舌暗红，苔白，脉滑。

辨证：心火亢盛，胃阴不足。

治法：清心泻火，滋阴养胃。

中药处方：颗粒剂，7剂，每日1剂，分2次冲服。

熟地黄30g　通草6g　淡竹叶10g　山药10g　麦冬10g

炒白术10g　甘草3g　北沙参10g　茯苓10g　泽泻10g

玉竹10g

● 三诊：2020年8月26日

患者诉服上药后烧心感及眠差均消失。当日月经第19天，B超示子宫内膜12mm，双侧卵巢内未见优势卵泡，直肠子宫陷凹可见液性暗区，最大前后径线13mm，基础体温单呈双相，基础体温已上升两天。舌淡红，苔白，脉滑。

西药处方：地屈孕酮片，每次10mg，每日2次，口服。

【医案二】

● 王某某，女，32岁，因"未避孕未孕2年"于2020年8月30日初诊

LMP：2020年8月26日，经量少，色淡，现月经第5天，纳欠佳，睡眠正常，大便偏稀，小便正常。孕2产2。舌暗红，苔白，脉沉。

中医诊断：①不孕症；②月经过少。

辨证：气血不足。

西医诊断：①不孕症（继发不孕）；②异常子宫出血。

治法：补气养血。

中药处方：7剂，每日1剂，水煎，分2次口服。

熟地黄15g　白芍10g　当归10g　川芎10g　党参10g

炒白术30g　茯苓15g　甘草10g　陈皮10g　芡实30g

● 二诊：2020年9月6日

患者月经第10天，B超示子宫内膜5mm，右侧卵泡21mm×19mm。舌暗红，苔白，脉沉。

辨证：血虚血瘀。

治法：养血活血。

中药处方：3剂，每日1剂，水煎，分2次口服。

当归10g　益母草15g　鸡血藤15g　川芎6g　白术10g

白芍10g　巴戟天30g　熟地黄30g　甘草3g　牛膝10g

丹参10g

● 三诊：2020年9月9日

患者月经第13天，B超示子宫内膜8mm，右侧卵泡25mm×23mm、23mm×20mm。舌暗红，苔白，脉沉。

辨证：寒凝血瘀。

治法：养血活血。

中药处方：4剂，每日1剂，水煎，分2次口服。

桂枝12g　茯苓10g　赤芍10g　巴戟天30g　桃仁10g

三棱10g　莪术10g　丹参20g　紫石英15g　柴胡12g

香附10g　甘草3g

【按语】

两位患者月经失调，均有怀孕要求。按照王俊玲教授的一贯思路：采用中西医结合方法治疗，抓住主要矛盾，快速解决问题。此两位患者子宫内膜薄是其受孕的一大障碍。

现代医学认为，正常情况下进行B超检查，子宫内膜的厚度在月经期为1~4mm，在增殖中期为4~8mm，在晚卵泡期为8~14mm，在黄体期为7~14mm。在月经周期中，随着卵泡的发育，卵泡中的颗粒细胞、卵泡子宫内膜细胞协同分泌的雌二醇越来越多，雌二醇可促使子宫内膜增厚，故子宫内膜伴随着卵泡的发育而增厚。从妊娠角度看，子宫内膜厚度<6mm，则妊娠的可能性较小；子宫内膜厚度达到7~8mm，是胚胎植入的先决条件。在IVF-ET周期中，增加子宫内膜厚度与妊娠率的提高息息相关。

中医认为：在先天之精和后天水谷精微的共同滋养下，女子肾气盛、天癸泌至，从而促进了生殖机能的成熟，维持了月经和胎孕。保证月经和胎孕正常的一个重要因素是子宫内膜的正常。肾精充足是子宫内膜正常的一个重要条件。肾精不足常常是子宫内膜薄的原因之一。中医治疗子宫内膜薄，仍然以补肾为根本，佐以疏肝、健脾、益气养血或祛湿等法。然而先天之精依赖后天脾胃产生的气血滋养，因此健脾祛湿以促进气血的产生亦非常重要。

两位患者均以不孕为主诉，同时伴子宫内膜偏薄的特点。王俊玲教授在促排卵过程中，重视脾胃功能的调整。在使用氯米芬促排卵治疗的同时，不忘健脾祛湿以化生气血，当患者有卵泡发育，但子宫内膜偏薄时，果断使用滋养肾精之品——熟地黄30g，使两位患者的子宫内膜均较前明显增厚。王俊玲教授在这两位患者的治疗中，体现了3个特点：①抓主要矛盾，中西医结合促排卵；②辨证论治是基础，围绕主要矛盾用药；③重用熟地黄。

分析：熟地黄为滋补之品，味甘，性微温，入心、肝、肾经，可补血滋阴。其临床应用非常广泛，如：血虚证候，配当归、白芍等；肝肾阴虚，配山茱萸、山药等；阴虚火旺、骨蒸潮热，配龟板、知母等。《傅青主女科》在治疗身瘦不孕时用养精种玉汤，其中熟地黄用量为一两（约50g），是方中主药。作者给予方解："不特补血而纯于填精，精满则子宫易于摄精，血足则子宫易于容物。"在胸满不食不孕的治疗中，作者用并提汤，其中熟地黄亦为一两，也为主药。张景岳、张锡纯亦非常喜欢使用熟地黄。北京中医药大学的罗大伦教授认为：滋补肾精，熟地黄最强。熟地黄之所以增厚子宫内膜的效果好，不只是因为其可补血，更重要的是其可补充肾精。在薄型子宫内膜的治疗中，补肾精尤重于补血。

【思辨解惑】

[学生甲] 请教老师，在临床上，对于卵泡发育缓慢、子宫内膜增长缓慢的患者，有时使用熟地黄后效果依然不明显，而且熟地黄用量过大，一部分患者容易发生腹泻，这时该如何应对呢？

[老师] 这个问题临床上确实容易出现。在临床上，还是要根据患者的具体情况辨证论治。对于偏于虚寒者，应增加一些温阳的药物，如巴戟天，这也是傅青主常用的药物，与熟地黄配合，一阴一阳，阴阳共补，既有温度又有养分，卵子更容易发育，子宫内膜也更容易生长。对于使用熟地黄腹泻的问题，这类患者多数也偏于脾胃虚寒，可以合用理中丸，甚至四神丸温脾止泻，使熟地黄能够充分发挥其补肾填精的作用，促进卵子及子宫内膜的生长发育。

（滕辉 整理）

四、孕前调理

【医案一】自然流产孕前调理

● 王某某，女，31岁，因"自然流产后4月未孕"于2020年5月3日初诊

患者无明显诱因自然流产，LMP：2020年4月18日，平素月经规律，无诉其他不适，纳眠可，二便调。孕1产0自然流产1，未避孕。舌暗红，苔白，脉涩。

中医诊断：堕胎。

辨证：气滞血瘀。

西医诊断：自然流产。

治法：疏肝理气，活血化瘀。

中药处方：颗粒剂，7剂，每日1剂，分2次冲服。

桂枝12g　茯苓10g　赤芍10g　丹参20g　桃仁10g

栀子10g　柴胡12g　当归10g　白术10g　牡丹皮12g

薄荷6g　甘草3g

● 二诊：2020年5月6日

患者无诉不适。舌暗红，苔薄黄，脉涩。5月3日查P：1.53ng/mL，E$_2$：1 154pg/mL；B超示子宫内膜9mm，右侧卵泡39mm×30mm。当日B超示子宫内膜10mm，左侧卵泡15mm×12mm、右侧卵泡39mm×30mm。

辨证：气滞血瘀。

治法：疏肝理气，活血化瘀。

中药处方：颗粒剂，7剂，每日1剂，分2次冲服。

桂枝12g　茯苓10g　赤芍10g　丹参20g　延胡索10g

川楝子10g　柴胡12g　当归10g　桃仁10g　败酱草15g

甘草3g

● 三诊：2020年5月13日

患者月经第10天，B超示子宫内膜11mm，右侧卵泡39mm×30mm，左侧

卵泡已排。舌暗红，苔白，脉涩。

辨证：气滞血瘀。

治法：疏肝理气，活血化瘀。

中药处方：颗粒剂，7剂，每日1剂，分2次冲服。

    桂枝12g   茯苓10g   赤芍10g   丹参20g   桃仁10g

    牡丹皮12g   三棱10g   柴胡12g   当归10g   莪术10g

    败酱草15g   甘草3g

西药处方：地屈孕酮片，每次10mg，每日2次，口服10天。

● 四诊：2020年5月24日

LMP：2020年5月18日，量中等，未净。B超示子宫内膜5mm，左侧卵泡11mm×10mm。舌暗红，苔薄黄，脉滑。

辨证：湿热夹瘀。

治法：清热祛湿。

中药处方：颗粒剂，5剂，每日1剂，分2次冲服。

    秦艽10g   防风12g   槟榔10g   桃仁10g   大黄炭10g

    泽泻10g   当归10g   黄柏12g   皂角刺6g   麸炒苍术10g

● 五诊：2020年5月31日

患者月经第14天，B超示子宫内膜8mm，左侧卵泡14mm×12mm，有少许腹痛。舌淡红，苔白，沉细。

辨证：肾虚血瘀。

治法：补肾活血。

中药处方：颗粒剂，7剂，每日1剂，分2次冲服。

    仙茅10g   淫羊藿10g   丹参10g   牛膝10g   鸡血藤15g

    杜仲10g   益母草15g   续断10g   当归10g   白芍10g

    白术10g   川芎6g

● 六诊：2020年6月7日

患者月经第21天，B超示子宫内膜13mm，优势卵泡已排。舌暗红，苔薄黄，脉滑。

辨证：湿热内结。

治法：清热祛湿。

中药处方：颗粒剂，7剂，每日1剂，分2次冲服。

　　黄柏12g　薏苡仁10g　败酱草15g　茯苓10g　川楝子10g

　　山药10g　延胡索10g　大血藤15g　泽泻10g　甘草3g

　　黄芪10g　党参10g

西药处方：地屈孕酮片，每次10mg，每日2次，口服10天。

● 七诊：2020年7月22日

患者停经64天，有少量阴道流血，无诉其他不适。舌淡红，苔薄白，脉沉滑。

6月18日查P＞40.2ng/mL，E_2：252pg/mL，HCG：119.7IU/L。

6月28日查P＞40.0ng/mL，E_2：350pg/mL，HCG：9 455IU/L；B超示宫内孕囊7mm×8mm×5mm。

7月5日查P＞40.2ng/mL，E_2：326pg/mL，HCG：45 072IU/L。

7月22日查P：38.88ng/mL，E_2：723pg/mL。

中医诊断：①胎漏？②异位妊娠待排。

辨证：脾肾两虚。

西医诊断：①先兆流产？②异位妊娠待排。

治法：补肾健脾。

中药处方：颗粒剂，7剂，每日1剂，分2次冲服

　　党参15g　　茯苓15g　炒白术15g　莲子15g　山药15g

　　白扁豆15g　砂仁5g　炙甘草10g　白芍15g

● 八诊：2020年8月16日

2020年7月29日孕10周时查P：29.78ng/mL，E_2：711pg/mL。2020年8月16日B超示宫内妊娠，单活胎，胎儿大小相当于孕12周4天。

【按语】

1. 调经种子分周期

月经周期的变化是气血由充盈到亏虚再到充盈的一个过程，也是阴阳相互转化的结局。月经周期分为行经期、经后期、经间期、经前期。各期的特点如下：

（1）行经期：血海由满而溢，子宫泻而不藏。通过阳气的疏泄，胞脉通达，推陈出新，经血从子宫下泄，冲任气血暂虚。此期的"泻"是为了下一个周期的"藏"，故气血均以下行为顺。

（2）经后期：子宫、胞脉相对空虚，尤以阴血不足为主。此期子宫藏而不泻，通过肾气的封藏，蓄养阴精，使精血渐长，此为"重阴"的阶段。

（3）经间期：经过经后期的蓄养，阴精气血充盛，重阴必阳，在肾中阳气的温煦下，阴阳转化，当阳气足以蒸腾阴精时，则出现氤氲之候（排卵）。

（4）经前期：阳气经过一段时间的增长，已达"重阳"状态。此期阴精与阳气皆充盛，子宫、胞脉气血满盈，若未孕育，则在阳气的鼓动下，子宫、胞脉通达，泻而不藏，经血得以下泄，又开始下一个月经周期。

2. 小产后以活血为主，兼调和气血

妇女经、带、胎、产、乳无不为气血所化、气血所养，故妇人"以血为本，以血为用"。而血贵周流，若血流阻滞或溢出脉外，则成瘀血。小产是以妊娠12～28周内、胎儿已成形而自然殒堕为主要表现的疾病，容易损伤子宫内膜及基底，且残留的组织物瘀积在体内也容易形成瘀血。《素问·调经论》曰："血气不和，百病乃变化而生。"《三国志》指出："血脉流通，病不得生。"至清代，王清任创制了十几个有效的活血化瘀方，并提出"气通血活，何患不除"。瘀血之证包含气滞血瘀、气虚血瘀、寒凝血瘀、热灼血瘀、外伤致瘀、久病重病致瘀等病因。根据上述瘀血形成的病因病机，结合患者的临床表现及体征，辨证论治，可"疏其血气，令其调达，以致平和"，从而达到改善症状、治疗疾病的目的。另外，在使用活血化瘀之剂的同时，还应结合患者的体质特征及疾病的发展变化阶段以指导用药。

本例患者首诊时为小产后，根据临床表现及体征，辨证论治，以活血化瘀为主，采用桂枝茯苓丸加减。四诊时，患者小产后第一次来月经，此时瘀血症状明显减轻，湿热明显，因此治疗以清热祛湿为主，辅以活血化瘀。五诊时患者为排卵期，为求本次月经周期受孕，予二仙汤温补肾阳，促进卵泡发育。六诊时患者备孕中，予调理脾胃，健脾益气、清热祛湿并用，为胚胎创造一个合适的土壤环境。七诊时患者已怀孕，治疗以健脾补肾安胎为主。

【思辨解惑】

［学生甲］请教老师，中医药周期疗法的首要因素是什么？

［老师］女性疾病无外乎气血阴阳。女子以气血为本，气血调和则安，气血不和则百病生，因此中医药周期疗法首先要辨气虚、气滞、血虚、血瘀。月经周期的变化，其实是阴阳的相互转化过程。行经期气血充盈，阳气旺盛，此期应以疏泄为法，使气血向下流通；经后期阴血亏虚，需养阴血；经间期是由阴转阳的关键时期，要适当温阳以助力阳气的生长；经前期阳气旺盛，子宫、胞脉气血满盈，若无孕育则气血下行而出形成经血。

［学生乙］请教老师，孕期安胎应注意什么？

［老师］安胎最重要的是补肾健脾、固气养血安胎，以防流产。脾胃乃生化之源，脾胃功能强大了，才能为我们的身体提供源源不断的能量，使气血充盈，胚胎稳固。

（胡珊整理）

【医案二】异常子宫出血孕前调理

● 罗某，女，25岁，因"未避孕未孕3月"于2020年6月21日初诊

LMP：2020年6月13日。患者平素月经规律，28天1行，7天干净，经量少，色淡红，腰酸，无痛经，孕1流产0，胚胎停育1次。舌淡红，苔白，脉濡。B超示子宫内膜7.1mm，右侧卵泡13mm×9mm。

中医诊断：月经过少。

辨证：肝肾阴虚。

西医诊断：异常子宫出血。

治法：滋补肝肾。

中药处方：颗粒剂，7剂，每日1剂，分2次冲服。

当归10g　川芎5g　女贞子10g　菟丝子10g　桑椹10g

熟地黄30g　枸杞子10g　覆盆子10g　五味子10g　车前子10g

● 二诊：2020年6月28日

LMP：2020年6月13日，经量少，色淡红，腰酸，乏力，舌淡红，苔白，脉细。B超示子宫内膜8.4mm，双侧无新增优势卵泡。

辨证：脾肾两虚。

治法：补肾健脾。

中药处方：颗粒剂，14剂，每日1剂，分2次冲服。

桑寄生15g　党参15g　续断15g　白术15g　阿胶9g

菟丝子15g　茯苓15g　炙甘草5g

男方小便黄，大便黏腻，舌红，苔黄腻，脉滑。2020年5月查精液液化时间60min。

辨证：湿热。

治法：清热利湿。

中药处方：颗粒剂，7剂，每日1剂，分2次冲服。

白及10g　白蔹10g　桑螵蛸10g　川草薢6g　黄柏5g

石菖蒲15g　茯苓10g　苍术10g　莲子心10g　丹参10g

车前子10g　牛膝15g　薏苡仁20g

● 三诊：2020年7月12日

LMP：2020年6月13日，患者诉偶有腰酸，无腹痛及阴道出血，舌淡红，苔薄白，脉细滑。2020年7月11日查P：39.82μg/L，E_2：145.10pg/mL，β-HCG：150.0IU/L。

中医诊断：①胎动不安？②异位妊娠待排。

辨证：脾肾两虚。

西医诊断：①早期妊娠？②异位妊娠待排。

治法：补肾健脾。

中药处方：颗粒剂，7剂，每日1剂，分2次冲服。

山药10g　　茯苓10g　　党参10g　　白术10g　　砂仁3g

桑寄生10g　杜仲10g　　续断10g　　炙甘草3g

● 四诊：2020年7月15日

LMP：2020年6月13日，患者诉腰酸减轻，有口干口渴，无腹痛及阴道出血。舌红，苔薄黄，脉细滑。查P：33.5μg/L，E_2：170pg/mL，β-HCG：1 552IU/L，TSH：3.208mmol/mL。

辨证：脾肾两虚。

治法：补肾健脾。

中药处方：颗粒剂，7剂，每日1剂，分2次冲服。

山药10g　　茯苓10g　　党参10g　　白术10g　　砂仁3g

白茅根15g　桑白皮10g　苎麻根10g　炙甘草3g　黄芩10g

● 五诊：2020年7月22日

LMP：2020年6月13日。患者诉有干呕，口渴减轻，余无不适。舌红，苔薄黄，脉细滑。查P：21.74μg/L，E_2：359pg/mL，β-HCG：24 043IU/L，TSH：3.039mmol/mL。B超示宫内孕囊，大小约13mm×10mm。

辨证：脾肾两虚。

治法：补肾健脾。

中药处方：颗粒剂，7剂，每日1剂，分2次冲服。

砂仁6g　　山药10g　　茯苓10g　　党参10g　　白术10g

黄芩10g　　苎麻根10g　白芍10g　　姜竹茹6g　　炙甘草3g

● 六诊：2020年7月29日

患者诉胃痛，纳差，恶心。舌淡红，苔薄白，脉细滑。查P：21.46μg/L，E_2：682pg/mL。

辨证：脾胃虚弱，气机阻滞。

治法：健脾和胃，理气止痛。

中药处方：颗粒剂，7剂，每日1剂，分2次冲服。

砂仁6g　山药10g　茯苓10g　党参10g　白术10g

木香6g　枳壳6g　佛手6g　姜竹茹6g　炙甘草3g

● 七诊：2020年8月12日

患者诉胃痛减轻，久站后腰酸。舌淡红，苔薄白，脉细滑。8月5日查P：14.13μg/L，E_2：951pg/mL；B超示宫内早孕，胚胎存活，大小相当于孕7周。当日查P：15.29μg/L，E_2：1 304pg/mL。

中医诊断：胎动不安。

辨证：脾肾两虚。

西医诊断：早期妊娠。

治法：先健脾和胃、理气止痛，后期补肾。

中药处方：颗粒剂，7剂，每日1剂，分2次冲服。

砂仁6g　山药10g　枳壳6g　党参10g　姜竹茹6g

木香6g　茯苓10g　佛手6g　白术10g　炙甘草3g

● 八诊：2020年8月19日

患者现无阴道出血及腹痛，纳眠可，二便调。舌淡暗，苔薄白，脉细滑。8月15日B超示宫内早孕，胚胎存活，大小相当于孕8+周。8月19日查P：16.07μg/L，E_2：1 377pg/mL。8月30日查P：19.04μg/L，E_2：1 509pg/mL。

辨证：肾虚。

治法：补肾安胎。

中药处方：颗粒剂，7剂，每日1剂，分2次冲服。

当归10g　熟地黄30g　女贞子10g　菟丝子10g　桑椹10g

川芎5g　枸杞子10g　覆盆子10g　五味子10g　车前子10g

【按语】

患者因"未避孕未孕3月"就诊，经一个周期的中药治疗后成功妊娠。王俊玲教授在患者卵泡期的时候使用七子汤加减来促进卵泡生长。七子汤出自《千家妙方》上册，具有滋补肝肾、降压息风之功效，主治肝肾阴虚。方中菟丝子调补肾阴阳；枸杞子填精补血；覆盆子固精益肾；桑椹、熟地黄滋阴补血；五味子味酸、甘，性微温，具有滋肾生津之功，补中寓涩、敛肺补肾；女贞子补肝肾之阴；车前子味甘、淡，性微寒，入肾、膀胱经，能泻有形之浊邪，涩中兼通，补而不滞；当归、川芎养血调经。现代医学认为，菟丝子富含各种微量元素和氨基酸，枸杞子富含胡萝卜素、维生素及各种微量元素，均具有调节内分泌作用。

在患者B超提示排卵后，王俊玲教授予寿胎丸合四君子汤加减治疗。寿胎丸中菟丝子补肾益精，固元安胎；桑寄生补肝肾、强筋骨、安胎；川续断补益肝肾，强筋健骨，益血止血安胎，可温肾阳、益肝肾；阿胶补血滋阴，补益肝肾阴血之不足，阴中求阳，以助药力。诸药共奏补肾益精固胎之功效[1]。现代药理研究证实，寿胎丸可降低子宫肌层兴奋性，抑制子宫收缩，增强垂体、卵巢促黄体功能，增加雌激素活性，调节机体内分泌系统，改善母胎界面免疫应答[2]。四君子汤出自《太平惠民和剂局方》，由人参、白术、茯苓、炙甘草组成，有益气健脾之功。王俊玲教授运用中医药周期疗法时，在患者排卵期常用补肾养阴、活血化瘀的药物促进患者的血液循环，改善卵子的质量，提高卵泡的成熟度；在患者黄体期给予补肾壮阳的药物提高患者的雌激素水平，改善宫颈血液黏度，使黄体功能健全，延长黄体期时间，增加患者的受孕概率。

人类孕育的机理是"男精壮，女经调，胞络通，真机时，阴阳和，结胚胎"，正如《女科正宗》所言："男精壮而女经调，有子之道也。"王俊玲教授在给男方用药时使用的是四妙散合萆薢分清丸加减。四妙散见于清代医家张秉成所著的《成方便读》一书，由苍术、黄柏、牛膝、薏苡仁组成。苍术燥湿，健脾除湿；黄柏走下焦，除肝肾之湿热；薏苡仁入阳明胃经，祛湿热而利筋络；牛膝补肝肾，兼领诸药之力以直入下焦。四妙散为治疗湿热下注的常用方[3]。萆薢分清丸源自金元时期著名医家朱丹溪所著《丹溪心法》中的萆薢分清饮，全方由粉萆薢、石菖蒲、乌药、盐益智仁、甘草组成，功能分清化浊、温肾利湿，适用于由于肾不化气、清浊不分所致的小便混浊、小便频数等，因此王俊玲教授在男科治疗中对于湿热下注者使用此方较多[4]。在诊治女性不孕症时，应强调夫妻同治[5]。

【思辨解惑】

[学生甲] 请教老师，妊娠后为什么使用健脾理气药？

[老师] 脾胃乃气机升降的枢纽，脾胃功能正常，则各脏腑气机升降有序。妊娠后，气血循冲任及胞脉下注胞宫以养胎，冲任气血壅滞，气机难以畅达，故宜使用健脾理气药。

[学生乙] 请教老师，情志疗法在该医案中是否有治疗价值？

[老师] 在妊娠之初，妇女的情绪会有较大的起伏变化（尤其该患者曾有不良妊娠史），恐惧、紧张、焦虑甚至抑郁等情绪在妊娠期女性中都较常见。情志疗法能帮助患者顺利度过此期，并减轻患者的身体不适。

参考文献

[1] 陈妍，宁艳，刘新玉，等. 中药结合情志疗法对肾虚型IVF-ET后先兆流产患者的影响[J]. 中国医药导报，2020，17（9）：145-148.

[2] 陈妍，宁艳，胡珊，等. 寿胎丸合四君子汤加减联合地屈孕酮片治疗高龄先兆流产的临床观察[J]. 中国实验方剂学杂志，2020，26（23）：71-75.

[3] 徐贵涛，谢颖，肖欢，等. 四妙散临床应用探析[J]. 广东化工，2020，47（16）：95-122.

[4] 朱晓荣，曹盼举. 萆薢分清饮源流及古今临床运用探析[J]. 中医药临床杂志，2019，31（3）：430-433.

[5] 陈晶晶，周华，陈旦平. 陈旦平诊治不孕症经验探析[J]. 浙江中医药大学学报，2019，43（3）：263-265.

（陈妍整理）

【医案三】多囊卵巢综合征、复发性流产孕前调理

● 陈某某，女，因"月经后期5年"于2020年7月22日初诊

患者有多囊卵巢综合征病史，既往月经后期，LMP：2020年5月22日，既往孕3产1自然流产2。舌淡红，苔白，脉弦。有生育需求。查P：2.43μg/L，E_2：69pg/mL，HCG：0.5IU/L，TSH：3.863mIU/L。B超示子宫内膜9mm。

中医诊断：月经后期。

辨证：痰湿困脾。

西医诊断：①多囊卵巢综合征；②复发性流产。

治疗：健脾祛湿，补气养血。

中药处方：颗粒剂，7剂，每日1剂，分2次冲服。

陈皮6g　姜半夏12g　茯苓10g　党参10g　白术30g

生姜3g　大枣10g　甘草3g　当归10g　白芍10g

川芎6g　炙甘草3g

● 二诊：2020年7月29日

患者月经未潮。舌淡红，苔白，脉弦。

辨证：血瘀。

治法：活血化瘀。

中药处方：颗粒剂，7剂，每日1剂，分2次冲服。

桂枝12g　茯苓10g　赤芍10g　益母草15g　桃仁10g

红花12g　牛膝10g　茜草10g　鸡血藤15g　泽兰10g

丹参20g

● 三诊：2020年8月9日

LMP：2020年8月1日，现月经第9天。B超示子宫内膜6mm，双侧卵巢多囊样改变。舌淡红，苔薄白，脉弦。

辨证：痰湿困脾。

治法：健脾祛痰。

中药处方：颗粒剂，7剂，每日1剂，分2次冲服。

陈皮6g　半夏12g　　茯苓10g　　党参10g　白术10g

生姜3g　桑白皮10g　炙甘草3g　白芍10g　荷叶10g

木瓜10g

西药处方：二甲双胍片，每次0.25g，每天2次，口服。

● 四诊：2020年8月16日

患者月经第16天，诉服二甲双胍片后恶心，腹胀，便秘。B超示子宫内膜7mm，右侧卵泡20mm×15mm。舌淡红，苔白，脉滑。

辨证：痰湿困脾。

治法：健脾祛痰。

中药处方：颗粒剂，3剂，每日1剂，分2次冲服。

陈皮6g　半夏12g　白术50g　茯苓10g　紫苏叶10g

生姜3g　甘草9g　　厚朴6g

男方精液不液化，精子活力A级15.85%、B级19.25%，精子活动率46.79%（<60%）。舌暗红，苔黄，脉弦。

中医诊断：男性不育症。

辨证：湿瘀互结，清浊不分。

西医诊断：①男性不育症；②精液不液化症；③弱精子症。

治法：祛湿化瘀，分清泌浊。

中药处方：颗粒剂，7剂，每日1剂，分2次冲服。

萆薢10g　黄柏12g　车前子15g　茯苓10g　水蛭3g

苍术10g　莲子10g　蒲公英30g　丹参10g　甘草3g

地龙10g　石菖蒲6g

● 五诊：2020年8月19日

患者月经第19天，B超示子宫内膜8mm，右侧卵泡25mm×20mm。

辨证：血瘀。

治法：活血化瘀。

中药处方：颗粒剂，4剂，每日1剂，分2次冲服。

桃仁10g　红花10g　当归10g　赤芍10g　川芎6g

甘草6g　益母草15g

西药处方：人绒毛膜促性腺激素注射液，6 000IU，即刻肌内注射。

● 六诊：2020年8月23日

患者月经第23天，B超示子宫内膜11.6mm，优势卵泡已排。

辨证：痰湿困脾。

治法：健脾祛痰。

中药处方：颗粒剂，7剂，每日1剂，分2次冲服。

　　陈皮6g　半夏12g　白术50g　茯苓10g　紫苏叶10g
　　生姜3g　甘草9g　厚朴6g

西药处方：地屈孕酮片，每次10mg，每日2次，口服。

● 七诊：2020年9月6日

LMP：2020年9月4日，现月经第3天。舌淡红，苔白，脉弦。

辨证：痰湿困脾。

治法：健脾祛痰。

中药处方：颗粒剂，4剂，每日1剂，分2次冲服。

　　陈皮6g　半夏12g　茯苓10g　甘草3g　白扁豆10g
　　生姜3g　大枣10g　党参10g　竹茹6g　紫苏叶10g
　　山药10g　白术10g

西药处方：氯米芬片，每次50mg，每日1次，月经第5天开始口服，连用5天。

男方精液检查显示精液不液化，无不适，舌暗红，苔黄，脉弦。

辨证：湿瘀互结，清浊不分。

治法：祛湿化瘀，分清泌浊。

中药处方：颗粒剂，7剂，每日1剂，分2次冲服。

　　萆薢10g　黄柏12g　车前子15g　茯苓10g　苍术10g
　　水蛭3g　莲子10g　石菖蒲6g　丹参10g　甘草3g
　　地龙10g　蒲公英30g

● 八诊：2020年9月13日

LMP：2020年9月4日，经量少，色淡，现月经第10天，纳眠正常，二便正常。有备孕要求。舌淡红，苔白，脉弦。B超示子宫内膜5.4mm，左侧卵泡11mm×10mm。甲状腺功能正常。

辨证：肾精不足。

治法：滋补肾精，温肾助阳。

中药处方：颗粒剂，7剂，每日1剂，分2次冲服。

淫羊藿10g　仙茅10g　茯苓10g　川芎6g　白术10g

山茱萸12g　当归10g　党参10g　甘草3g　竹茹6g

熟地黄30g　巴戟天30g

● 九诊：2020年9月20日

患者现月经第17天，舌暗红，苔白，脉弦。B超示子宫内膜6mm，左侧卵泡21mm×16mm，右侧卵泡14mm×13mm。

辨证：肾阳不足。

治法：滋补肾精，温肾助阳。

中药处方：颗粒剂，3剂，每日1剂，分2次冲服。

淫羊藿10g　仙茅10g　茯苓10g　川芎6g　炒白术10g

山茱萸12g　当归10g　党参10g　甘草3g　竹茹6g

熟地黄30g　巴戟天30g

男方精液检查显示精液不液化，精子活力差，A级15.85%，B级9.25%。舌暗红，苔白，脉弦。

辨证：湿瘀互结，清浊不分。

治法：祛湿化瘀，分清泌浊。

中药处方：颗粒剂，7剂，每日1剂，分2次冲服。

萆薢10g　黄柏12g　车前子15g　茯苓10g　苍术10g

水蛭3g　莲子10g　石菖蒲6g　丹参10g　甘草3g

地龙10g　牛膝10g

● 十诊：2020年9月23日

患者月经第21天，B超示子宫内膜8mm，优势卵泡已排。舌淡红，苔薄白，脉细。

辨证：湿瘀互结。

治法：养血活血利湿。

中药处方：颗粒剂，7剂，每日1剂，分2次冲服。

> 当归10g　白芍10g　泽泻10g　白术10g　川芎6g
>
> 茯苓10g　黄芩10g　黄芪10g　党参10g　甘草3g
>
> 熟地黄10g

西药处方：地屈孕酮片，每次1片，每日2次，口服。

● 十一诊：2020年10月11日

查P：31.45μg/L，E_2：490pg/mL，HCG：2 271IU/L，甲状腺功能正常。舌淡红，苔薄白，脉细滑。

中医诊断：①早孕？②异位妊娠待排。

辨证：湿瘀互结。

西医诊断：①早孕？②异位妊娠待排；③复发性流产；④多囊卵巢综合征。

治法：养血活血利湿。

中药处方：颗粒剂，3剂，每日1剂，分2次冲服。

> 当归10g　白芍10g　川芎6g　白术10g　泽泻10g
>
> 茯苓10g　黄芩10g　甘草3g　党参10g　黄芪10g
>
> 熟地黄10g

● 十二诊：2020年10月14日

B超示宫内囊性暗区，呈双环征，未见卵黄囊及胚芽。查P：33.22μg/L，E_2：497pg/mL，HCG：9 436IU/L。

辨证：湿瘀互结。

治法：补气利湿，止血安胎。

中药处方：颗粒剂，7剂，每日1剂，分2次冲服。

白芍10g　苎麻根10g　茯苓10g　黄芩10g　黄芪10g

党参10g　熟地黄30g　百合30g　知母10g　白术10g

槐花10g　地榆炭10g

【按语】

正常的妊娠依赖男精壮，女经调，氤氲之时男女交合，女方摄精而成孕。此患者夫妇精卵均有障碍。女方有多囊卵巢综合征病史，痰湿内盛症状明显，痰湿困脾影响脾胃运化，进而影响气血产生；痰湿内盛易阻滞气机，阻滞冲任，影响卵子生长排出；脂膜壅塞于胞宫而致不孕，壅塞于胞脉而不能摄精。男方湿瘀互结，精子活力差，精液液化不良，使卵子受精的能力减弱，故二人的病理因素均影响妊娠，需男女同调。女方以祛痰泄水为法，方用二陈汤加减。二陈汤可益气健脾、化痰利湿，由陈皮、半夏、茯苓、甘草组成。半夏辛温性燥，可燥湿化痰、降逆和胃；陈皮可理气燥湿化痰，既能助半夏化痰之力，又能使气顺痰消；茯苓健脾渗湿；甘草调和诸药又和中。四药相配伍，能起到健脾益气、燥湿化痰、和中的作用。王俊玲教授在二陈汤的基础上加用党参、白术、生姜、大枣以加强健脾之效，脾旺则湿有出路，痰湿之邪得去，脂膜壅塞状态得以缓解，胞脉功能恢复，故能摄精受孕。患者经色淡，质稀，考虑寒凝血虚，给予二仙汤合养精种玉汤温阳补血，患者用药后成功排卵。

正常情况下，男子精液排出体外10～30min可液化，如超过60min仍不能液化，则属于精液液化不良。现代研究认为，前列腺和精囊的分泌物参与了精液的凝固与液化过程，精囊产生的凝固因子可引起精液凝固，而前列腺产生的蛋白分解酶、溶纤蛋白酶等精液液化因子可使精液液化。一旦精囊或前列腺发生炎症，使上述因子的分泌发生障碍，造成凝固因子增多或液化因子减少，则可导致精液不液化症[1]。本例男方精液液化不良，辨证属湿瘀互结，故予《医学心悟》萆薢分清饮加减，以清热利湿、分清化浊。方中萆薢、石菖蒲利湿化浊，黄柏、车前子清利湿热，可改善精液液化不良的状态，提高精子活力。从现代药理研究来看，萆薢和黄柏具有较强的抗真菌作用，黄柏还有抑制金黄色葡萄球菌、草绿色链球菌、痢疾杆菌、溶血性链球菌等多种致病菌的功能，车前子具有利尿的作用，石菖蒲具有调节免疫功能及镇静安神、抗焦虑的作用。全方可改善男方前列腺和精囊的炎性状态，改善精液的液化时间及精子质量，提高妊娠率。通过对男女双方的共同治疗，患者最终成功妊娠。

【思辨解惑】

[学生甲] 对于备孕患者，通常在其黄体期使用温阳之品给予黄体支持。然而您此次使用当归芍药散加减行黄体支持，跟平常思路不同，请教您的用药思路，谢谢！

[老师] 临床用药始终不离辨证论治，黄体支持亦是如此。患者是痰湿体质，黄体期依然是痰湿体质，痰湿体质是影响患者受孕的关键因素。血水同源，痰湿日久容易影响血液循环，故使用当归芍药散加减改善痰湿血瘀的状态，以利于胚胎着床生长。

参考文献

[1] 何清湖，秦国政. 中西医结合男科学[M]. 北京：人民卫生出版社，2005：279.

（滕辉整理）

【医案四】异常子宫出血、自然流产孕前调理

● 孔某某，女，32岁，因"自然流产1次"于2019年10月11日初诊

患者有生育需求，备孕中，月经周期35～40天，经期7天，量中等，无痛经，LMP：2019年9月9日，孕1产0，既往有1次孕40+天胎停病史。现神疲，气短乏力，头晕，面色㿠白，纳差，饭后腹胀，小便可，大便稀溏。舌淡红，苔白腻，脉弦细。查β-HCG<1.2IU/L。B超示子宫内膜4mm。

中医诊断：月经后期。

辨证：脾气虚。

西医诊断：异常子宫出血。

治法：健脾益气。

中药处方：7剂，每日1剂，水煎，分2次口服。

炒白术10g　续断10g　白芍10g　炙甘草9g　党参10g

姜半夏12g　大枣10g　生姜3g

● 二诊：2019年10月20日

服药后，患者仍有腰膝酸软，头晕耳鸣，夜尿频多，大便硬结难解，2日1行，纳眠可。舌暗红，苔薄白，脉弦细。B超示子宫内膜9mm，右侧卵泡18mm×15mm。

辨证：脾肾两虚。

治法：温肾健脾，养阴通便。

中药处方：3剂，每日1剂，水煎，分2次口服。

生白术30g　益母草15g　乌药10g　白芍30g　甘草9g

盐杜仲10g　生地黄10g　玄参10g　麦冬10g　续断10g

● 三诊：2019年10月23日

服药后，患者腰膝酸软较前明显减轻，现仍有少腹胀痛，纳眠可，二便调。舌暗红，苔薄白，脉弦涩。B超示子宫内膜11mm，右侧卵泡26mm×24mm。

辨证：血瘀。

治法：疏肝理气活血。

中药处方：3剂，每日1剂，水煎，分2次口服。

桂枝12g　赤芍10g　丹参20g　桃仁10g　三棱10g

莪术10g　柴胡12g　香附10g　甘草6g

● 四诊：2019年10月27日

服药后，患者症状较前明显缓解，现无明显不适。舌暗红，苔薄白，脉弦细。B超示子宫内膜11mm，卵泡已排。

治法：黄体支持。

西药处方：地屈孕酮片，每次10mg，每日2次，口服，共10天。

● 五诊：2019年11月6日

患者停经59天，喜饮凉水，面颊发热，口腔溃疡疼痛明显，大便硬结，偶有腰酸，无腹痛及阴道出血。LMP：2019年9月9日。舌红，苔薄黄，脉细滑。查P：33.6ng/mL，E_2：930pg/mL，β-HCG：36.9IU/L。

中医诊断：①胎动不安？②异位妊娠待排。

辨证：胃火上炎。

西医诊断：①早孕？②异位妊娠待排。

治法：清胃凉血。

中药处方：4剂，每日1剂，水煎，分2次口服。

　　升麻12g　黄连3g　生地黄30g　牡丹皮6g　石膏30g（先煎）

　　黄芩10g　甘草9g　生白术50g　白芍30g

● 六诊：2019年11月13日

患者停经66天，无阴道流血，偶有腰酸，纳眠可，二便调。舌暗红，苔薄白，脉细滑。11月10日查P：38.53ng/mL，E_2：997pg/mL，β-HCG：398.5IU/mL，TSH：2.78mIU/L。11月13日查P：34.97ng/mL，E_2：1 271pg/mL，β-HCG：2 235IU/L；B超示宫内囊性暗区（宫内早孕可能）。

中医诊断：①胎动不安？②异位妊娠待排。

辨证：脾肾两虚。

西医诊断：①早孕？②异位妊娠待排。

治法：补肾健脾安胎。

中药处方：3剂，每日1剂，水煎，分2次口服。

　　续断10g　盐杜仲10g　桑寄生10g　山药10g　阿胶6g（烊化）

　　党参10g　炒白术10g　菟丝子10g　黄芩10g　炙甘草6g

● 七诊：2019年11月20日

患者停经71天，无阴道流血，偶有腰酸，纳眠可，二便调。舌暗红，苔薄白，脉细滑。查P：25.12ng/mL，E_2：1 176pg/mL，β-HCG：20 012IU/L。B超示宫内早孕，可见卵黄囊。

中医诊断：胎动不安。

辨证：脾肾两虚。

西医诊断：早孕。

治法：补肾健脾安胎。

中药处方：守上方继服7剂。

【按语】

患者因"自然流产1次"就诊。一诊时患者诉月经欠规律，神疲，气短乏力，头晕，纳差，饭后腹胀，大便稀溏。综合舌脉，辨证属脾气虚。脾气虚，冲任不足，不能载胎养胎，故有堕胎史；脾气虚弱，不能濡养清窍则头晕，外不能濡润肌肤则面色㿠白，内不能濡养脏腑则神疲乏力；舌淡红、苔白腻、脉弦细为气虚之征。方选四君子汤加减，以党参、白术、炙甘草健脾益气固本，大枣、白芍补血养血，姜半夏、生姜调养脾胃以助后天之气血化生，续断补肾固冲任。全方可补肾健脾，养血固冲任。

二诊时患者辨证属脾肾两虚。胞脉者系于肾，肾气虚则冲任不固，胎失所系，故有堕胎史；腰为肾之府，肾虚则腰膝酸软；髓海不足，清空失养，则头晕耳鸣；肾气虚，膀胱失约，则夜尿频多。所用方中以续断、杜仲、乌药补肾温肾、养血填精，白术、白芍健脾养血。患者大便硬结，故加用增液汤以养阴通便，佐以益母草调经。全方共奏补肾健脾、固冲任之功。

三诊时患者辨证属血瘀。少腹胀痛、舌暗红、脉弦涩为血瘀之征。堕胎后瘀血留着，与胞脉相搏，肝郁气滞，冲任停瘀，瘀阻于内，故可见少腹胀痛。药方选用大量活血化瘀药，佐以桂枝温经散寒、活血通络，柴胡、香附疏肝理气。全方可活血化瘀，疏肝理气调经。患者正值排卵期，所用方是王俊玲教授促排卵的常用方，临床实践有较好的促排卵功效。

五诊时患者已妊娠，但口腔溃疡疼痛明显，大便硬结难解。辨证属胃火旺盛。患者喜饮凉水、面颊发热、口腔溃疡明显、大便硬结难解，为胃火炎上之征。方选清胃散，由升麻、黄连、当归、生地黄、牡丹皮组成。黄连性寒，联合升麻有清热解毒、升而能散的药效，可达到泻胃府之火的目的，使郁遏之伏火得以宣发，有"火郁发之"之意，两药配伍，既可泻火又不会伤身，散火而无升焰之虞。方中加入生地黄、牡丹皮凉血滋阴、凉血清热，以防胃热伤其阴血，另加当归养血和血[1]。患者已妊娠，故去当归以防活血动血，加石膏、黄芩以加强清热之功，加白术、白芍以养阴健脾，以防清热太过而伤阴伤脾胃。

六诊时患者出现血HCG数值翻倍的理想情况，无明显不适，偶有腰酸，考虑患者既往有一次不良妊娠病史，张锡纯的《医学衷中参西录》认为"男女生育，皆赖肾脏作强，肾旺自能荫胎也"，故安胎重在补肾健脾，方选寿胎丸加减。方中以菟丝子平和阴阳，补肾而不滋腻，益精血而养胎；桑寄生平补肝肾，助菟丝子补肾安胎；续断补肾固精；阿胶滋养精血。加党参补中益气、健脾益肺，白术、山药补脾安胎、燥湿和中，黄芩清热安胎。全方共奏补肾养精、固冲安胎之效。

【思辨解惑】

[学生甲] 请教老师，治疗先兆流产的主要思路是什么？

[老师] 早期先兆流产在祖国传统医学中属"胎漏""胎动不安""妊娠腹痛"等范畴，表现为妊娠期出现阴道少量出血，或腰酸、腹痛、小腹下坠等症状。常见病因有先天禀赋不足、后天积劳内伤、外伤。肾精充足，肾气充沛，任通冲盛，则胎健有所系。肾为先天之本，脾乃后天之本，先天以生后天，后天以养先天，两者相须为用，维持正常胎孕。若一方病变必影响另一方，终致胎漏、胎动不安，甚至胎萎不长、胎死不下。故脾肾两虚、气血失养、冲任不固乃本病之主要病机。

中医妇科大家均认为，肾脾两脏功能正常，是孕后胎儿正常发育的主要依靠，故安胎多以补脾肾、益气血、固冲任为主。临床保胎方药多以党参、炒白术、麸炒山药、续断、菟丝子、桑寄生、黄芩、苎麻根等为主。其中党参、白术益气健脾以强后天之本，使气血生化有源，胎得所养；续断、杜仲益肾固冲，使根蒂牢固，胎有所附；菟丝子补肾滋阴，与前药共奏益气生血、补肾养精之效，以益冲任胞胎；黄芩、苎麻根凉血止血，固冲安胎。

参考文献

[1] 徐重明，汪自源．古方清胃散方义探讨[J]．江苏中医药，2005，31（2）：38-39．

（黄素宁整理）

【医案五】多囊卵巢综合征孕前调理

● 罗某，女，36岁，因"未避孕未孕半年"于2020年10月11日初诊

患者平素月经周期欠规律，40余天1行，量中等，无痛经，面部有痤疮，LMP：2020年10月1日。2018年10月27日查FSH：5.1IU/L，LH：16.23IU/L，T：0.67nmol/L，PRL：16.45ng/mL，E_2：66pg/mL，P：0.2ng/mL。当日B超示子宫内膜6.5mm，右侧卵泡11mm×9mm。舌红，苔薄黄，脉滑。现患者备孕中。

中医诊断：月经后期。

辨证：脾虚痰湿。

西医诊断：多囊卵巢综合征。

治法：健脾祛湿化痰，调经助孕。

中药处方：颗粒剂，7剂，每日1剂，分2次冲服。

　　陈皮6g　姜半夏12g　茯苓10g　白术10g　紫苏叶10g

　　生姜3g　炙甘草6g　大枣10g　党参10g　土茯苓15g

　　连翘10g

● 二诊：2020年11月1日

LMP：2020年10月1日，纳眠可，二便调。舌红，苔薄白，脉细涩。查尿HCG（-），阴超示子宫内膜10mm。男方精液无异常。

辨证：脾虚痰湿。

治法：健脾祛湿化痰，调经助孕。

中药处方：颗粒剂，7剂，每日1剂，分2次冲服。

　　陈皮6g　姜半夏12g　茯苓10g　白术10g　紫苏叶10g

生姜3g　炙甘草6g　大枣10g　党参10g　土茯苓15g

荷叶10g

● 三诊：2020年11月15日

患者诉偶下腹痛，无阴道出血，乳胀，面部有痤疮。舌红，苔白，脉细。11月7日查P：23.6ng/mL，E_2：231pg/mL，HCG：320.8IU/L；当日查P：8.74ng/mL，E_2：306pg/mL，HCG：4 946IU/L，甲状腺功能正常。B超示宫内孕囊4mm×7mm。

中医诊断：①胎动不安？②异位妊娠待排。

辨证：脾肾两虚。

西医诊断：①早孕？②异位妊娠待排。

治法：补肾健脾安胎。

中药处方：颗粒剂，7剂，每日1剂，分2次冲服。

当归10g　白芍10g　川芎6g　泽泻10g　桑寄生10g

白术10g　党参10g　黄芩10g　黄芪10g　炙甘草3g

茯苓10g　山茱萸12g

【按语】

患者因"未避孕未孕半年"来诊，平素月经周期长，伴有面部痤疮，曾查性激素六项提示LH/FSH＞3，所以考虑是多囊卵巢综合征导致排卵障碍而影响怀孕。患者辨证属于脾虚痰湿型，中药以二陈汤加减，健脾祛湿化痰助孕。《傅青主女科》云："妇人有身体肥胖，痰涎甚多，不能受孕者。人以为气虚之故，谁知是湿盛之故乎？夫湿从下受，乃言外邪之湿也。而肥胖之湿，实非外邪，乃脾土之内病也。然脾土既病，不能分化水谷以养四肢，宜其身躯瘦弱，何以能肥胖乎？不知湿盛者多肥胖，肥胖者多气虚，气虚者多痰涎，外似健壮而内实虚损也。内虚则气必衰，气衰则不能行水，而湿停于肠胃之间，不能化精而化涎矣。夫脾本湿土，又因痰多，愈加其湿。脾不能受，必浸润于胞胎，日积月累，则胞胎竟变为汪洋之水窟矣。且肥胖之妇，内肉必满，遮隔子宫，不能受精，此必然之势也。况又加以水湿之盛，即男子甚健，阳精直达子宫，而其水势滔滔，泛滥可畏，亦遂化精成水矣，又何能成妊哉？治法必须以泄水化痰为主。然徒泄水化痰，而不急补脾胃之气，则阳气不旺，湿痰不去，人先病矣。乌望其茹而不吐乎？"

二陈汤是益气健脾、化痰利湿最基础的中药方剂，方中陈皮健脾调中，甘草益气、补中补虚、解毒，半夏燥湿化痰、降逆止呕、消痞散结、消肿止痛，茯苓健脾化湿、安神。四药相配伍，能起到健脾益气、和中的作用。如果患者睡眠不好，可以再加上枳实、竹茹，这就变成了温胆汤。再加上黄连就变成了黄连温胆汤，其能够调节自主神经功能紊乱或者睡眠障碍等。临证时可根据患者不同的体质用二陈汤进行加减化裁治疗。王俊玲教授在二陈汤的基础上加用党参、白术、生姜、大枣以加强健脾之效，脾旺则湿有出路，痰湿之邪得去，故患者能摄精受孕，二剂而功成。

【思辨解惑】

[学生甲] 请教老师，方中加用连翘、土茯苓用意何在？

[老师] 患者素体脾虚湿盛，湿郁化热可出现湿热夹杂之证，故可见面部痤疮，舌淡红，苔黄，脉滑。连翘功能清热解毒、散结消肿，土茯苓可解毒、除湿，两药合用，可加强解毒散结、除湿消肿之功，针对痤疮、痈疽等湿热蕴结肌肤的症状效果很好。

[学生乙] 请教老师，患者测到怀孕后予当归芍药散是否安全？

[老师] 当归芍药散出自《金匮要略》卷下，为理血剂，具有养血调肝、健脾利湿之功效，主治妇人妊娠或经期肝脾两虚，腹中拘急、绵绵作痛，头晕心悸，或下肢浮肿，小便不利，舌质淡、苔白腻者。其最初即用于安胎，《金匮要略·妇人妊娠病脉证并治》曰："妇人怀娠，腹中疠痛，当归芍药散主之。"妊娠腹中急痛乃流产先兆，故本方治腹痛以安胎乃仲景用方之本旨。临证只要辨证准确，用之可止痛安胎而无伤胎之虞。

（刘新玉整理）

【医案六】月经病孕前调理

● 夏某某，女，25岁，因"未避孕未孕半年"于2020年4月26日初诊

患者平素月经周期30天，经期6天，量少，无腹痛。LMP：2020年2月22日，现无不适，纳眠可，小便调，大便黏。孕2产0，有1次自然流产史。舌红，苔黄腻，脉滑。排卵监测提示子宫内膜7mm，右侧卵泡15mm×13mm。

中医诊断：①月经过少；②月经后期。

辨证：湿热瘀阻。

西医诊断：异常子宫出血。

治法：清热利湿。

中药处方：7剂，每日1剂，水煎，分2次口服。

竹茹12g　土茯苓15g　赤小豆15g　桑白皮10g　皂角刺6g

黄连3g　蒲公英15g　牡丹皮6g　薏苡仁10g　半夏12g

甘草3g　陈皮6g

● 二诊：2020年4月29日

LMP：2020年4月28日，现月经第2天，量适中，血块（-），腹痛（-），纳眠可，二便调。舌暗红，苔白，脉滑。2019年12月15日查LH：7.56mIU/mL，FSH：3.44mIU/mL，P：1.61ng/mL，E_2：118.6pg/mL，PRL：421.8μg/L，T：0.79ng/mL，TSH：3.33mIU/L。2020年4月29日查LH：16.55mIU/mL，FSH：4.8mIU/mL，P：0.11ng/mL，E_2：41pg/mL，PRL：7.32μg/L，T：0.50ng/mL，TSH：2.064mIU/L。

辨证：气虚血瘀。

治法：益气活血止血。

中药处方：5剂，每日1剂，水煎，分2次口服。从月经第5天开始口服。

黄芪30g　当归30g　麦冬20g　甘草3g　三七粉3g（冲服）

● 三诊：2020年5月10日

患者现月经第13天，排卵监测提示子宫内膜7mm，右侧卵泡12mm×10mm，左侧卵泡12mm×9mm。无明显不适，纳眠可，二便调。舌尖红，苔

黄，脉弦。

辨证：痰湿瘀阻。

治法：健脾利湿化痰。

中药处方：7剂，每日1剂，水煎，分2次口服。

陈皮6g　半夏12g　炒白术10g　党参10g　茯苓10g

生姜3g　大枣10g　旋覆花12g　甘草6g

● 四诊：2020年5月17日

患者现月经第20天，监测BBT上升，排卵监测提示子宫内膜9mm，右侧卵泡26mm×23mm。无其他不适。舌红，苔薄黄，脉弦。

辨证：气滞血瘀。

治法：疏肝理气，活血化瘀。

中药处方：3剂，每日1剂，水煎，分2次口服。

牡丹皮12g　栀子10g　川楝子10g　甘草3g　郁金10g

夏枯草10g　薄荷6g　鸡血藤15g　桂枝6g　赤芍10g

丹参20g　桃仁10g

● 五诊：2020年8月2日

患者停经35天，LMP：2020年6月28日。现无阴道流血，无腰酸，无腹痛不适，纳眠可，二便调。舌尖红，苔薄白，脉滑。查P：7.15ng/mL，E_2：149pg/mL，HCG：404.6IU/L。

中医诊断：①早孕？②异位妊娠待排。

辨证：脾肾两虚。

西医诊断：①早孕？②异位妊娠待排。

治法：补肾健脾。

嘱患者继续监测P、E_2、HCG，定期随诊。

● 六诊：2020年8月5日

患者停经38天，无明显阴道流血不适，睡眠差，小便黄，大便调。查P：12.26ng/mL，E_2：117pg/mL；HCG：2 010IU/L，甲状腺功能正常。舌尖红，苔黄，脉滑。

辨证：气血虚兼血热。

治法：养血益气，健脾清热。

中药处方：7剂，每日1剂，水煎，分2次口服。

　　当归10g　白芍10g　党参10g　甘草3g　生白术10g

　　桑叶30g　黄芩10g　山药10g

● 七诊：2020年8月9日

患者停经42天，少量阴道流血4天。LMP：2020年6月28日。患者4天前无明显诱因出现阴道少量流血，淡褐色，无腰酸，无腹痛，纳眠可，二便调。舌淡红，苔白，脉滑。查P：16.15ng/mL，E_2：107pg/mL，HCG：8 881IU/L。

中医诊断：①胎漏？②异位妊娠待排。

辨证：冲任虚寒。

西医诊断：①先兆流产？②异位妊娠待排。

治法：养血止血安胎。

中药处方：7剂，每日1剂，水煎，分2次口服。

　　白芍10g　艾叶炭10g　当归炭10g　生白术10g　阿胶6g（烊化）

　　桑叶30g　苎麻根10g　生地黄30g　山药10g　　甘草3g

● 八诊：2020年8月23日

患者停经49天，无其他不适。2020年8月1日查P：12.81ng/mL，E_2：218pg/mL，HCG：47 917IU/L。2020年8月23日查P：16.84ng/mL，E_2：590pg/mL；彩超示宫腔内可见一大小约31mm×19mm的孕囊，单胎存活，大小相当于孕7+周。

嘱患者继续安胎治疗，不适随诊。

【按语】

月经病作为最常见的妇科病，其产生受到经、带、胎、产等众多因素的影响。传统妇科学认为月经与肝脏、天癸、经络、气血等有着密切的联系，并相互作用。而在月经病的治疗中，还需要结合不同的辨证体系进行辨证以全面提高治疗效果。月经病的治疗原则，一是重在治本以调经，二是"急则治其标，缓则治其本"。调经诸法，又常以补肾扶脾为要，如《景岳全书·妇人归》云："故调经之要，贵在补脾胃以资血之源，养肾气以安血之室，知斯二者，则尽善矣。"除注重滋肾精，还要兼疏肝健脾，使肝脾肾三脏相互促进，相互为用。

患者初诊时舌红、苔黄腻，大便黏，考虑为脾胃运化失司，湿热中阻，王俊玲教授给予赤小豆利水以消水肿，土茯苓解毒除湿，连翘清热解毒、散热疏风，桑白皮泄肺热，法半夏和陈皮配伍以理气健脾，充分体现了脾胃调理在治疗月经病中的作用。

月经病临床常用的治疗方法有健脾补肾、健脾疏肝、补气升提等。不同的方法在月经病的治疗中有着不同的作用和侧重点：健脾补肾常用于崩漏、闭经、绝经前后疾病，健脾疏肝常用于月经先期、月经前后疾病，补气升提常用于经期延长。在调理脾胃的过程中常用补气药、补阳药、补血药，其中包括白术、当归、熟地黄、党参、甘草等药物，而这些药物又被广泛应用到月经病的治疗当中[1]。

二诊时为了缩短经期的时间，王俊玲教授予患者当归补血汤以化瘀止血。三诊和四诊时仍结合患者的舌脉，予健脾化湿。四诊时监测排卵，卵泡成熟后加大疏肝理气、活血化瘀的力度，以促进卵泡的排出，充分利用肝藏血、主疏泄、调节血量和疏泄气机的作用。在月经的产生中，肝血下注冲脉，司血海之定期蓄溢，参与月经周期、经期及经量的调节。在卵子发育及排出过程中，只有肝肾功能协调配合，才能月潮有时、排卵有序、阴阳合和。患者治疗3月余就成功妊娠，体现了王俊玲教授很好的治疗效果。

【思辨解惑】

［学生甲］患者在成功妊娠后，有继续口服中药以安胎的，请问安胎的原则是什么？

［老师］辨证论治是中医治病的指导思想，治疗任何疾病总要遵循"辨证求因，审因论治"的方针。在安胎的过程中，仍要强调辨证论治，且治疗中以治病与安胎并举为治疗原则，虚则补之，热则清之。肾虚者固肾安胎，气血虚

弱者补益气血，血热者滋阴清热，跌扑损伤者补气和血。

参考文献

[1] 席崇程，刘齐，张杰，等．浅谈朱丹溪与张景岳痰饮思想之异同[J]．北京中医药大学学报，2017，40（11）：898-901．

（禹东慧整理）

【医案七】多囊卵巢综合征孕前调理

● 郑某某，女，26岁，因"停经2个月"于2019年9月29日初诊

患者平素月经推迟，LMP：2019年7月30日。查尿HCG阴性。B超示卵巢多囊样改变，子宫内膜6mm。孕0产0，未避孕未孕3个月。舌淡红，苔白，脉沉。

中医诊断：月经后期。

辨证：脾虚痰湿。

西医诊断：①多囊卵巢综合征？②胰岛素抵抗？

治法：健脾化痰。

中药处方：颗粒剂，12剂，每日1剂，分2次冲服。

　　陈皮12g　姜半夏12g　茯苓10g　生姜3g　白术10g

　　党参10g　紫苏叶10g　大枣10g　甘草6g　荷叶10g

西药处方：

（1）地屈孕酮片，每日10mg，每日2次，口服10天。

（2）二甲双胍片，每次0.5g，每日3次，口服。

● 二诊：2019年10月11日

LMP：2019年10月10日（停服地屈孕酮片后），经量多，色鲜红，无痛经，大便稀，舌淡红，苔白，脉细。查FSH：5.6mIU/mL，LH：11.12mIU/mL，PRL：26.67ng/mL，LH/FSH＝2，甲状腺功能正常。

辨证：脾虚痰湿。

治法：健脾化痰。

中药处方：颗粒剂，7剂，每日1剂，分2次冲服。

　　　陈皮12g　姜半夏12g　茯苓10g　生姜3g　白术10g

　　　党参10g　白扁豆10g　大枣10g　甘草6g　豆蔻6g

　　　薏苡仁10g

西药处方：

（1）氯米芬片，每次50mg，每日1次，月经第5天开始口服，共服5天。

（2）二甲双胍片，每次0.5g，每日3次，口服。

● 三诊：2019年10月20日

患者月经第11天，服用氯米芬片促排卵治疗后，B超示右侧卵泡15mm×12mm，左侧卵泡14mm×11mm，子宫内膜8mm。舌淡红，苔白，脉细。

辨证、治法、中药处方同前，守前方继服3剂。

● 四诊：2019年10月23日

患者月经第14天，B超示右侧优势卵泡22mm×17mm，左侧卵泡21mm×14mm，子宫内膜8.1mm。舌淡红，苔白，脉细。

辨证：脾虚痰湿兼肝郁血瘀。

治法：健脾化痰，疏肝活血。

中药处方：颗粒剂，3剂，每日1剂，分2次冲服。

　　　陈皮12g　姜半夏12g　生姜3g　党参10g　白术10g

　　　茯苓10g　白扁豆10g　甘草6g　柴胡12g　大枣10g

　　　香附10g　益母草15g

指导同房。

● 五诊：2019年10月27日

患者月经第18天，B超示右侧优势卵泡已经消失，子宫内膜13mm，考虑已经排卵。舌淡红，苔白，脉细。

辨证：脾肾两虚。

治法：补肾健脾。

中药处方：颗粒剂，10剂，每日1剂，分2次冲服。

　　菟丝子20g　桑寄生10g　续断10g　党参20g　山药20g

　　炒白术10g　炙甘草5g　砂仁5g　陈皮5g　茯苓10g

西药处方：地屈孕酮片，每日10mg，每日2次，口服10天。

● 六诊：2019年11月13日

患者停经34天，月经未潮，无腹痛及腰酸，舌淡红，苔白，脉细。查P：1.15ng/mL，E$_2$：165pg/mL，HCG：0mIU/mL。

辨证：寒凝血瘀。

治法：温经活血。

中药处方：颗粒剂，5剂，每日1剂，分2次冲服。

　　川芎12g　　白芍10g　　当归10g　　炮姜6g　　桂枝12g

　　五灵脂10g　小茴香12g　益母草15g　牛膝10g　延胡索10g

　　川楝子10g　炙甘草3g

男方小便黄，大便正常，舌偏红，苔黄腻，脉偏数。查男方精液常规示精液不液化，精子活力A级21.47%、B级15.18%（低），精子活动率40.84%（低）。

中医诊断：男性不育症。

辨证：湿热下注。

西医诊断：①男性不育症；②精液不液化症；③弱精子症。

治法：清热利湿。

中药处方：颗粒剂，14剂，每日1剂，分2次冲服。

　　水蛭3g　　萆薢10g　蚕沙10g　车前子15g　茯苓10g

　　莲子10g　丹参10g　牛膝10g　蒲公英15g　薏苡仁10g

　　炙甘草3g

● 七诊：2019年11月24日

LMP：2019年11月14日，量中等，色鲜红，无痛经。舌淡红，苔白，脉细。B超示双侧卵巢PCO，未见优势卵泡，子宫内膜8mm。男方UU（＋）。

辨证：脾虚痰湿。

治法：健脾化痰。

中药处方：颗粒剂，7剂，每日1剂，分2次冲服。

陈皮12g　姜半夏12g　茯苓10g　党参10g　　白术10g

生姜3g　　炙甘草6g　　大枣10g　紫苏叶10g　荷叶10g

白扁豆10g

西药处方：多西环素片，每次1片，每日2次，口服7天，夫妻双方同时服用。

嘱避孕。

● 八诊：2019年12月22日

LMP：2019年12月18日，量中等，色鲜红，无痛经。舌淡红，苔白，脉细。

辨证、治法、中药处方同前，守前方继服7剂。

西药处方：

（1）来曲唑片，每次2.5mg，每日1次，月经第5天开始服用，共服5天。

（2）二甲双胍片，每次0.5g，每日3次，口服。

● 九诊：2020年1月1日

患者月经第14天，服用来曲唑促排卵治疗后，B超示右侧卵泡16mm × 15mm，子宫内膜7.5mm。舌淡红，苔白，脉细。

辨证：肝脾失调，血滞湿阻。

治法：养血调肝，健脾利湿活血。

中药处方：颗粒剂，3剂，每日1剂，分2次冲服。

川芎5g　　炒白术10g　白芍10g　茯苓10g　当归10g

泽泻10g　益母草15g　香附10g　柴胡12g

嘱隔日同房。

● 十诊：2020年1月5日

患者月经第18天，B超示右侧优势卵泡已经消失，子宫内膜8mm，考虑已经排卵。舌淡红，苔白，脉细。

辨证：脾肾两虚。

治法：补肾健脾。

中药处方：颗粒剂，10剂，每日1剂，分2次冲服。

  菟丝子20g 桑寄生10g 续断10g 砂仁5g 炒白术10g

  山药20g 炙甘草5g 党参20g 陈皮5g 山茱萸10g

西药处方：地屈孕酮片，每日10mg，每日2次，口服10天。

● 十一诊：2020年1月17日

患者停经30天，月经未潮，无阴道出血，无腹痛，偶腰酸，舌淡红，苔白，脉细滑。查P：69.65nmol/L，E_2：1 405pmol/L，HCG：257.4mIU/mL。

中医诊断：①胎动不安？②异位妊娠待排。

辨证：脾肾两虚。

西医诊断：①早孕？②异位妊娠待排；③黄体功能不足。

治法：补肾安胎。

中药处方：颗粒剂，7剂，每日1剂，分2次冲服。

  菟丝子20g 桑寄生10g 续断10g 砂仁5g 山药20g

  炒白术10g 炙甘草5g 党参20g 陈皮5g 黄芩10g

西药处方：地屈孕酮片，每日10mg，每日3次，口服10天。

● 十二诊：2020年1月19日

患者孕32天，无阴道出血，无腹痛及腰酸，舌淡红，苔白，脉细滑。查P：38.4ng/mL，E_2：737pg/mL，HCG：749.8mIU/mL。甲状腺功能未见异常。

辨证、治法、中药处方同前，守前方继服7剂。

嘱患者定期监测P、E_2、HCG，定期查B超。

【按语】

患者月经后期，排卵障碍，有生育需求，身材偏胖，检查性激素，LH、PRL偏高，LH/FSH=2，考虑PCOS可能。患者平素脾虚，运化水湿乏力，导致痰湿阻滞，故体胖，大便稀是脾虚夹湿的表现，痰湿阻滞胞脉，导致月经后期。综观舌脉症，辨证属于脾虚痰湿，予四君子汤合二陈汤加减治疗。脾虚为本，痰湿为标，脾为生痰之源，选用四君子汤健脾益气治本，二陈汤化痰湿治标。腹泻加白扁豆、薏苡仁、豆蔻健脾利湿，肥胖加荷叶降脂减重。

1. 中医药周期疗法

王俊玲教授采用的是中医药周期疗法。经后期予四君子汤合二陈汤加减治疗，排卵期加柴胡、香附、益母草疏肝活血促排卵，或者使用当归芍药散养血疏肝，健脾活血利水促排卵。排卵后补肾健脾支持黄体，月经期选用少腹逐瘀汤加减治疗以活血温经。王清任《医林改错》中云："少腹逐瘀汤治少腹积块疼痛，或有积块不疼痛，或疼痛而无积块，或少腹胀满，或经血见时，先腰酸少腹胀，或经血一月见三五次，接连不断，断而又来，其色或紫或黑，或块，或崩漏，兼少腹疼痛，或粉红兼白带，皆能治之，效不可尽述。此方种子如神，每经初见之日吃起，一连吃五付，不过四月必成胎。"《金匮要略》云："妇人之病，因虚、积冷、结气，为诸经水断绝，至有历年，血寒积结，胞门寒伤，经络凝坚。"女性属阴，阳气不足，易有寒邪入体，又每月月经来潮，耗损阴血，导致血虚、气虚，因此血虚血寒在女性患者中很常见。王俊玲教授在治疗不孕患者时，经期多选用少腹逐瘀汤养血活血通经，排出瘀血，祛旧生新，尤其对于有子宫肌瘤、子宫腺肌病、子宫内膜异位症、痛经、崩漏属于寒凝血瘀的患者，特别适合。

2. 西医促排卵治疗

患者为多囊卵巢综合征，有生育需求，王俊玲教授认为给予西药促排卵治疗可以大大缩短病程。先用氯米芬片促排卵，有优势卵泡但未孕，第二周期改用来曲唑促排卵获得妊娠。目前根据西医最新的循证医学指南，首选来曲唑促排卵，因为其促排卵率及妊娠率都比较高，而且单胎妊娠率高，可避免出现多胎的情况。来曲唑对子宫内膜及宫颈黏液的影响小，有利于获得妊娠。

3. 重视男方检查及治疗

患者促排卵治疗后有优势卵泡而未孕，考虑也可能有男方因素，检查精液示精液不液化，精子活力偏低，男方UU（＋），考虑支原体感染可能导致精液液化不良，因为支原体可以通过性生活感染夫妻双方，因此需要夫妻同时服用多西环素治疗，暂时避孕1个月。中医辨证男方属于湿热下注，治疗以清热利湿为法，予水蛭、丹参活血，萆薢、蚕沙、车前子、薏苡仁清利湿热，蒲公英清热解毒，茯苓健脾祛湿，莲子健脾固肾，牛膝一方面补肝肾，一方面引药下行。治疗后男方精液改善，患者获得妊娠，说明男女双方同时检查及治疗，更有利于达到妊娠的目的。

【思辨解惑】

[学生甲] 请教老师，二诊中患者大便稀，为什么加入豆蔻呢?

[老师] 豆蔻辛温，归肺、脾、胃经，可以化湿行气、温中止呕、开胃消食。患者有寒湿之邪，故大便稀，加入豆蔻取其温中化湿行气的功效，配合白扁豆、薏苡仁健脾利湿。

[学生乙] 请教老师，男方用药中，为什么加入水蛭呢?

[老师] 精液不液化多由于前列腺慢性炎症致液化因子分泌减少，影响精子活力，导致不育。男方湿热下注，精血瘀结，导致精液结聚不化，水蛭味咸、苦，性平，有小毒，归肝经，有破血、逐瘀、通经的功效，研究显示水蛭对液化精液有独特疗效。

（刘昱磊整理）

【医案八】月经后期孕前调理

● 翟某，女，30岁，因"自然流产1次"于2020年4月19日初诊

患者月经周期欠规律，40+天1行，经期7天，量中等，无痛经，LMP：2020年4月8日，孕1自然流产1。近2月未避孕，有孕求。舌暗红，苔黄腻，脉滑。

2020年4月10日查AMH：13.26ng/mL，FSH：7.8IU/L，LH：9.51IU/L，PRL：13.58ng/mL，T：0.57nmol/L，P：0.31ng/mL，E_2：77pg/mL，甲状腺功能正常。男方精液正常。B超示子宫内膜6.5mm。

中医诊断：月经后期。

辨证：脾虚痰湿。

西医诊断：月经失调。

治法：祛湿化痰，调经助孕。

中药处方：颗粒剂，7剂，每日1剂，分2次冲服。

当归10g　白芍10g　川芎6g　白术10g　生地黄10g

茯苓10g　木瓜10g　陈皮6g　荷叶10g　姜半夏12g

甘草3g

西药处方：氯米芬片，每次50mg，每日1次，口服，连服5天。

● 二诊：2020年4月26日

患者月经第19天，无特殊不适，纳眠可，二便调。舌瘀紫，苔薄白，脉细涩。B超示子宫内膜7mm，左侧卵泡19mm×16mm。

辨证：脾虚痰湿。

治法：祛湿化痰，调经助孕。

中药处方：颗粒剂，3剂，每日1剂，分2次冲服。

当归10g　　川芎6g　白芍10g　败酱草15g　荷叶10g

大血藤15g　陈皮6g　茯苓10g　姜半夏12g　木瓜10g

益母草15g　甘草3g

● 三诊：2020年4月29日

患者月经第22天，无特殊不适，纳眠可，二便调。舌瘀紫，苔薄白，脉细涩。B超示子宫内膜9mm，左侧卵泡24mm×16mm。

辨证：脾虚痰湿。

治法：祛湿化痰，调经助孕。

中药处方：颗粒剂，7剂，每日1剂，分2次冲服。

仙茅10g　淫羊藿10g　川芎12g　败酱草15g　荷叶10g

陈皮6g　　姜半夏12g　茯苓10g　大血藤15g　木瓜10g

甘草3g　　益母草15g

● 四诊：2020年5月17日

患者诸证好转，月经仍未来潮，无其他不适，舌暗红，苔黄，脉滑。查P：0.23ng/mL，E_2：46pg/mL，HCG：0.2IU/L。

辨证：脾虚痰湿。

治法：祛湿化痰，调经助孕。

中药处方：颗粒剂，5剂，每日1剂，分2次冲服。

    小茴香6g   赤芍10g   益母草15g   川芎6g   延胡索10g

    桂枝6g   当归10g   五灵脂10g 丹参10g   川楝子10g

    甘草3g   白芍10g

西药处方：氯米芬片，每次50mg，每日1次，口服，月经第5天开始服用，连服5天。

● 五诊：2020年5月27日

LMP：2020年5月18日，无其他不适，舌暗红，苔薄黄，脉滑。B超示子宫内膜6mm，左侧卵泡10mm×6mm，右侧卵泡15mm×10mm。

辨证：脾虚痰湿。

治法：祛湿化痰，调经助孕。

中药处方：颗粒剂，7剂，每日1剂，分2次冲服。

    当归10g 白芍10g   益母草15g   川芎6g   白术10g

    泽泻10g 茯苓10g   鸡血藤15g 甘草3g   丹参10g

    茜草10g 柴胡15g

● 六诊：2020年6月3日

LMP：2020年5月18日。舌暗红，苔薄黄，脉滑。B超示子宫内膜10mm，右侧卵泡已排。

辨证：脾虚痰湿。

治法：祛湿化痰，调经助孕。

西药处方：黄体酮胶囊，每次100mg，每日2次，口服10天。

● 七诊：2020年6月17日

LMP：2020年5月18日。现患者便秘，舌淡红，苔薄，脉滑。2020年6月16日查P：176ng/mL，HCG：325.99IU/L。

中医诊断：①便秘；②早孕？③异位妊娠待排。

辨证：气阴不足。

西医诊断：①便秘；②早孕？③异位妊娠待排。

治法：养阴润燥。

中药处方：颗粒剂，7剂，每日1剂，分2次冲服。

生地黄10g　玄参10g　麦冬10g　五味子5g　黄芩10g

茯苓10g　　白术30g　白芍15g　甘草3g

● 八诊：2020年6月21日

LMP：2020年5月18日。患者便秘缓解，舌淡红，苔薄，脉滑。查甲状腺功能正常，P＞121nmol/L，HCG：3 214IU/L。B超示宫内孕囊4mm×3mm。

嘱定期复查。

● 九诊：2020年7月5日

LMP：2020年5月18日。患者恶心呕吐，纳差，舌淡红，苔薄，脉滑。查P：164nmol/L，HCG：152 020IU/L。B超示宫内双胎存活，大小均为孕6周。

中医诊断：早孕。

西医诊断：早孕。

嘱定期复查。

● 十诊：2020年7月22日

患者无特殊不适，2020年7月19日查P：40.2ng/mL，E_2：4 002pg/mL。彩超示宫内双胎存活，大小分别为孕8周5天、孕8周6天。

嘱患者不适随诊。

【按语】

患者月经后期，备孕中。四诊合参，辨证属痰湿，中药以二陈汤合四物汤加减，健脾祛湿，化痰助孕。

患者初诊时为月经第12天，B超监测提示无优势卵泡，王俊玲教授打破常规思维，直接启动氯米芬促排治疗。见优势卵泡后继续予前方加用益母草促进卵泡的发育及排出。临床上氯米芬促排容易出现子宫内膜偏薄及高排卵率低妊娠率的情况，王俊玲教授结合中药治疗，很好地弥补了单纯西药促排治疗的弊端。

王俊玲教授善于中医辨证与西医辨病有机结合，根据患者处在月经的不同时期而调整用药，同时能够充分利用西医诊疗手段及方法，故效如桴鼓，帮助患者在较短时间内成功受孕。

【思辨解惑】

［学生甲］请教老师，PCOS痰湿型患者，祛湿与助孕时机如何把握？

［老师］痰湿型PCOS患者多形体肥胖，痰瘀互结，故治宜健脾祛湿、化痰通络，痰湿体质改善后患者月经后期的情况也会改善，有的患者还可以恢复正常排卵。此时佐以温肾助阳、调经助孕之品，效果更佳。这就是所谓的磨刀不误砍柴工！

［学生乙］请教老师，有些PCOS患者促排后出现子宫内膜薄的情况该如何处理？

［老师］PCOS患者有排卵障碍时首选氯米芬促排卵治疗，但部分患者服药后虽然有优势卵泡发育，但因氯米芬会抑制子宫内膜增殖，导致卵泡及子宫内膜发育不同步的情况，故容易出现高促排率低妊娠率的情况。此时加用补肾养血的中药可以明显改善氯米芬对子宫内膜的不利影响，促进子宫内膜增厚，有助于提高临床妊娠率。

（刘新玉整理）

第二节 月 经 病

一、月经先期

● 陶某某，女，31岁，因"右侧卵巢巧克力囊肿术后，月经周期缩短1年"于2020年9月24日初诊

患者13岁月经初潮，既往月经周期正常，28天1行，经期5天，量可，色暗，夹血块。2019年行巧克力囊肿剥除手术，术后出现月经周期缩短，20～28天1行，经期3～6天。LMP：2020年9月18日，量中等，有血块，稍有腹痛，纳可，眠欠佳，大便偏稀，小便正常。孕0。舌暗淡，苔薄白，脉弦。手术时查FSH：18.83mIU/mL，LH：6.13mIU/mL，FSH/LH>3。

中医诊断：月经先期。

辨证：脾肾两虚兼血瘀。

西医诊断：①异常子宫出血；②卵巢储备功能下降；③右侧卵巢巧克力囊肿术后。

治法：健脾补肾，活血止血。

中药处方：10剂，每日1剂，水煎，分2次口服。

　　煅龙骨30g（先煎）　当归10g　　薏苡仁30g　　麸炒白术15g　茯苓15g

　　煅牡蛎30g（先煎）　酒萸肉15g　浙贝母30g　　炙甘草片10g

● 二诊：2020年10月15日

2020年8月查LH：6.13mIU/mL，FSH：18.83mIU/mL，P：0.88ng/mL。停经第一天腹痛，伴腰酸。LMP：2020年9月28日。舌暗淡，苔薄白，脉弦涩。

辨证：脾肾两虚兼血瘀。

治法：健脾补肾，活血止血。

中药处方：7剂，每日1剂，水煎，分2次口服。

川芎10g　赤芍15g　当归15g　炙甘草5g　小茴香10g

炮姜5g　桂枝15g　茯苓15g　川楝子10g　蒲黄10g（包煎）

五灵脂15g（包煎）

● 三诊：2020年11月4日

LMP：2020年10月20日。舌暗红，苔薄白，脉弦。查E_2：39.23pg/mL，P：0.97ng/mL，FSH：9.93mIU/mL，LH：3.88mIU/mL，PRL：9.76ng/mL。

辨证：脾肾两虚兼血瘀。

治法：健脾补肾，活血止血。

中药处方：7剂，每日1剂，水煎，分2次口服。

煅龙骨30g（先煎）　当归10g　薏苡仁30g　麸炒白术15g　茯苓15g

煅牡蛎30g（先煎）　酒萸肉15g　浙贝母30g　炙甘草片10g

● 四诊：2020年11月25日

LMP：2020年11月18日，5天净，量中等，痛经（＋），经前头痛。舌红，苔薄白，脉弦。

辨证：脾肾两虚兼血瘀。

治法：健脾补肾，活血止血。

中药处方：7剂，每日1剂，水煎，分2次口服。

浙贝母30g　　薏苡仁30g　玄参30g　天冬15g　麦冬15g

龙骨30g（先煎）　炙甘草5g　茯神15g　猪苓15g　泽泻15g

生牡蛎30g（先煎）

【按语】

女子月经的产生依赖于肾-天癸-冲任-胞宫轴，《素问·六节脏象论》云"肾者主蛰，封藏之本，精之处也"，《傅青主女科》云"经水出诸肾"。肾中阴阳的充盛与协调，控制着月经的正常规律。任何原因导致的肾精亏虚、肝失疏泄、天癸匮竭、胞宫胞脉失荣、经血无源、冲任失调、胞宫胞脉失于濡养，都会出现月经量少、闭经、不孕等。《傅青主女科》云："肾气本虚，何能盈满而化经水外泄？"脾为后天之本，气血生化之源，脾化生精微充填先天之肾，化生血液藏于肝以养肝及其他脏腑，使冲任充盛，胞宫充盈，经调有子。各种原因如长期高强度、快节奏的生活，长期熬夜，生活不规律，容易导致心脾劳伤，影响营血的生化，从而导致天癸失充、冲任失养、胞宫胞脉失荣、月水匮乏而月经异常。血虚不足，肝藏血不足，影响肝之疏泄，肝气郁滞，肝郁化火，劫耗阴血，则血虚肝郁，血不养精，不能滋肾而加重肾虚。肝经郁滞，横克脾土，加重脾虚，冲任失养失畅，胞宫充盈乏源，则可致卵巢储备功能过早低下、衰退。

在本医案中，患者在卵巢巧克力囊肿术后出现月经不规律，性激素检查显示卵巢功能下降，患者尚未及七七之年而见七七之候，当健之时却表现为衰，是阴精过早虚衰、天癸过早匮源之故。根据临床症状及舌苔脉象辨证为脾肾两虚，脾虚失于运化，水谷精微不能到达五脏六腑。若肝失濡养，肝藏血不足，导致肝失疏泄，气机逆乱，气不摄血，则见月经提前，治疗应以温补肾阳、潜阳填精为主。

选方以龙骨牡蛎汤为底方，该方具有调和阴阳、潜镇纳摄之功，其中以龙骨、牡蛎潜阳纳摄，以养肾精，薏苡仁、茯苓、白术健脾，后天脾胃功能的健旺有助于气血生化，有助于填精补肾。妇人以血为本，通过后天健运化生气血，才能保证气血充沛。如《景岳全书·妇人规》所言："月经之本，所重在冲脉，所重在胃气，所重在心脾生化之源耳。"但血贵在流动灵运，故加当归以助调理气血，补气促血行，行气助血运，气血健旺，气血调畅，天癸有源，冲任通畅，卵巢功能振奋，胞宫充盈有度，则经行如期。正如张景岳所言："调经之要，贵在补脾胃以资血之源，养肾气以安血之室，知斯二者，则尽善矣。"患者有巧克力囊肿病史，虽已手术，但仍以浙贝母软坚散结以防复发。综上所述，本例患者辨证为脾肾两虚所致气不摄血，兼瘀血内阻、血不归经，因此治疗上通过补肾健脾、潜阳纳摄，最终达到经血按时以下的目的。

【思辨解惑】

[学生甲] 请教老师，本医案中原来以龙骨牡蛎汤为底方，为何二诊时换

成了少腹逐瘀汤？

[老师]患者本是脾肾两虚，因此治疗上应以温补脾肾、潜阳填精为主，但人是变化的，我们不能墨守成规，急则治其标，缓则治其本，二诊时患者诉行经时腹痛，且术后多虚多瘀，舌苔脉象也提示患者瘀血明显，治疗上以治标即化瘀为主，因此选择了少腹逐瘀汤。

（胡珊整理）

二、月经后期

【医案一】

● 莫某某，女，31岁，因"月经稀发半年"于2019年9月19日初诊

患者既往月经规律，半年前无明显诱因出现月经周期延长，现经期7天，周期40～50天，量中等，有血块，痛经（＋）。患者神疲肢倦，纳差，眠一般，小便可，大便稀溏。孕2产1，既往顺产1男婴，体健。LMP：2019年9月5日，PMP：2019年7月25日。舌暗，苔白腻，脉细涩。2018年B超示双侧卵巢多囊样改变。2019年9月19日B超示子宫内膜B级5.2mm。双侧卵巢呈多囊样改变。

中医诊断：①月经后期；②痛经。

辨证：脾虚湿盛兼血瘀。

西医诊断：①异常子宫出血；②痛经。

治法：健脾祛湿，活血化瘀。

中药处方：颗粒剂，7剂，每日1剂，分2次冲服。

党参10g　麸炒白术10g　姜半夏6g　陈皮10g　茯苓15g

炒苍术15g　炒薏苡仁10g　炙甘草6g　丹参10g　炒白扁豆10g

川牛膝10g　益母草10g

● 二诊：2019年10月10日

患者诉服药后精神较好，月经来潮无明显腹痛及血块。现神疲乏力，饭后腹胀，嗳气，大便稀溏，每日1次。LMP：2019年10月6日。舌淡红，苔白腻，脉细。

诊断、辨证同前。

中药处方：颗粒剂，7剂，每日1剂，分2次冲服。

党参10g　茯苓15g　麸炒白术15g　桔梗10g　陈皮10g

莲子10g　山药15g　炒白扁豆10g　砂仁12g　炒薏苡仁20g

炙甘草9g

【按语】

患者因"月经稀发半年"来诊，辨证属脾虚湿盛兼血瘀。脾主中气而统血，中气虚弱，脾虚不能运化水谷精微，气血生化无源，冲任不固，经血失统以致月经后期。脾虚中气不足，故神疲肢倦，运化失职，纳差便溏。

月经后期首见于《金匮要略》，称"至期不来"。月经后期分为虚证与实证，虚证多见于肾虚、血虚、虚寒等，实证多见于血寒、气滞等。虚者可因精血不足，冲任不充盛，血海不能及时满泻而致月经后期；实者可因血行不畅、冲任不通，血海不能如期满盈导致月经后期。辨证时应根据月经的量、色、质及全身症状，结合舌脉辨证。治疗时按"虚者补之，实者泻之"的治疗原则调整月经周期。

结合患者病史、症状、体征，四诊合参，考虑患者为脾虚湿盛兼瘀血，方药以参苓白术散加减。参苓白术散方中党参具有健脾益肺、补血、补中益气的功效，白术具有益气健脾、燥湿利水的功效，山药具有健脾和胃、滋养强壮、助消化、止泻的功效。茯苓利水渗湿、健脾，与山药、白术、党参联合使用对脾虚泄泻的疗效突出。白扁豆、薏苡仁具有健脾和胃、利水消肿、清热排脓的功效，莲子肉、桔梗健脾养心、祛痰排脓、补肾涩精、利水行气，砂仁和胃醒脾，甘草调和诸药。加入苍术加强祛湿，加入丹参、益母草、牛膝以活血化瘀，从而达到补气健脾、活血通经的作用。二诊时患者诉月经如期而至，瘀血较前减轻，故去丹参、益母草等活血药；患者脾胃虚弱症状仍显著，故加入山药、砂仁以顾护胃气。

【思辨解惑】

[学生甲] 临床上，治疗月经后期需要注意哪些方面？

[老师] 对于月经后期的治疗，需要辨病与辨证相结合，有证辨证，无证辨病，比如这个患者神疲肢倦，纳差，大便稀溏，舌暗，苔白腻，脉细涩，辨证为脾虚湿盛兼血瘀，治疗就要健脾祛湿、活血化瘀。如果这个患者除了月经后期之外，没有其他不适，我们就要结合患者的月经周期、量、色、质进行辨证。治疗时还要结合中医药周期疗法。

（黄素宁整理）

【医案二】

● 李某某，女，43岁，因"月经紊乱半年，经量减少2个月"于2019年9月19日初诊

LMP：2019年9月13日，至今未干净，平素月经不规律，25～40天1行，6～10天干净，经量少，夹血块，腰酸，纳眠可，二便调。既往曾行诊断性刮宫治疗。孕2产1人工流产1，避孕套避孕。舌暗，苔白，脉沉弦。B超示子宫内膜B级4mm，多发子宫肌瘤，最大32mm×30mm。

中医诊断：①月经后期；②经期延长；③月经过少；④癥瘕。

辨证：肾虚血瘀。

西医诊断：①子宫异常出血；②子宫肌瘤。

治法：补肾健脾，活血止血。

中药处方：颗粒剂，7剂，每日1剂，分2次冲服。

煅龙骨20g	煅牡蛎20g	蒲黄10g	三七粉6g	浙贝母30g
山药10g	茯苓10g	通草10g	细辛3g	麸炒白术10g
当归10g	藕节炭10g			

西药处方：醋酸甲羟孕酮片，每次10mg，每日1次，口服10天。

● 二诊：2019年11月21日

LMP：2019年11月5日，5天净，患者自觉疲倦乏力，夜间睡眠欠佳，小腿发冷，大便每日2次，质稀，纳可，小便可。舌淡红，苔白，脉缓。

辨证：肝郁脾虚。

治法：疏肝健脾。

中药处方：颗粒剂，7剂，每日1剂，分2次冲服。

黄芪30g　党参20g　炙甘草9g　茯神10g　麸炒白术20g

升麻12g　葛根10g　陈皮6g　柴胡12g　当归10g

茯苓10g　炒麦芽20g

● 三诊：2019年12月12日

病史如前，LMP：2019年12月6日，量较前增多，5天净，患者仍觉疲劳，夜间睡眠欠佳，纳可，小便调。

辨证：肝郁脾虚。

治法：疏肝健脾。

中药处方：颗粒剂，7剂，每日1剂，分2次冲服。

黄芪30g　党参20g　升麻12g　葛根10g　麸炒白术20g

柴胡12g　当归10g　酸枣仁30g　炙甘草9g

【按语】

月经的产生是肾、天癸、冲任、子宫相互调节，并在全身脏腑、经络、气血的协调作用下，子宫定期藏泻的结果。肾主藏精，精能化气，肾气盛衰主宰着天癸的至与竭，天癸至则任通冲盛，血海满盈，子宫有血可下；天癸竭则冲任欠盛，血海不盈，子宫无血可下。故月经的产生，肾气是主导，天癸是原动力，冲任二脉是重要环节。《傅青主女科》指出："经水出诸肾……肾水本虚，何能盈满而化经水外泄？"以肾中阴阳之精气为本，肝、脾、气、血互相支持协调，才能维持正常的月经。肾精亏虚，冲任不足，胞宫不满则经不至，见月经推迟。肝为人体调畅气机的重要通道，喜条达而恶抑郁。傅青主云：

"妇人有经来断续，或前或后无定期，人以为气血之虚也，谁知是肝气之郁结乎？夫经水出诸肾，而肝为肾之子，肝郁则肾亦郁矣，肾郁而气必不宣，前后之或断或续，正肾之或通或闭耳。"肝气不舒则肺气不降，人体气机紊乱，在女性表现为经乱。脾为后天之本，气血生化之源，而经水亦由水谷精微转变而来。若脾的运化功能失调，则气血亏虚，后天无以养先天，可致肾气日渐削减。《景岳全书·妇人规》云："凡欲念不遂，沉思积郁，心脾气结，致伤冲脉之源，而肾气日消，轻则或早或迟，重则渐成枯闭。"由此可见，月经异常与肝、脾、肾最为密切，但最后大多归结于冲任失调。因此在治疗月经病时，应以调理冲任为主要目标，兼顾肝、脾、肾的功能。

本医案中，患者为43岁女性，属《黄帝内经》所云"六七，三阳脉衰于上，面皆焦，发始白"，接下来便是"七七，任脉虚，太冲脉衰少，天癸竭，地道不通，故形坏而无子也"。患者已接近天癸竭之年，肾精不足，首诊时经量少、淋漓不尽，考虑脾肾两虚，因此以健脾补肾、活血止血为法。二诊时患者自觉疲倦乏力，夜间睡眠欠佳，小腿发冷，大便每日2次，质稀，舌淡红，苔白，脉缓。属脾气不足，因此以健脾补气为主，考虑到女子最善抑郁，因此适当予以疏肝解郁之品，共奏疏肝健脾益气之效。三诊时患者月经量较前增多，且周期相对较规律，但仍自觉少许疲倦，睡眠欠佳，治疗仍以疏肝健脾为主，配合安神敛志之法。患者主诉经期延长6～10天，初诊时为经期第7天，仍点滴未净，需尽快止血，因此口服了醋酸甲羟孕酮片以达到尽快止血的目的，充分体现了中西医结合的思路。

【思辨解惑】

［学生甲］请教老师，本医案中首诊时为何要活血止血？

［老师］患者初诊时为月经第7天，并不能定义为经期延长，但血块较多，如不止血则会形成经血点滴不尽的局面，因此，需要及时止血防患于未然，而月经病患者多虚多瘀，容易瘀血内阻，导致血不归经，因此，止血先当活血。

［学生乙］请教老师，如何兼顾调理冲任，协调肝、脾、肾、气、血？

［老师］在用药的过程中，一定要辨证准确，抓住一个关键点，切忌撒网式用药，因为药物之间也会互相制约，用的药越多，牵制也会越多，反而影响药物的疗效，对于六七之年的女性患者，补肾健脾是治疗的重点，在此基础上再结合其他临床症状进行药物的加减即可。

（胡珊整理）

三、月经过多

【医案一】

● 杨某某，女，43岁，因"痛经3年，月经量多2年"于2019年12月22日初诊

患者平素月经23～27天1行，经期5天。LMP：2019年12月20日，经量多，色暗红，有血块，伴小腹疼痛拒按。纳眠可，小便调，大便质干，2日1次。孕2产1，2004年孕2月自然流产行清宫术，2009年剖宫产。无生育要求，避孕中。既往体检发现子宫肌瘤。舌质暗红，有瘀点，苔薄白，脉细涩。查尿HCG（－）。

中医诊断：①月经过多；②痛经；③癥瘕。

辨证：气虚血瘀。

西医诊断：①异常子宫出血；②痛经；③子宫肌瘤。

治法：活血化瘀，补气摄血。

中药处方：7剂，每日1剂，水煎，分2次口服。

蒲黄15g　五灵脂15g　生白术15g　茯苓15g　煅牡蛎30g（先煎）
白芍15g　甘草片10g　浙贝母30g　玄参30g　煅龙骨30g（先煎）
党参15g

● 二诊：2020年1月9日

患者诉服上药后，阴道流血明显减少，腹痛缓解。纳眠可，二便调。舌质

暗红，有瘀点，苔薄白，脉弦。

辨证：寒凝血瘀。

治法：活血祛瘀，温经止痛。

中药处方：7剂，每日1剂，水煎，分2次口服。

小茴香10g　延胡索10g　赤芍15g　炮姜5g　桂枝15g

蒲黄炭15g　五灵脂15g　没药15g　川芎15g　炙甘草10g

乌药15g　川楝子10g

● 三诊：2020年1月19日

LMP：2020年1月17日，经量多，但较前稍减少，色暗红，仍有少许血块，仍有经前小腹疼痛，但较前稍好转。纳眠可，二便调。舌质暗红，有瘀点，苔薄白，脉细涩。

辨证：气虚血瘀。

治法：补气摄血，活血化瘀。

中药处方：7剂，每日1剂，水煎，分2次口服。

蒲黄炭15g　五灵脂15g　党参15g　茯苓15g　炒白术15g

甘草片10g　浙贝母30g　白芍15g　玄参30g　煅龙骨30g（先煎）

煅牡蛎30g（先煎）

【按语】

患者因"痛经3年，月经量多2年"来诊，平素经量多，色暗红，有血块，伴小腹疼痛拒按，兼有子宫肌瘤病史。舌质暗红，有瘀点，苔薄白，脉细涩。属瘀阻胞宫，新血难安，故经量多，持续难净，且色暗红，有血块。经络受阻，胞脉不利，故小腹疼痛拒按。舌脉亦为血瘀之征。

初诊时患者正值经期，血量较多，且有子宫肌瘤病史。王俊玲教授认为，根据急则治其标、缓则治其本的原则，应该活血化瘀、补气摄血，予失笑散合四君子汤加减治疗。《古今名医方论》云失笑散"用灵脂之甘温走肝，生用则行血；蒲黄甘平入肝，生用则破血；佐酒煎以行其力，庶可直抉厥阴之滞，而有推陈致新之功。甘不伤脾，辛能散瘀，不觉诸证悉除，直可以一笑而置之矣"。王俊玲教授认为，方中五灵脂苦咸甘温，入肝经血分，功擅通利血脉，散瘀止痛；蒲黄甘平，行血消瘀，炒用并能止血。二者相须为用，为化瘀散结止痛的常用组合。现代研究表明，蒲黄有促凝血作用。蒲黄煎剂及生蒲黄口服均能缩短凝血时间。龙骨常与牡蛎合用，有相得益彰之妙，善于摄敛正气，收敛固涩，可止崩止带，配合浙贝母、玄参又可平冲潜阳，软坚散结。方中芍药敛阴和肝，和血脉。甘草补中和中，以滋血源，既能缓急止痛，又能养血柔肝、补气摄血。

王俊玲教授认为患者月经过多，气随血脱，久之气血两虚，易导致脾脏虚弱。脾脏虚弱，则脾的统血功能减退，最终致病情反复，陷入恶性循环。《血证论·脏腑病机论》云"人身之生，总之以气统血""血之运行上下，全赖乎脾"。根据攻补兼施的原则，予合用四君子汤以补气健脾。党参可补中益气、和胃生津，与苓、术合用，健脾助运之功倍，既能补气摄血，又能强化气血之化生，加快患者恢复。全方活血化瘀、补气摄血、健脾养血，消癥积而不伤正，攻补兼施，标本兼治。

二诊时，患者经期结束，诉服上药后，阴道流血明显减少，腹痛缓解。王俊玲教授认为，应以缓则治其本、治病求本为原则，针对患者病因进行系统治疗。考虑患者经期胞脉空虚，余血未尽之际，房事不节，或外邪侵袭，凝滞气血，冲任损伤，气虚而血滞，使瘀血留滞，渐积成癥。气滞而致血瘀，瘀血内停，瘀阻冲任，血不归经，遂致经行量多，气滞血瘀，不通则痛，故有经前腹痛。患者血瘀之征较明显，此时治疗应以活血祛瘀、温经止痛为主，予少腹逐瘀汤加减。王俊玲教授认为，患者瘀血结于下焦少腹，下焦包括肝肾在内，肝肾等脏功能失调，寒凝气滞，疏泄不畅，血瘀不适，结于少腹，故症见少腹积块作痛。治宜逐瘀活血、温阳理气，少腹逐瘀汤主之。本方取《金匮要略》温经汤之意，合失笑散化裁而成，主治少腹瘀血积块，疼痛或不痛，或痛而无积块，或少腹胀满，或经期腰酸、小腹胀，或月经一月见三五次，接连不断，断而又来，其色或紫或黑，或有血块，或崩或漏，兼少腹疼痛，或粉红兼白带者，或瘀血阻滞、久不受孕等。方中小茴香、肉桂、干姜味辛而性温热，入肝肾而归脾，可理气活血、温通血脉；赤芍入肝，可行瘀活血；蒲黄、五灵脂、川芎、延胡索、没药入肝，可活血理气，气行则血活，气血活畅故能止痛。乌药温肾、散寒、止痛，川楝子疏肝泄热、行气止痛，炙甘草健脾、益气、和中。诸药共成温逐少腹瘀血之剂，从而达到治病求本的目的。

三诊时患者病情有所缓解，予初诊时方剂继续口服以加强疗效。

综上，患者一诊急则治其标，针对痛经、月经过多选用失笑散合四君子汤加减以活血化瘀、补气摄血；二诊针对血瘀病因治疗，予少腹逐瘀汤加减以活血祛瘀、温经止痛，缓则治其本，针对月经过多的根本进行治疗，以避免病情反复。

【思辨解惑】

[学生甲] 请教老师，您如何治疗血崩证？

[老师] 妇科血崩证是指阴道急剧而大量出血，可由崩漏、功能失调性子宫出血类月经病，或堕胎、小产、滋养细胞疾病、前置胎盘、显性出血性胎盘早剥等妊娠疾病，或产后血崩、晚期产后出血，或子宫肌瘤尤其是子宫黏膜下肌瘤、子宫颈癌、子宫内膜癌等多种妇科疾病引起。此外，血液病也可致经期血崩，甚或外伤也可导致。治以止血为首务，同时注意采取相应措施积极预防厥脱。

明代方广的《丹溪心法附余》云："治法初用止血，以塞其流；中用清热凉血，以澄其源；末用补血，以复其旧。若止塞其流，不澄其源，则滔天之势不能遏；若止澄其源，而不复其旧，则孤阳之浮无以止，不可不审也。"塞流，即是止血。暴崩之际，应当止血防脱，一般用固气摄血法。当即煎服生脉散，大补元气，摄血固脱，并起生津安神宁血之效。澄源，即是正本清源，亦是求因治本，乃治疗崩漏的重要阶段。一般用于止血法后，待血势稍缓，便须根据不同证候辨证论治。切忌不问原由，概投寒凉或温补之剂，或专事止涩，犯虚虚实实之戒。复旧，即固本善后。治法或补肾，或调肝，或扶脾；然经病之本在肾，故总宜益肾、固冲、调经，本固血充则经水自调。总之，塞流、澄源、复旧三法为治崩大法，而三法又不可截然分开。塞流需澄源，澄源当固本。

[学生乙] 请教老师，治疗月经过多的关键在哪里？

[老师] 月经过多最早见于《金匮要略》，称"月水来过多"。总的致病机制为病理变化影响冲任的功能而致病，如：气虚致统摄失权，冲任不能制约经血，正如《济阴纲目》说"血犹水也，气犹堤也，堤坚则水不横决，气固则血不妄行"；血热损伤冲任，热邪破血妄行，经血流溢失常；瘀血停聚，积于冲任，新血不得归经而妄行；肾阳不足，胞宫失于温煦，气化不足，无力摄血，亦可致月经过多。本病常见于有排卵型功能失调性子宫出血及子宫肌瘤患者，辨证多属虚实夹杂，或虚中夹瘀、本虚标实，故治疗上常以补气摄血、化瘀止血、养血和血为法，总之要求止血不留瘀，化瘀不伤正。

（王双魁整理）

【医案二】

● 李某某，女，40岁，因"月经量增多半年"于2019年11月21日初诊

患者自觉疲倦乏力，夜间睡眠欠佳，小腿发冷，大便稀溏，每日2次，纳可，小便可。既往有清宫史。孕2产1。LMP：2019年11月5日，5天净，量多，第2天量最多，日用6～7片卫生巾，全湿透，色淡，质稀，偶有血块。舌淡红，苔薄白，脉细。

中医诊断：月经过多。

辨证：气虚。

西医诊断：月经异常。

治法：补气健脾。

中药处方：颗粒剂，7剂，每日1剂，分2次冲服。

黄芪30g　党参20g　炒白术20g　茯神10g　炙甘草10g

升麻10g　茯苓20g　益母草30g　续断20g

● 二诊：2019年12月12日

患者诉经量较前减少，第2天量最多，日用3～4片卫生巾，未完全湿透，5天净。仍有神疲，大便稀溏，每日2～3次，寐差，多梦。LMP：2019年12月6日。

诊断、辨证同前。

中药处方：颗粒剂，7剂，每日1剂，分2次冲服。

黄芪30g　党参20g　炒白术20g　续断20g　茯神10g

升麻10g　茯苓20g　炙甘草10g　山药20g　酸枣仁20g

【按语】

患者因"月经量过多半年"来诊，辨证属气虚。气虚则冲任不固，经血失于制约，故经行量多；气虚火衰不能化血为赤，故经色淡红，质清稀；气虚中阳不振，故神疲乏力；脾肾双亏，则见小腿发冷、大便稀溏。方用举元煎。

《证治准绳·女科·调经门》认为"经水过多，为虚热、为气虚不能摄血"。月经过多的主要病机是冲任不固，经血失于制约。常见的病因有气虚、血热、血瘀。患者若因各种原因损伤脾气，导致中气不足，冲任不固，血失统摄，则可致经行量多。久之可使气血俱虚，又可导致心脾两虚，或脾虚及肾，致脾肾两虚[1]。气虚可致冲任不固，经血失于固摄，则可见经量过多。气属阳，气不足不能化血为赤，则经色偏淡，质地较稀。气虚致中阳不振，可见神疲懒言，一派气虚之象。

举元煎出自《景岳全书》卷五十一，该方为益气补血类药方，方中党参、黄芪、白术、炙甘草可补中益气，摄血固脱，辅以升麻可升阳举陷，诸药共奏补气升阳、固脱摄血的功效。王俊玲教授考虑气为血帅，血为气母，有形之血不能速生，无形之气需当速固。患者气虚表现明显，气虚致血虚，故用举元煎补气升阳，以达气血调和。患者经行夹血块，为气虚则血滞、血离经妄行，予益母草以化瘀止血。患者大便稀溏、小腿发冷，为脾肾两虚，予续断以温补脾肾、固冲止血。患者寐差，予茯神以养心安神。二诊时患者月经量多较前明显好转，无血块，仍有大便稀溏、寐差，去益母草，加山药以补肾健脾，加酸枣仁以养心安神助眠。

【思辨解惑】

[学生甲] 请教老师，临床上如何选用补气药？

[老师] 补气是较为笼统的说法，在临床上可分为补肺气、补脾气、补心气、补肾气及补元气。脾气虚多见食欲不振、脘腹胀满、大便溏薄、体倦神疲、面色萎黄、脏器下垂、血失统摄等。肺气虚可表现为呼吸无力、声音低微、表虚自汗、容易感受外邪等。心气虚常见心悸、失眠。肾气虚可见肾气不固所致尿频、遗尿、滑精、带下、虚喘等。

书本上学的补气药基本都有补脾气的作用，其中绝大多数补气药在补脾气的同时，也可以补肺气，如黄芪、山药及人参等参类药都可以脾肺双补，而甘味明显的补气药，如大枣、蜂蜜、饴糖、白扁豆等，只能补脾气。补心气的中药较少，如人参、甘草等。补肾气的也不多，主要是人参、西洋参和山药。

举元煎中黄芪、党参、白术及炙甘草都是较常用的补气药。如黄芪，其主要作用于脾肺两脏，黄芪补脾气一个最大的特性是升举脾胃清阳之气，对于脾气虚兼有中气下陷者最合适。黄芪补肺气的一个特性是益卫固表，如肌表不固、自汗不止等可以选用。我们在学习中药的时候，不单要记住它们的功效，还要在此基础上记住它们各自的特性，这样在遣方用药上就能更加得心应手。

（黄素宁整理）

四、月经过少

【医案一】

● 卢某某，女，25岁，因"月经过少1年"于2019年7月31日初诊

患者平素月经30天1行，经期2～3天，经量少，色淡，质稀，夹杂黏液。带下量多，形体肥胖，时感胸闷呕恶，倦怠乏力，纳呆，眠可，小便调，大便质黏。孕0。LMP：2019年7月12日。舌淡胖，边有齿痕，苔白腻，脉滑。

2019年7月24日查FSH：6.3mIU/mL，LH：6.12mIU/mL，PRL：13.99ng/mL，T：0.4ng/mL，P：2μg/L，E$_2$：42pg/mL，甲状腺功能未见异常，AMH：7.16ng/mL。排卵监测示子宫内膜6mm。男方精液检查正常。

中医诊断：月经过少。

辨证：痰湿阻滞。

西医诊断：异常子宫出血。

治法：益气健脾，燥湿化痰。

中药处方：7剂，每日1剂，水煎，分2次口服。

姜半夏12g 大枣10g 党参10g 炒白术30g 生姜3g

炙甘草6g 陈皮10g 茯苓10g

● 二诊：2019年9月25日

患者月经第一天，量少，色淡红，无痛经。舌淡胖，边有齿痕，苔白腻，脉滑。

辨证：痰湿阻滞兼血瘀。

治法：活血化瘀。

中药处方：3剂，每日1剂，水煎，分2次口服。

小茴香12g 川芎12g 赤芍10g 干姜6g 延胡索10g

川楝子10g 当归10g 桂枝12g 没药12g 蒲黄10g（包煎）

炙甘草3g 五灵脂10g（包煎）

● 三诊：2019年11月3日

患者月经第四天，量较前明显增多，色淡红。舌淡胖，边有齿痕，苔白腻，脉滑。

辨证：痰湿阻滞。

治法：益气健脾，燥湿化痰。

中药处方：7剂，每日1剂，水煎，分2次口服。

姜半夏12g 大枣10g 党参10g 炒白术30g 生姜3g

炙甘草6g 陈皮10g 茯苓10g

【医案二】

● 杨某某，女，37岁，因"月经量少1年"于2019年6月18日初诊

患者近一年月经量少，色淡而夹黏液，点滴即净。既往月经60天1行，持续3天，量少，色红，无痛经。患者形体肥胖，时感胸闷呕恶，倦怠乏力，纳眠可，二便调。带下量多黏腻。LMP：2019年5月7日。舌红，边有齿痕，苔黄腻，脉濡。2018年9月7日查AMH：1.91ng/mL，LH：7.77IU/L，FSH：3.81IU/L，抗心磷脂抗体（＋）。

中医诊断：月经过少。

辨证：痰湿。

西医诊断：异常子宫出血。

治法：化痰燥湿调经。

中药处方：7剂，每日1剂，水煎，分2次口服。

半夏15g　橘红15g　苍术15g　香附10g　陈皮10g

枳壳10g　川芎15g　滑石20g　茯苓15g　天南星10g

神曲10g　甘草5g

● 二诊：2019年7月6日

患者月经第一天，量少，色淡，夹黏液，感倦怠乏力，纳眠可，二便调。

辨证：痰湿阻络。

治法：活血化瘀，温经通络。

中药处方：3剂，每日1剂，水煎，分2次口服。

小茴香12g　川芎12g　赤芍10g　桂枝12g　干姜6g

五灵脂10g　当归10g　没药12g　蒲黄10g　延胡索10g

川楝子10g　炙甘草3g

● 三诊：2019年7月11日

本次月经结束，月经量较前明显增多，色淡红。患者诉倦怠乏力，纳眠可，二便调。带下量多黏腻。

辨证：痰湿。

治法：化痰燥湿调经。

中药处方：7剂，每日1剂，水煎，分2次口服。

半夏15g　橘红15g　苍术15g　香附10g　陈皮10g

枳壳10g　川芎15g　滑石20g　茯苓15g　天南星10g

神曲10g　甘草5g

【按语】

两位患者均为月经过少，均有体型肥胖，辨证属痰湿，治法以化痰燥湿、活血调经为主。

月经过少首见于晋代王叔和的《脉经》，称"经水少"，书中认为其病机为"亡其津液"。明代万全的《万氏女科》结合体质虚实，提出"瘦人经水来少者，责其血虚少也""肥人经水来少者，责其痰碍经隧也"。

本病患者多素食肥腻之品，形体肥胖，经血色淡、质稀、夹杂黏液。平素带下量多，时感胸闷呕恶，倦怠乏力，纳呆，眠可，小便调，大便质黏。舌淡胖，边有齿痕，苔白腻，脉滑。证属痰湿阻滞。

痰湿是由于肺、脾、肾等脏的气化功能失常或三焦水道失于通调，影响了津液的正常输布与排泄，以致水湿停聚而成。痰湿为阴邪，易阻遏阳气；痰湿性黏腻，可困阻气机。痰性流动，变化多端。痰湿阻络，与血相搏，气血运行不畅，血海不盈，故经行量少、色淡而夹黏液。痰湿内阻，中阳不振，则形体肥胖、胸闷呕恶、倦怠乏力。带脉受损，则带下量多黏腻。

六君子汤证治以脾虚为本，痰阻为标。李中梓说："脾为生痰之源，治痰不理脾胃，非其治也。"张介宾说："见痰休治痰……善治痰者，治其生痰之源。"方中用四君子（人参、白术、茯苓、甘草）益气补虚、健脾助运以复脾虚之本，杜生痰之源，且重用白术，较之原方四药等量则健脾助运、燥湿化痰之力益胜。半夏辛温而燥，为化湿痰之要药，且善降逆以和胃止呕，《药性论》云其"消痰，下肺气，开胃健脾，止呕吐，去胸中痰满"。陈皮亦辛温苦燥之品，既可调理气机以除胸脘之痞，又能和胃止呕以降胃气之逆，还能燥湿化痰以消湿聚之痰，其行气之功亦有助于化痰，所谓"气顺则痰消"是也。二药合用，燥湿化痰、和胃降逆之功相得益彰，故相须以除痰阻之标。加生姜、大枣，协四君可助益脾，伍夏、陈而能和胃。综观本方药物，甘温益气而不助邪，行气化滞而不伤正，使脾气充而运化复健，湿浊去而痰滞渐消。

苍附导痰丸方中半夏辛温性燥，善燥湿化痰为君药。橘红为臣，既可理气行滞，又能燥湿化痰。君臣相配，寓意有二：一为等量合用，不仅相辅相成，增强燥湿化痰之力，而且体现治痰先理气、气顺则痰消之意；二为半夏、橘红皆以陈久者良，而无过燥之弊，合称"二陈"，为本方燥湿化痰的基本结构。佐以茯苓健脾渗湿，渗湿以助化痰之力，健脾以杜生痰之源。鉴于橘红、茯苓是针对痰因气滞和生痰之源而设的，故二药为祛痰剂中理气化痰、健脾渗湿的常用组合。方中苍术燥湿健脾，天南星燥湿化痰，神曲消食和胃，香附、枳壳、川芎理气行滞，滑石清热、渗湿、逐瘀血。煎加生姜，既能制半夏之毒，又能协助半夏化痰降逆；以甘草为佐使，健脾和中，调和诸药。全方燥湿健脾、行气消痰，痰湿消除则经量可调。

少腹逐瘀汤可活血化瘀、温经通经。方中小茴香、桂枝、干姜味辛而性温热，入肝肾而归脾，可理气活血、温通血脉；当归、赤芍入肝，可行瘀活血；炙甘草可健脾、益气、和中；蒲黄、五灵脂、川芎、延胡索、没药、川楝子入肝，可活血理气，气行则血活，气血活畅则经血自通。

痰湿之生，与肺、脾、肾三脏关系最为密切，故重点在于调补肺、脾、肾三脏。若因肺失宣降，津失输布，液聚生痰者，当理气化痰，方选苍附导痰丸；若因脾不健运，湿聚成痰者，当健脾化痰，方选六君子汤，或香砂六君子汤；若肾虚不能制水，水泛为痰者，当温阳化痰，方选金匮肾气丸。

医案一的患者脾虚湿盛，予六君子汤加减以益气健脾，燥湿化痰，益气而不助邪，行气化滞而不伤正。医案二的患者痰湿壅盛，予苍附导痰丸以燥湿健脾，行气消痰，效果明显。

两患者二诊时，均正逢月经来潮，痰湿阻络，与血相搏，气血运行不畅，血海不盈，故经行量少，色淡而夹黏液。按急则治其标的原则，予少腹逐瘀汤加减以活血化瘀、温经通经。

总之，王俊玲教授善于中医辨证，善于抓住主要矛盾，根据同种病患者的不同症状表现及患者所处月经的不同时期而调整用药，药效显著。

【思辨解惑】

[学生甲] 月经过少的治疗原则是什么？

[老师] 月经过少的病因病机虽有血虚、肾虚、血瘀、痰湿之不同，但临床上以肾虚为主。肾精不足，气血生化无源，致胞脉空虚，血海不盈，发为本病。虚多实少，治法重在濡养精血。即使有瘀滞亦多属气血有伤，不可过投攻破之品，以免损伤气血。使用活血逐瘀之药，应中病即止，不可过量久用。

[学生乙] 月经过少的辨病要点是什么？

[老师] 对于月经过少，应从月经的色、质及有无腹痛辨虚实。一般色淡、质稀，腹不胀不痛者为虚；色紫黯夹小血块，腹痛拒按者为血瘀；色淡红，质黏如痰如涕者属痰湿。经量逐渐减少者多属虚，突然减少者多属实。应注意结合既往史、全身证候、妇科检查、辅助检查综合分析。

（王双魁整理）

五、经期延长

● 莫某某，女，31岁，因"经期延长半年"于2020年4月1日初诊

患者近半年月经10天方净，第1～3天量多，色淡红，无痛经，腰酸，气短懒言，面色㿠白，纳呆，眠可，小便调，大便质稀。既往顺产1孩。LMP：2020年3月10日。舌淡红，边有齿痕，苔薄白，脉缓弱。

中医诊断：经期延长。

辨证：气虚。

西医诊断：月经异常。

治法：健脾益气调经。

中药处方：7剂，每日1剂，水煎，分2次口服。

党参20g　茯苓15g　炒白术15g　桔梗10g　薏苡仁20g

莲子10g　山药30g　白扁豆20g　陈皮5g　砂仁5g（后下）

炙甘草10g

● 二诊：2020年4月17日

LMP：2020年4月12日，前3天量中等，色鲜红，现仍有少许阴道流血，色淡红，无痛经，腰酸，气短稍好转，面色㿠白，纳眠可，小便调，大便质稀。舌淡红，边有齿痕，苔薄白，脉缓。

辨证：气血两虚。

治法：补气摄血固冲调经。

中药处方：3剂，每日1剂，水煎，分2次口服。

炒白术10g　党参10g　炙甘草9g　当归10g　枸杞子10g

熟地黄10g　白芍10g　鸡血藤30g　川芎12g　女贞子10g

墨旱莲30g　茜草10g　仙鹤草20g　黄芪20g

● 三诊：2020年4月21日

LMP：2020年4月12日，4月18日月经干净。现患者神疲乏力，面色㿠白，无腰酸、腹痛，纳眠可，小便调，大便质稀。舌淡红，边有齿痕，苔薄白，脉缓。

辨证：气虚。

治法：健脾益气调经。

中药处方：7剂，每日1剂，水煎，分2次口服。

党参20g　茯苓15g　炒白术15g　桔梗10g　薏苡仁20g

莲子10g　山药30g　白扁豆20g　陈皮5g　砂仁5g（后下）

炙甘草10g

【按语】

经期延长是指月经周期基本正常，行经时间超过7天，甚或淋漓半月方净者。本病相当于西医学中排卵性功能失调性子宫出血的黄体萎缩不全、盆腔炎、子宫内膜炎等引起的经期延长。宫内节育器和输卵管结扎后引起的经期延长也按本病治疗。本病一般预后良好。

中医关于经期延长的因证脉治最早见于《诸病源候论》："妇人月水不断者……劳伤经脉，冲任之气虚损，故不能制其经血，故令月水不断也。"后世医家也多有论及此病，《圣济总录》曰："女人以冲任二经为经脉之海，……若劳伤经脉，则冲任气虚。冲任既虚，则不能制其气血，故令月事来而不断也。"陈良甫曰："妇人月水不断，淋漓腹痛，或因劳损气血而伤冲任，或因经行而合阴阳，以致外邪客于胞内，滞于血海故也。"《证治准绳》云："妇人月水不断，淋沥无时……皆令气虚不能摄血。"《女科证治约旨·经候门》提出本病病因为"气虚血热妄行不摄"。中医学理论认为"气为血之帅，血为气之母"，血赖气的升降出入运动而周流全身，气旺则血足，气和则血调。女子以血为基本，月经的主要成分即是血，气血和调，则经候如常。脾主中气，其气主升，统摄血液，有固摄胞宫之权，脾气健运，血循常道，则血旺经调。如《金匮要略注》云："五脏六腑之血，全赖脾之统摄。"若素体虚弱，或饮食不节，劳倦、思虑过度伤脾，中气不足，统摄无权，冲任亏虚不固，不能制约经血，血不循经而渗溢脉外，则可致经期延长。《沈氏女科辑要校正》明确指出："经事延长，淋漓不断，下元无固摄之权，虚象显然。"可见气虚与经期延长关系密切。

本病以经期延长而月经周期正常为诊断要点。辨证依据以月经的量、色、质为主，结合患者的全身证候及舌脉综合分析，明辨其病在气在血、虚实寒热，以分型论治。中医治疗讲究"以病察证究其因，知机晓理明辨析，守方加减要灵活，因人论症施剂量"，用固冲调经大法，以经期服药为主，重在缩短经期。周期用药对于治疗经期延长非常重要。平时以调理为主，平时调理采用辨证求因论治的方法，如气虚则以补气养血调经为主；经期则以止血为要，但止血并不是单一地使用收涩止血药，而是在辨证审因的基础上，少佐止血药，达到缩短经期的目的。

患者近半年月经10天方净，第1～3天量多，色淡红，无痛经，腰酸，气短懒言，面色㿠白，纳眠可，二便调。舌淡红，边有齿痕，苔薄白，脉缓弱。四诊合参属气虚证：气虚冲任不固，经血失于制约，故经行时间延长，量多；气虚火衰不能化血为赤，故经色淡而质稀；中气不足，故肢倦神疲，气短懒言；

气虚阳气不布，故面色㿠白。舌脉也为气虚之征。患者素体虚弱，劳倦、思虑过度伤脾，中气不足，冲任不固，不能制约经血，以致经期延长。应补气升提、固冲调经。就诊时患者经期已过，以缓则治其本为原则，针对患者的气虚加强治疗，予参苓白术散健脾益气、固冲调经。

方中党参味甘性平，具有补脾益肺、补血生津的功效，可以滋养气血生化，气旺则能摄血固经。现代药理研究证明党参有抗心肌缺血、抑制血小板聚集、增强造血功能的作用，对运动系统有耐缺氧、抗疲劳的作用。白术味甘、苦性温，有健脾益气、燥湿利水、止汗、安胎的功效，用于治疗脾气虚、气虚自汗、脾虚胎动不安等。茯苓健脾利水渗湿。三药为君药，合用可以益气健脾兼除湿。山药益气补脾固涩，莲子肉补脾涩肠，二药助党参、白术益气健脾；白扁豆健脾化湿，薏苡仁健脾利湿，二药助白术、茯苓健脾除湿。四药共为臣药。佐以砂仁芳香化湿、行气醒脾，既能助白术、茯苓、白扁豆、薏苡仁除湿，又可畅达气机，使全方补而不滞；桔梗宣利肺气，配伍砂仁能调畅气机，增强茯苓、薏苡仁等的利湿之功。三者载药上行入肺，使全方兼有脾肺双补之功。炙甘草益气和中、调和诸药。诸药合用，共成补气升提、固冲调经之功。

二诊时，患者正值经期，治宜标本兼顾，以补气摄血、固冲调经为要。药用黄芪、党参、炒白术、炙甘草补气健脾，强健后天，以滋养气血生化，气旺能摄血固经；血既已虚，当宜补之，故予四物汤补血生血，再加大枣补气养血，鸡血藤补血活血调经，枸杞子、女贞子配熟地黄益精固肾养血，以增强补血生血之力。气虚者常兼血瘀，四物汤配伍鸡血藤，不仅能补血养血，而且能祛瘀生新，促进经血恢复。经血失制，行经时间长，则又需适当收敛，故予墨旱莲、仙鹤草、茜草育阴收敛止血，兼化瘀以促生新。现代研究表明，茜草及仙鹤草有收敛止血、凉血化瘀的作用，能缩短凝血时间，伍用能止血生新，缩短行经时间，促进经期后的恢复。气血调和，脾肾健旺，则月事以时下。

三诊时患者月经已经恢复正常，但仍感神疲乏力，且面色㿠白，气虚之征仍较明显，治病求本，继续予参苓白术散以健脾益气、固冲调经。

【思辨解惑】

[学生甲] 经期延长如何辨证?

[老师] 本病的辨证以月经的量、色、质变化为主,结合全身证候综合分析。一般经量多、色淡质稀,倦怠乏力,气短面白,舌淡脉细,多属气虚或脾肾阳虚;经量少、色鲜红、质黏稠,形瘦颧红,口干心烦,舌红少苔,脉细数,多属阴虚内热;若经血色黯如败酱、夹杂黏液,阴中灼热,兼见平素带下量多臭秽,舌红苔黄腻,脉濡数,多属湿热蕴结;经血块多而色黯,伴小腹疼痛拒按,舌紫黯,脉沉弦,多属气滞血瘀。

[学生乙] 本病的治疗原则是什么?

[老师] 本病之本在冲任,病位在胞宫,病机为气虚、血热、湿热、血瘀等导致冲任失约,经血失制。上环后引起的经期延长主要是因为肝郁化火、肾水亏虚,故治疗宜滋肾养阴、清热柔肝。治疗原则重在消除病因,调理冲任。经期尚须注意相应止血药的合理使用,以达缩短经期之目的。

(王双魁整理)

六、绝经前后诸证

● 刘某某,女,55岁,因"断经后自汗失眠4年"于2020年7月8日初诊

患者诉失眠,自汗,乏力,口苦,时有右胸痛,多矢气。舌淡红,苔薄黄,脉弦细。既往有糖尿病、焦虑症、甲状腺结节(甲状腺已切除一半)。

中医诊断:绝经前后诸证。

辨证:心火亢盛,心阴不足。

西医诊断:围绝经期综合征。

治法:滋心阴,清心火。

中药处方:7剂,每日1剂,水煎,分2次口服。

生地黄30g　百合30g　浮小麦30g　黄连3g　大枣10g

酸枣仁30g　麦冬20g　淡竹叶10g　通草6g　淡豆豉10g

甘草6g

● 二诊：2020年7月15日

患者7月8日查尿常规正常，血糖6.17nmol/L（略偏高，正常范围是3.9～6.1mmol/L）。服上药后自汗及胸痛好转，仍眠差，时有偏头痛。舌红，苔黄，尺脉弦沉。

辨证：心火亢盛，心阴不足。

治法：滋心阴，清心火。

中药处方：7剂，每日1剂，水煎，分2次口服。

生地黄30g　百合30g　麦冬20g　甘草6g　酸枣仁30g

淡竹叶10g　通草6g　知母10g　黄连3g　夏枯草30g

淡豆豉10g　栀子10g

● 三诊：2020年7月22日

患者诉仍眠差，自汗。舌淡红，苔薄白，脉细滑。

辨证：阴虚火旺。

治法：滋阴降火安神。

中药处方：7剂，每日1剂，水煎，分2次口服。

黄连3g　阿胶6g　白芍10g　黄芩10g　浮小麦15g

茯神10g　甘草6g　人参10g　知母10g

● 四诊：2020年7月29日

患者诉服上方诸证好转，仍有眠差。舌尖红，苔薄黄，寸滑尺沉。

辨证：阴虚火旺。

治法：滋阴降火安神。

中药处方：7剂，每日1剂，水煎，分2次口服。

黄连3g　阿胶6g　白芍10g　黄芩10g　知母10g

茯神10g　甘草6g　人参10g　酸枣仁10g

【按语】

患者55岁，正处于围绝经期年龄段。围绝经期综合征，中医称之为"绝经前后诸证"或"经断前后诸证"，主要表现为眩晕、耳鸣、烘热汗出、心悸失眠、烦躁易怒、潮热、面目下肢浮肿、纳呆、便溏、月经紊乱、情志不宁等。西医认为这些症状与卵巢功能衰退和雌激素水平下降相关。中医认为，妇女在绝经前后肾气渐弱，冲任二脉虚衰，天癸渐竭，月经将断，生殖能力低下，在此转折时期，如阴阳平衡失调，脏腑气血不相协调，则会出现一系列症状。多数医家认为其主要病因为天癸将绝。肾气渐衰，冲任亏虚，经血不足，肝失濡养，肝阴不足，肝阳偏盛，疏泄过度而致月经紊乱。或因劳思过度，损伤心脾而致心气虚，脾阳不振。《中医妇科学》第六版对此病的认识多局限于肾阴虚、肾阳虚或肾阴阳两虚。

患者症状体征表现为明显的心阴不足，心火偏亢。"心藏神"，心火偏亢，心神被扰，导致失眠，或是心血亏虚、阴虚火旺，心神失养，也可发生失眠。中医学认为失眠与五脏"相生相克"有关，核心为"心"，其他脏腑扰心，神明不安，是失眠产生的主要原因。汗为心之液，心火偏亢，迫汗液外泄，故多汗。患者一派心火偏亢之征。脉弦细，乃心阴不足的表现。患者既往有焦虑症、甲状腺结节史，甲状腺所在部位为人体少阳经走行部位，用药应考虑疏肝解郁、安神定志。王俊玲教授给予百合地黄汤合甘麦大枣汤合导赤散加减，意在滋心阴、清心火、安神定志。患者用药后症状明显改善，尤其是胸痛和自汗改善明显，睡眠改善不明显，证明心神不宁仍在。患者偏头痛，脉沉弦，考虑肝火旺，上扰头部致头痛，在原方基础上减敛汗的浮小麦，加夏枯草、栀子等清肝泻火之品以平肝火。三诊时患者仍有失眠、自汗，结合舌脉考虑虚烦不眠，给予黄连阿胶汤加减。四诊时患者诸证好转，但仍有虚烦不眠，继续给予黄连阿胶汤加减口服。

王俊玲教授临证善于观察，突破常规，辨证论治，抓主要矛盾，用药针对性强，善用经典方剂，使患者胸痛自汗的症状快速缓解，又根据患者症状的变化变换处方，使患者诸证不断好转。

【思辨解惑】

［学生甲］在第三诊和第四诊时，患者失眠症状较前好转，但未完全缓解。人参有补虚的作用，但也有提神的功能，人参的加入会导致安神的作用减弱吗？

［老师］患者的失眠是一种虚烦不眠，因阴虚致虚火上扰而致失眠，而人参有补气滋水的作用，可有效改善患者失眠的根本原因——虚烦，从而使失眠的症状好转。至于人参的提神作用，可以嘱患者人参单煮，晨服，午饭以后不再口服，从而有效避免人参带来的副作用。

（滕辉整理）

第三节 妊 娠 病

一、胎漏、胎动不安

【医案一】胎动不安合并宫腔积液

梁某某，女，36岁，因"IVF-ET术后23天，阴道少量流血1天"门诊拟诊"胎动不安"于2015年3月28日收入院治疗。

患者平素月经规律，LMP：2015年2月6日。患者于外院行IVF-ET，2015年3月5日宫内放置2个冷冻胚胎，予黄体酮栓纳肛门，地屈孕酮片口服治疗。3月16日在外院查P：2.1ng/mL，E_2：210pg/mL，β-HCG：966.3mIU/mL；予黄体酮针60mg肌内注射，每日1次。3月24日至本院就诊，查P：32.88ng/mL，E_2：741pg/mL，β-HCG：17 445IU/L。3月25日本院彩超示宫内早孕，可见卵黄囊，未见胚芽，宫腔内妊娠囊右侧无回声区，子宫壁小结节，考虑子宫小肌瘤可能，双侧附件区未见明显异常声像。门诊予中药、叶酸片、维生素E口服保胎。3月28日患者无明显诱因出现阴道少量流血，鲜红色，有少许腰酸，无小腹隐痛，无小腹下坠，无恶心呕吐，无口干口苦，纳眠可，二便调，舌淡红，苔薄白，脉细滑。既往孕3产0，2007年、2013年均因左侧输卵管妊娠行腹腔镜下开窗取胚术，2014年8月腹腔镜下行双侧输卵管结扎术。否认药物及食物过敏史。

中医诊断：胎动不安。

辨证：肾气虚。

西医诊断：①早期妊娠先兆流产；②IVF-ET术后。

治法：补肾益气，止血安胎。

中药处方：7剂，每日1剂，水煎，分2次口服。

苎麻根15g　桑寄生20g　续断15g　党参15g　麸炒白术15g

女贞子15g　墨旱莲15g　茯苓15g　黄芩15g　盐菟丝子20g

紫苏梗15g　甘草10g

治疗后患者阴道出血减少，转为咖啡色，无腰酸及腹痛，监测E_2、HCG上升理想，P平稳。4月5日复查彩超示宫内早孕，双绒毛膜双胎妊娠，其一胚胎存活，大小相当于孕7周2天；另一胚胎可见卵黄囊，未见胚芽，且后一孕囊周围可见液性暗区包绕，范围约2.4cm×2.2cm。4月13日复查B超示宫内可见一妊娠囊，胚胎存活，大小相当于孕8周3天，宫腔内可见另一囊性暗区，大小约3.1cm×2.7cm×2.6cm，其内可见大小约2.2cm×1.7cm的混合回声团块，未见明显卵黄囊及胎芽声像。4月14日20:00，患者无明显诱因出现阴道出血，较月经量少，鲜红色，伴有腹痛、腰酸，无小腹下坠。予静脉滴注止血合剂，增加黄体酮针40mg，肌内注射，每日1次。中药予养阴清热止血方：3剂，水煎服。

玄参15g　麦冬15g　生地黄15g　女贞子15g　墨旱莲15g

甘草10g　白芍30g　生白术30g　苎麻根10g　黄芩15g

4月15日加用间苯三酚静脉滴注，4月16日中药中加入阿胶12g、仙鹤草30g、藕节炭20g、煅龙骨20g、煅牡蛎20g、菟丝子配方颗粒20g以止血安胎。4月16日患者仍有阴道出血，鲜红色，量多，监测血HCG较前下降，复查B超示宫内孕9周2天，胚胎存活。宫腔内另可见一大小约4.8cm×3.4cm的混合回声团块。4月17日中药改方：3剂，水煎，每日1剂。

黄芩10g　黄柏15g　生地黄15g　熟地黄15g　仙鹤草30g

白芍30g　山药15g　女贞子15g　墨旱莲15g　生白术50g

续断15g　甘草10g　苎麻根15g　煅龙骨30g　煅牡蛎30g

党参20g　黄芪20g　荆芥炭15g　精西洋参5g（水焗服）

4月19日请王俊玲教授查房，症见：阴道出血，鲜红色，如月经量，伴有腰酸，大便干，舌淡红，苔薄白，脉细滑。

中医诊断：胎动不安。

辨证：肾虚血虚血瘀。

西医诊断：先兆流产。

治法：补肾养血，活血安胎。

中药处方：3剂，每日1剂，水煎，分2次口服。

艾叶炭10g　当归10g　熟地黄15g　　白芍30g　　制肉苁蓉15g

酒川芎5g　　党参30g　生白术30g　　黄芪15g　　盐菟丝子30g

甘草5g　　　阿胶颗粒12g（冲服）　三七粉颗粒6g（冲服）

4月24日，患者病情较前好转，阴道出血明显减少，转为咖啡色，停止血合剂、间苯三酚静脉滴注，中药守方继续服用。4月27日B超示：宫内妊娠，胎儿存活，大小相当于孕10周6天。患者阴道仅少量出血，咖啡色，无腰酸及腹痛，4月29日出院。

【按语】

患者高龄不孕，IVF-ET术后获得妊娠，妊娠早期因"胎动不安"入院。患者年过五七，肾气虚弱，冲任不固，故阴道少量流血、鲜红色，腰酸为肾虚表现，综合舌脉，辨证为肾气虚。予补肾益气、止血安胎的寿胎丸合四君子汤加减治疗后阴道出血停止，4月13日复查B超示双胎妊娠，一胎存活，一胎停止发育，宫腔积液，子宫肌瘤。因双胎中有1胎停止发育，故4月14日阴道出血，鲜红色，伴有腹痛、腰酸。予静脉滴注止血合剂、间苯三酚，肌内注射黄体酮针，口服补肾养阴、清热止血的中药，疗效不佳。复查B超示宫内早孕，宫腔内积血范围较前扩大。王俊玲教授查房认为患者除了有腰酸、尺脉弱等肾虚表现外，还要考虑素有癥瘕，且离经之血积聚在宫腔，无法及时消散，属于血瘀证。瘀血阻滞，血不归经，导致反复大量阴道出血。治疗上宜在补肾益气基础上活血化瘀止血，祛瘀才能止血。

张仲景在《金匮要略》中指出："有妊娠下血者，假令妊娠腹中痛，为胞阻，胶艾汤主之。"胶艾汤原方由川芎、阿胶、甘草、艾叶、当归、白芍、生地黄组成。对于先兆流产阴道大量出血不止或反复发作，或伴有腹中痛，按之软弱无力，舌淡暗或有瘀斑瘀点，脉细滑无力，B超示宫腔积液，辨证属于血虚血寒、冲任不固兼血瘀证者，王俊玲教授选用胶艾汤合寿胎丸加减固肾养血、活血安胎，一般用药后阴道出血会明显减少甚至停止，血色由鲜红色转为咖啡色。方中用辛温之当归、川芎补血活血止痛，生地黄、白芍补肾养血，艾叶温经止血，阿胶养血止血。王俊玲教授认为胶艾汤是在补血基础上活血，活血作用和缓，活血与养胎并举，很适合先兆流产合并宫腔积液患者使用。为防止服药后出现辛温动血的情况，她特别注意药物用量及加味使用。当归用10g，川芎用5g，或加入黄芩5～15g清热安胎以反佐，或加入牡蛎20～30g潜伏阳气。若阴道出血多，艾叶可改为艾叶炭，牡蛎可改为煅牡蛎，加入荆芥炭以加强收敛止血作用。腹痛明显伴阴道出血多，可以合用芍药甘草汤，白芍可以用至30g，炙甘草用10g，一方面收敛止血，一方面缓急止痛。若出现腹泻可以加入炒白术、砂仁、陈皮健脾祛湿止泻，气虚明显可以加入党参、黄芪健脾益气，血热可以加入二至丸滋阴清热凉血。

患者采用胶艾汤合寿胎丸、四君子汤加减治疗。阿胶、当归、白芍、川芎养血活血，三七粉活血止血，艾叶炭温经收敛止血，熟地黄、制肉苁蓉、盐菟丝子补肾益精，党参、黄芪、白术、甘草益气摄血。服药后阴道出血迅速减少并停止，4月27日B超示宫内妊娠，胎儿存活，未见宫腔积液。说明采用上述中药治疗宫腔积液引起的反复大量阴道出血可以快速止血，同时帮助宫腔积液消散，获得很好的疗效，值得在临床中推广应用。

【思辨解惑】

[学生甲] 请教老师，您治疗先兆流产都会使用哪些活血化瘀药呢？

[老师] 对于存在血瘀证的先兆流产患者，如合并子宫肌瘤、子宫腺肌病、宫腔积液等，可以选用和缓的养血活血、止血活血药，如当归、川芎、丹参、三七等，但宜在补肾益气的基础上行活血化瘀之法，以达到"治病与安胎并举"的目的。

（刘昱磊整理）

【医案二】自然流产史保胎

● 钟某某，女，29岁，因"停经47天，因自然流产史要求保胎"于2019年11月6日初诊

LMP：2019年9月20日，患者无明显不适。查P：24.93ng/mL，E_2：299pg/mL，HCG：83.7IU/L。胚胎停育1次。舌淡红，苔黄厚，脉滑数。

中医诊断：①早孕？②异位妊娠待排。

辨证：脾肾不足。

西医诊断：①早孕？②异位妊娠待排。

治法：健脾养血，清热利湿。

中药处方：颗粒剂，3剂，每日1剂，分2次冲服。

阿胶6g　当归10g　白术20g　升麻12g　生地黄10g

黄连3g　百合10g　泽泻10g　茯苓10g　白芍10g

甘草9g

● 二诊：2019年11月24日

当日查P：22.97ng/mL，E_2：641pg/mL；2019年11月10日查P＞40ng/mL，E_2：433pg/mL，HCG：731IU/L，甲状腺功能正常；2019年11月17日查P：28.34ng/mL，E_2：809pg/mL，HCG：11 774IU/L。B超示宫内无回声区8mm×6mm。患者伴轻度早孕反应。舌淡红，苔薄黄。

辨证：肝胃不和。

治法：清肝和胃止呕。

中药处方：颗粒剂，7剂，每日1剂，分2次冲服。

紫苏叶10g　当归10g　白术20g　生姜3g　黄连3g

生地黄10g　百合10g　山药10g　甘草9g　砂仁3g

茯苓10g　白芍10g

● 三诊：2019年12月1日

查P：13.9ng/mL，E_2：692pg/mL。B超示宫腔内一大小约26mm×22mm的孕囊，囊内可见卵黄囊，可见长约11mm的胚芽，可见心管搏动，约孕7周大

小。舌淡红，苔薄黄，脉滑。

中医诊断：早孕。

辨证：肝胃不和。

西医诊断：早孕。

治法：清肝和胃止呕。

中药处方：颗粒剂，7剂，每日1剂，分2次冲服。

紫苏叶10g　乌贼骨10g　白术20g　生姜3g　黄连3g

生地黄10g　百合10g　　山药10g　甘草9g　砂仁3g

茯苓10g　　竹茹12g

● 四诊：2019年12月8日

当日查P：16.27ng/mL，E_2：816pg/mL；12月5日查P：16.99ng/mL，E_2：1 005pg/mL。患者诉便秘明显。舌淡红，苔薄黄，脉细。

辨证：阴津不足。

治法：滋阴润肠通便。

中药处方：颗粒剂，7剂，每日1剂，分2次冲服。

知母10g　生地黄30g　砂仁3g　茯苓10g　柏子仁10g

白芍20g　肉苁蓉30g　甘草9g　白术30g　百合30g

● 五诊：2020年1月5日

2019年12月12日查P：19.87μg/L，E_2：1 229pg/mL。当日B超示胎儿颈后透明层1.8mm，头臀长约54mm，胎盘下缘距宫颈内口值在正常范围，胎儿大小相当于孕12周。

嘱患者不适随诊。

【按语】

妊娠成功之要，在于胚胎质量良好，母体气血充足，无邪干扰。胚胎由父精母血结合而成。孕后保胎，母体气血的充盛尤为重要。气以载胎，血以养胎。气血来源于脏腑，运行于经络，是妇女经孕产乳的物质基础，若妇女气血调畅，则五脏安和，冲任通盛，经孕正常。妇女以血为本，血随气行。经、孕、产、乳容易耗伤气血，导致气血失调，影响冲任，造成妇科疾病。气血参与月经的产生，是冲任经脉维持胞宫正常生理活动的基本物质。因此人体气血的盛衰与否影响着妊娠的结局。大凡妊娠保胎，均以养气血为先。《陈素庵妇科补解》云："妊娠胎动不安，大抵冲任二经血虚，胎门子户受胎不实也。"《医宗金鉴》云："孕妇气血充实，形体壮实，则胎气安固。若冲任二经虚损，则胎不成实。"《景岳全书》云："凡妊娠之数见堕胎者，必以气脉亏损而然……凡胎孕不固，无非气血损伤之病，盖气虚则提摄不固，血虚则灌溉不周，所以多致小产。"

患者有自然流产史，本次孕后要求保胎，王俊玲教授将补气养血放在首位，选用阿胶、当归、白芍、生地黄、白术等有补气养血作用的中药。妊娠母体亦忌病邪干扰，其一病邪影响母体的气血化生功能，其二病邪影响胚胎生长。患者舌脉症状有湿热之象，王俊玲教授便在补气养血的基础上兼用清热利湿之品，如生地黄、茯苓、泽泻、黄连等。四诊时患者舌苔变薄，伴轻度早孕反应，于是减方中泽泻，加紫苏叶、砂仁理气和胃止呕。五诊时患者早孕反应仍明显，于是去当归，加乌贼骨止酸止呕、竹茹清热止呕安胎。七诊时患者便秘明显，王俊玲教授以滋阴润便安胎法治之。大便不通，浊气上泛，则加重早孕反应；大便通畅，早孕反应则随之减轻。重用生白术和白芍可起到通便作用，这是王俊玲教授临床上治疗女性便秘常用的药物。王俊玲教授常说，女性容易出现气血相对不足，因此应尽量避免使用大黄、芒硝等峻下之品，而用白术、白芍等柔和之品通便更适合女性。对于非孕妇女亦如此。傅青主曾说：不伤本身气血，便是调经大法。王俊玲教授用药亦持此观点。

孕期的一切治疗均在于扶正祛邪，扶正即补气养血安胎，祛邪即纠正患者的不平衡状态，扫清机体平衡障碍，使机体处于平衡状态，以利于胚胎生长。

【思辨解惑】

[学生甲] 请教老师，本患者每一诊的用药思路之间跨度较大，从补气养血、清热利湿，到清肝和胃，再到滋阴润肠通便，但每次处方中不离百合地黄汤，即使在首诊患者舌苔黄腻的情况下，也一样使用，请教老师的用药思路。

[老师]患者有不良妊娠史，所以容易出现精神焦虑紧张。而且患者每次就诊都表现出焦虑、紧张，担心再次胚胎停育。这种状态容易产生燥热，造成心烦气躁，对妊娠不利，因此在用药过程中需要考虑改善患者的焦虑情绪。《金匮要略心典》云："百合色白入肺，而清气中之热，地黄色黑入肾，而除血中之热，气血同治。"临床发现使用百合地黄汤可以有效改善患者心烦燥热的状态，有利于胚胎生长发育。现代百合地黄汤经常用于治疗抑郁症、更年期综合征等与情绪有关，辨证为阴虚内热的患者，临床上变通使用，效果较好。因此在本患者的用药中，百合地黄汤贯穿始终。

（滕辉整理）

【医案三】复发性流产保胎案

● 白某某，女，33岁，因"停经1+月，复发性流产病史要求保胎"于2020年11月25日初诊

患者既往月经规律，26天1行，持续3～4天，LMP：2020年10月18日，量少，既往胚胎停育两次。现停经1月余，少量阴道出血，褐色，伴腰酸。舌淡红，苔白，脉滑。11月22日查P：15.6ng/mL，E_2：205pg/mL，HCG：709.3IU/L，甲状腺功能正常；当日查P：23.8ng/mL，E_2：238pg/mL，HCG：4 769IU/L，B超示宫内孕囊。

中医诊断：①胎动不安？②异位妊娠待排。

辨证：肾虚血瘀。

西医诊断：①早期妊娠先兆流产？②异位妊娠待排；③复发性流产。

治疗：补肾养血，化瘀止血安胎。

中药处方：7剂，每日1剂，水煎，分2次口服。

阿胶6g　　艾叶炭10g　　白芍10g　　当归炭10g　　川芎6g

白术10g　　桑寄生10g　　茯苓10g　　续断炭10g　　甘草3g

杜仲10g　　苎麻根30g　　党参10g

● 二诊：2020年11月29日

查P：26.32ng/mL，E$_2$：308pg/mL，HCG：16 743IU/L。患者诉阴道仍有血性分泌物，睡眠差。舌淡红，苔白，脉滑。

辨证：血虚血瘀。

治法：养血活血安胎。

中药处方：7剂，每日1剂，水煎，分2次口服。

    阿胶6g   艾叶炭10g   党参10g   白芍10g   川芎6g

    白术10g   熟地黄10g   茯苓10g   黄芪10g   当归炭10g

    泽泻10g   苎麻根30g

● 三诊：2020年12月6日

患者孕48天，查P：23.51ng/mL，E$_2$：685pg/mL，B超示宫内早孕，孕囊25mm×14mm，可见胚芽，未见胎心搏动。舌红，苔白，脉细滑。

中医诊断：胎动不安。

辨证：肾虚血瘀兼热。

西医诊断：①早期妊娠先兆流产；②复发性流产。

治法：补肾活血兼清热。

中药处方：7剂，每日1剂，水煎，分2次口服。

    黄芩10g   当归炭10g   白芍10g   牡丹皮10g   白术10g

    杜仲10g   续断炭10g   茯苓10g   桑寄生10g   党参10g

    甘草3g   苎麻根30g

● 四诊：2020年12月13日

查P：19.21ng/mL，E$_2$：1 382pg/mL，B超示宫内早孕，胚胎存活，孕8周多。现自觉小腹胀，无阴道出血，时有嗳气。舌暗红，苔白，脉细滑。

辨证：肾虚血瘀兼气滞。

治法：补肾活血理气。

中药处方：7剂，每日1剂，水煎，分2次口服。

    当归10g   砂仁6g   川芎6g   白术10g   桑寄生10g

    茯苓10g   泽泻10g   黄芩10g   党参10g   苎麻根30g

续断10g　杜仲10g

● 五诊：2020年12月23日

查P：26.91ng/mL，E$_2$：2 322pg/mL，B超示宫内早孕，胚胎存活，孕9周左右。

辨证：肾虚血瘀兼气滞。

治法：补肾活血理气。

中药处方：7剂，每日1剂，水煎，分2次口服。

当归10g　砂仁6g　　川芎6g　　白术10g　桑寄生10g

茯苓10g　泽泻10g　黄芪10g　党参10g　紫苏叶10g

续断10g　杜仲10g

嘱定期复诊。

● 六诊：2021年1月13日

查P：32.79μg/L，HCG：75 516IU/L。B超示宫内孕，胚胎存活，大小约孕11周6天。

嘱定期产检。

【按语】

患者有2次胚胎停育史。中医认为反复停育的主要机理为冲任损伤，胎元不固，或胚胎缺陷，不能成形，故而屡孕屡堕，临床常分为肾气亏损型和气血两虚型。西医一般将复发性流产分为早期流产和晚期流产。早期流产常见的原因为黄体功能不足、甲状腺功能低下、染色体异常，晚期流产常见的原因为宫颈内口松弛、子宫畸形、子宫肌瘤。治疗复发性流产当以解决患者问题为出发点，多考虑中西医结合。

患者怀孕后动态监测激素水平，其中孕酮水平及雌二醇水平均理想，暂时不考虑西医治疗。

中医认为复发性流产多因肾虚，与气血亏虚有关，偶兼血热或血瘀。患者先天禀赋不足或房劳多产，均可导致肾虚冲任不固。患者胚胎停育可导致肾虚冲任不固，孕后以补肾固冲安胎为基础治疗。另外复发性流产患者容易血瘀的体质特点也不容忽视。近年来，国内外研究均认为反复自然流产与血栓状态密切相关，血液高凝状态可通过改变子宫胎盘位置的血流状态，使局部形成微血栓，从而引起胎盘缺血缺氧，最终导致胚胎发育不良或流产。有研究表明，D-二聚体含量增高表明凝血和纤溶系统被双重激活，是机体处于血栓前状态的分子标志物之一，可用于反复自然流产、不孕人群流产原因的筛查。其水平越高，流产可能性越大。对于D-二聚体增高引起的反复自然流产，目前西医主要采用低分子肝素和阿司匹林进行抗凝治疗，但在临床应用中容易出现过敏、血小板减少、肝损伤、出血等不良反应。中医通过辨病辨证辅以活血化瘀治疗，不仅可以提高妊娠成功率，还能避免西医抗凝治疗的副作用[1]。

中医在妊娠过程中使用活血化瘀中药的历史源远流长，早在医圣张仲景《金匮要略·妇人妊娠病脉证并治》对妊娠有关疾病的论述中，就提到含当归、川芎等具活血化瘀功效药物的方剂6首，并云"妇人妊娠，宜常服当归散主之"。临床常用的保胎处方泰山磐石散中亦有当归、川芎之品。更有王清任在《医林改错》中使用少腹逐瘀汤治疗反复流产。

对于本例患者的治疗，补肾养血是基础，但始终不离化瘀。补肾养血化瘀安胎是主线。患者一诊时并无明显不适症状，但复发性流产病史已提示患者冲任受损可能性大，故给予胶艾四物汤合寿胎丸加减，加固患者冲任功能，并改善患者气血状态，以支持胚胎生长。二诊时患者有少量阴道出血，王俊玲教授依然未减活血化瘀的当归和川芎。三诊时更加牡丹皮以增加活血清热力度。四诊时使用当归芍药散加减，当归和川芎仍在。用这样的治疗方法，患者阴道出血非但未增加，反而逐渐停止，胚胎持续向好生长。直至12月23日复诊，患者B超示孕9周余，胚胎良好。

现代药理研究表明，当归多糖有较强的抗凝血和止血作用，其止血作用与促进血小板聚集作用有关。当归在凝血方面表现出双向调节作用，其抗凝血作用主要是影响内源性凝血系统，显著延长APTT，促进血小板聚集，这可能是它止血的作用途径[2]，但对于外源性凝血系统影响较弱。川芎嗪是川芎中主要的有效成分，现代药理研究发现川芎嗪可抵抗交感神经的血管收缩，促进血液循环，抑制血小板聚集反应，阻抑血栓形成，调节各种血管活性物质的释放[3]，对妊娠高血压患者的高黏血症、高凝血症、微循环障碍有重要的治疗作用。临床上应该突破"活血化瘀药易伤胎元……为妊娠禁忌药"的误区，正所谓"有故无殒，亦无殒也"。这与西医在复发性流产中大量使用肝素和阿司匹林有异曲同工之妙。

【思辨解惑】

［学生甲］请教老师，中医讲究辨证论治，患者就诊自始至终并无瘀血表现，为什么坚持使用当归、川芎等活血化瘀药，而且即使在患者有阴道出血的情况下依然未放弃使用？

［老师］对于这个患者使用活血化瘀药有四个方面的考虑：一是患者有2次胚胎停育史，胚胎停育的经历本身容易让患者留瘀于体内，形成瘀血，妨碍胚胎着床和生长。二是患者33岁，本身年龄偏大，再加上有胚胎停育史，其紧张焦虑的状态亦容易形成气滞，进而形成血瘀，造成微循环障碍。三是妊娠本身容易使母体出现高凝状态，影响血液循环。四是患者阴道出血，容易形成有形之瘀，更需活血化瘀。我在临床中对于无证可辨的复发性流产患者基本都考虑使用活血化瘀药，多考虑当归芍药散加减。

参考文献

[1] 王俊玲．王俊玲女科心悟[M]．深圳：海天出版社，2015：130-135．

[2] 韦玮，龚苏晓，张铁军，等．当归多糖类成分及其药理作用研究进展[J]．药物评价研究，2009，32（2）：130-134．

[3] 姜宇懋，王丹．川芎嗪药理作用研究进展[J]．中国现代中药，2016，18（10）：1364-1370．

（滕辉整理）

二、滑胎

【医案一】自然流产2次、卵巢储备功能下降、异常子宫出血

● 李某，女，30岁，因"自然流产2次"于2019年9月1日初诊

患者平素月经规律，30天1行，5天干净，经量少，无痛经，LMP：2019年8月21日。既往自然流产2次，2019年7月26日行清宫术。舌淡红，苔白，脉细。既往在外院诊断为卵巢功能减退。

中医诊断：月经过少。

辨证：脾肾两虚。

西医诊断：①复发性流产；②异常子宫出血。

治法：补肾健脾调经。

中药处方：颗粒剂，7剂，每日1剂，分2次冲服。

菟丝子10g　女贞子10g　升麻12g　桑椹10g　沙苑子10g

覆盆子10g　枸杞子10g　山药10g　茯苓10g　白术10g

甘草3g　　　葛根10g

● 二诊：2019年9月14日

LMP：2019年11月4日，舌淡红，苔白，脉细。查FSH：12.08IU/L，LH：4.32IU/L，E_2：97pg/mL，甲状腺功能正常。

中医诊断：月经过少。

辨证：脾肾两虚。

西医诊断：①复发性流产；②异常子宫出血；③卵巢储备功能下降。

治法：补肾健脾调经。

中药处方：颗粒剂，7剂，每日1剂，分2次冲服。

菟丝子10g　女贞子10g　香附10g　桑椹10g　沙苑子10g

覆盆子10g　枸杞子10g　山药10g　茯苓10g　白术10g

甘草3g　　　川芎12g

- 三诊：2019年9月22日

LMP：2020年9月17日，患者月经第5天，查AMH：0.36ng/mL。舌淡红，苔白，脉细。

辨证：肾虚血瘀。

治法：补肾活血。

中药处方：颗粒剂，7剂，每日1剂，分2次冲服。

菟丝子10g　女贞子10g　葛根10g　桑椹10g　沙苑子10g

覆盆子10g　枸杞子10g　山药10g　茯苓10g　白术10g

甘草3g　　益母草15g

西药处方：氯米芬片，每次50mg，每日1次，月经第5天开始口服，共服5天。

- 四诊：2019年9月29日

患者月经第12天，自觉心烦，口干，带下增多，色黄稠，味腥臭。舌红，苔黄微腻，脉细数。氯米芬片促排卵后7天，B超示右侧卵巢优势卵泡14mm×12mm，子宫内膜7mm。

辨证：肾虚兼湿热。

治法：固肾止带，清热祛湿。

中药处方：颗粒剂，7剂，每日1剂，分2次冲服。

黄柏12g　白果10g　益母草15g　芡实10g　车前子15g

山药10g　茯苓10g　牡丹皮12g　牛膝10g　栀子10g

甘草6g

- 五诊：2019年10月11日

患者月经第22天，带下量减少，色淡黄，无腥臭味，心烦减轻，口干口苦，头痛，入睡困难。舌红，苔薄黄，脉弦。B超示右侧卵泡已排，子宫内膜10mm。

辨证：肝火。

治法：清肝泻火健脾。

中药处方：颗粒剂，7剂，每日1剂，分2次冲服。

黄连3g　黄芩10g　山药10g　茯苓10g　石斛10g

砂仁3g　茯神10g　菊花12g　白术10g　甘草6g

西药处方：地屈孕酮片，每次10mg，每日2次，口服。

● 六诊：2019年10月27日

LMP：2019年10月12日，量中等，色淡红，无血块，无痛经，经前乳房胀痛明显，两胁隐痛，口干，乏力，纳少，大便溏。舌红，苔薄白，脉弦。B超示子宫内膜5mm，左侧卵泡13mm×13mm。

辨证：血虚肝郁脾虚。

治疗：养血疏肝健脾。

中药处方：颗粒剂，7剂，每日1剂，分2次冲服。

牡丹皮12g　栀子10g　柴胡12g　薄荷6g　茯苓10g

白术10g　　当归10g　赤芍10g　甘草9g　益母草15g

丹参10g　　牛膝10g

● 七诊：2019年11月17日

患者月经第28天，月经未来潮。舌淡红，苔薄白，脉细滑。查P：33.16ng/mL，E_2：474pg/mL，HCG：1 210mIU/mL。

中医诊断：①早孕？②异位妊娠待排。

辨证：肾虚。

西医诊断：①早孕？②异位妊娠待排。

治法：补肾安胎。

中药处方：颗粒剂，7剂，每日1剂，分2次冲服。

苎麻根10g　黄芩10g　白术10g　桑叶20g　墨旱莲10g

女贞子10g　山药10g　茯苓10g　甘草9g

嘱定期查P、E_2、HCG，定期做B超检查。

● 八诊：2019年12月1日

患者停经41天，11月20日查P：30.77ng/mL，E_2：609pg/mL，HCG：2 993mIU/mL，甲状腺功能未见异常。11月24日查P：27.52ng/mL，E_2：657pg/mL，HCG：11 882mIU/mL。B超示宫内囊性暗区（早早孕可能）。当日查P：33.36ng/mL，E_2：1 054pg/mL。舌淡红，苔薄白，脉细滑。

辨证：肾虚。

治法：补肾安胎。

中药处方：颗粒剂，7剂，每日1剂，分2次冲服。

　　白芍30g　黄芩10g　白术30g　女贞子10g　甘草9g

　　桑叶20g　山药10g　茯苓10g　墨旱莲10g

● 九诊：2020年1月12日

2019年12月8日查P：23.69ng/mL，E_2：1 516pg/mL，12月15日查P：23ng/mL，E_2：2 164pg/mL，B超示宫内早孕，单活胚胎（约孕8+周）；12月22日查P：24.57ng/mL，E_2：2 787pg/mL；12月29日查P：25.77ng/mL，E_2：3 217pg/mL。2020年1月5日查P：28.54ng/mL，E_2：4 861pg/mL；当日B超示单活胚胎，NT正常，胎儿大小相当于孕12+周。

嘱患者不适随诊。

【按语】

患者因"自然流产2次"就诊，辨证属肾虚血瘀，肾虚为本，血瘀为标。"胞宫胞络者，系于肾"，《女科经纶》云："女子肾脏系于胎，是母之真气，子所系也。若肾气亏损，便不能固摄胎元。"说明受孕后肾气充足对胎元稳固具有重要意义。《灵枢》中记载："有所堕坠，恶血留内。"屡孕屡堕损伤冲任胞络，阻碍气血运行，血结成癥，滞留胞中，可致滑胎。瘀血既为病理产物，又为新的致病因素，可导致流产反复发生。王俊玲教授在治疗该病例时首先以五子衍宗丸加减补肾调经。方中菟丝子调补肾阴阳，沙苑子补肾固精，枸杞子填精补血，覆盆子固精益肾，桑椹滋阴补血，升麻、葛根升举阳气，山药、白术健脾益气。在肾气渐恢复后的经前期、经后期，王俊玲教授在原方基础上加上理气祛瘀药以补肾祛瘀。患者在调经助孕过程中出现了带下病的变证。王俊玲教授重视辨证论治，随证用药，而不是一味补肾。她根据患者病情变化调整用药，给予易黄汤治疗。患者孕后常规使用保胎中药，保胎注重滋养肾阴，常用二至丸加减。二至丸出自清代汪昂的《医方解集》，具有补益肝肾、滋阴止血、壮筋骨、乌须发之功效。因患者孕后阴血下行，故予黄芩、桑叶清上焦热。

卵巢储备功能下降（diminished ovarian reserve，DOR）主要表现为生育能力下降，其指卵巢内卵母细胞数量减少和/或质量下降，AMH水平降低、窦状卵泡数减少、FSH升高。复发性流产属中医学"滑胎""数堕胎"范畴，根据中医妇科学"肾藏精，主生殖""任主胞胎""经水出诸肾"的理论，治疗以强肾固本为主。王俊玲教授对于复发性流产患者的治疗十分重视孕前干预，预培其损，先调经、后助孕，注重孕后保胎，调经中注重中医药周期疗法。

【思辨解惑】

[学生甲]请教老师，卵巢储备功能下降的中医学基本病机是什么？

[老师]该病的常见病机为肾虚血瘀，不管哪个证型的卵巢储备功能下降，无论用什么方药，其最终目的都是通过调理肾–天癸–冲任–胞宫轴改善卵巢功能，使月经逐渐恢复正常，改善黄体功能，恢复生育力。临证治疗在于辨证论治，随证用药，而不是一味补肾。

[学生乙]请教老师，中医药周期疗法的基础是什么？

[老师]月经是在肾–天癸–冲任–胞宫轴相互调节下，在全身脏腑、经络、气血的共同协调作用下，胞宫定期藏泻的结果。气血、阴阳周期性的消长变化，形成整体性、阶段性的节律变化，以维持女性生殖功能。根据月经周期中不同时期肾的阴阳消长变化，将每个月经周期划分为行经期、经后期、经间期、经前期四个阶段。中医药周期疗法就是结合月经周期不同阶段的阴阳转化消长规律，采取周期性治疗，调整月经周期，从而治疗月经不调及闭经。

（陈妍整理）

【医案二】自然流产2次、异常子宫出血

● 廖某，女，28岁，因"阴道不规则出血半月，自然流产2次"于2019年6月6日初诊

患者于2011年自然流产后行药物调理治疗，2018年4月孕2+月时因胚胎停

育行清宫术，LMP：2019年5月13日，18天止，阴道出血少，平素月经规律。舌淡暗，苔薄白，脉弦。B超示子宫内膜7mm，右侧卵泡18mm×18mm。

中医诊断：经期延长。

辨证：肾虚肝郁血瘀。

西医诊断：①异常子宫出血；②复发性流产。

治法：补肾疏肝，活血化瘀。

中药处方：颗粒剂，7剂，每日1剂，分2次冲服。

益母草15g　黄芩10g　当归10g　白芍30g　丹参10g

淫羊藿15g　牛膝10g　仙茅15g　柴胡10g　甘草5g

● 二诊：2019年6月20日

LMP：2019年5月13日，量少，至5月31日干净。6月6日查FSH：4.43IU/L，LH：9.06IU/L，P：0.18μg/L，E_2：132pg/mL。舌淡，苔薄白，脉细弱。

辨证：气血两虚。

治法：益气养血。

中药处方：颗粒剂，7剂，每日1剂，分2次冲服。

黄芪10g　党参10g　炒白术10g　茯苓10g　当归10g

川芎10g　白芍20g　熟地黄10g　炙甘草3g

● 三诊：2019年12月4日

LMP：2019年9月25日。舌淡红，苔薄白，脉细滑。查P：3.34μg/L，E_2：81pg/mL，HCG：0IU/L。B超示子宫内膜11mm，左侧附件区囊性暗区9mm×6mm。

西药处方：地屈孕酮片，每次10mg，每日2次，口服。

● 四诊：2019年12月11日

LMP：2019年12月5日。患者诉偶有咳嗽，咯黄痰。舌淡红，苔薄黄，脉浮。

中医诊断：咳嗽。

辨证：风热袭肺。

西医诊断：急性支气管炎。

治法：疏风清热止咳。

中药处方：颗粒剂，7剂，每日1剂，分2次冲服。

　　陈皮12g　百部10g　蒲公英15g　荆芥10g　桔梗12g

　　茯苓10g　白芍10g　鱼腥草15g　桑叶10g　甘草6g

　　牛蒡子10g

西药处方：氯米芬片，每次50mg，每日1次，口服。

● 五诊：2019年12月18日

LMP：2019年12月5日。B超示子宫内膜6mm，右侧卵泡17mm×13mm。患者诉咳嗽，咯黄痰，量多，咽痛，偶有胸闷。舌红，苔薄黄，脉浮数。

中医诊断：咳嗽。

辨证：痰热壅肺。

西医诊断：急性支气管炎。

治法：清肺化痰。

中药处方：颗粒剂，7剂，每日1剂，分2次冲服。

　　冬瓜子30g　白芍30g　麻黄12g　石膏30g　苦杏仁10g

　　牛蒡子10g　桔梗30g　甘草9g　桃仁10g

● 六诊：2020年1月19日

LMP：2020年1月8日，月经干净后无性生活。当日造影示右侧输卵管通畅，左侧输卵管积水。舌淡暗，苔黄，脉弦。

辨证：湿热壅滞。

治法：清热利湿。

中药处方：颗粒剂，14剂，每日1剂，分2次冲服。

　　黄柏12g　败酱草15g　大血藤15g　蒲公英15g　牛膝10g

　　丹参10g　贯众炭10g　鱼腥草15g　路路通10g　甘草6g

● 七诊：2020年7月8日

LMP：2020年5月19日。7月6日查HCG：3 068IU/L，E_2：126pg/mL，P：124.8nmol/L。7月8日查HCG：10 130IU/L，E_2：289pg/mL，P：27.88μg/L，甲状腺功能正常。B超示宫内妊娠囊样回声，孕囊10mm×3mm。

中医诊断：①早孕？②异位妊娠待排。

辨证：肾虚。

西医诊断：①早孕？②异位妊娠待排；③复发性流产。

● 八诊：2020年7月15日

LMP：2020年5月19日。查HCG：68 933IU/L，E_2：339pg/mL，P：25.27μg/L。B超示宫内早孕，孕囊25mm×13mm，可见卵黄囊，未见胚芽。患者诉偶有下腹隐痛，少量阴道出血，淡红色，无腰酸。舌淡红，苔薄白，脉细滑。

中医诊断：胎动不安。

辨证：血虚。

西医诊断：①先兆流产；②复发性流产。

治法：养血安胎。

中药处方：颗粒剂，7剂，每日1剂，分2次冲服。

艾叶10g　阿胶6g　当归10g　川芎6g　生地黄30g

桑叶10g　山药10g　茯苓10g　甘草9g　苎麻根10g

● 九诊：2020年7月22日

查E_2：496pg/mL，P：19.73μg/L。B超示宫内早孕，胚胎存活，大小相当于孕7周。

2021年2月7日电话随访：患者孕36周，无不适，产检正常。

【按语】

患者就诊时为卵泡期后期，王俊玲教授以疏肝理气化瘀为法促进卵泡排出。二诊时患者为黄体期，王俊玲教授予八珍汤加减以补益气血。三诊时为初诊的半年后，患者因月经后期再次就诊，王俊玲教授予地屈孕酮片口服。月经来潮后予氯米芬片促排卵，在促排卵过程中患者因外感风热致感冒咳嗽，口服14剂中药后感冒愈。因促排卵周期未受孕，经后造影示左侧输卵管积水，予中药清热利湿14剂，药方为王俊玲教授治疗输卵管积水的经验方，以黄柏、败酱草、大血藤清热利湿，蒲公英、鱼腥草、贯众炭清热解毒，丹参、牛膝活血化瘀，路路通利水除湿。患者受孕后王俊玲教授根据辨证予患者胶艾汤以保胎治疗，方中艾叶、阿胶养血安胎，当归、川芎养血理气，生地黄养阴、清虚热，桑叶、苎麻根止血安胎，山药、茯苓健脾利湿。

《女科要旨》云："妇人无子，皆由经水不调……种子之法，即在于调经之中。"王俊玲教授认为肾虚血瘀、冲任不调是复发性流产的根本病机，肾不能系胎，瘀阻胞宫，不能长养胎儿，则可导致反复堕胎。治疗上，以中药序贯疗法预培其损，方可受孕。孕后应养血安胎，使胎有所系、所载、所养。输卵管积水是输卵管慢性炎症中较为常见的类型，也是不孕症的常见原因之一。输卵管积水属患者素体气虚，湿热之邪乘虚而入，阻滞冲任，胞脉失畅，瘀血内阻，水液不化。气为血之帅，气行津液，气虚无力行血运津，则瘀水互结而闭阻胞脉。

胶艾汤出自汉代张仲景的《金匮要略》，原方为"川芎二两、阿胶二两、甘草二两、艾叶三两、当归三两、芍药四两、干地黄六两"，具有调补冲任、固经止血之功，常用于治疗冲任脉虚、阴血不能内守所致的月经淋漓不断，小产以后下血不止，妊娠胞阻下血而不因于癥瘕者。王俊玲教授善用胶艾汤加减补血止血、调经安胎。胶艾汤中阿胶善于补血止血益阴，艾叶善于温经止血补阳，两药合用调经安胎，为治胎漏的要药；当归、川芎补血活血，调经以养血；和以甘草，使血能循经养胎而无漏下之患。

【思辨解惑】

[学生甲] 请教老师，胶艾汤运用的注意事项是什么？

[老师] 胶艾汤由四物汤加阿胶、艾叶、甘草组成，四物汤具有养血活血的功效，在胎动不安出血时应慎用。如胎动不安而有血瘀者，则为胶艾汤之所治。胶艾汤中加酒引药入血，艾叶炒炭用，白芍生用，生地黄可酌情换为熟地黄，艾叶、白芍、生地黄的剂量变化取决于患者的寒热辨证。

[学生乙] 请教老师，复发性流产临床的病因有哪些？

[老师] 复发性流产病因复杂，可能与染色体异常、内分泌失调、免疫异常等诸多因素紧密相关，约50%的患者病因不明确，称为不明原因复发性流产。不明原因复发性流产在西医治疗上存在的不足，恰恰可以通过中医治疗来弥补。

（陈妍整理）

【医案三】自然流产2次、异常子宫出血

● 彭某某，女，31岁，因"自然流产2次，未避孕未孕2个月"于2019年12月29日初诊

患者平素月经规律，28~30天1行，6~7天干净，经量少，痛经（−），LMP：2019年12月18日。孕2产0，自然流产2。舌淡胖大，苔薄黄，脉沉。面部有痤疮。B超示子宫内膜9mm，左侧卵泡12mm×11mm。

中医诊断：月经过少。

辨证：肾虚湿热血瘀。

西医诊断：①复发性流产；②异常子宫出血。

治法：清热利湿活血。

中药处方：颗粒剂，3剂，每日1剂，分2次冲服。

连翘10g　赤小豆15g　桑白皮10g　土茯苓15g　甘草3g

赤芍10g　牡丹皮12g　益母草15g　蒲公英15g

● 二诊：2020年1月5日

患者月经第19天，诉睡眠欠佳，舌红，苔黄，脉细数。B超示子宫内膜10 mm，左侧卵泡13mm×12mm。

辨证：心肾阴血亏虚。

治法：滋阴清热，养血安神。

中药处方：颗粒剂，7剂，每日1剂，分2次冲服。

当归10g　地黄10g　天冬10g　远志6g　酸枣仁30g

柏子仁10g　麦冬10g　丹参10g　桔梗6g　五味子12g

炙甘草10g　茯神10g

西药处方：地屈孕酮片，每次10mg，每日2次，口服1周。

● 三诊：2020年1月15日

LMP：2019年12月18日。患者睡眠较前好转，无阴道出血，无腰酸及腹痛。舌红，苔黄，脉细滑。查HCG：401.3mIU/mL。

中医诊断：①早孕？②异位妊娠待排。

辨证：心肾阴血亏虚。

西医诊断：①早孕？②异位妊娠待排；③复发性流产。

治法：滋阴清热，养血安神。

中药处方：前方减远志、桔梗，加墨旱莲10g、女贞子10g。颗粒剂，3剂，每日1剂，分2次冲服。

嘱定期检测P、E_2、HCG，定期进行B超检查。

● 四诊：2020年1月19日

患者无阴道出血，无腹痛及腰酸，无恶心及呕吐，胃纳可，二便调。查P：13.32ng/mL，E_2：433pg/mL，HCG：2 604mIU/mL，B超示宫内囊性暗区3mm×3mm，未见卵黄囊，未见胚芽。

辨证：脾肾两虚。

治法：补肾健脾。

中药处方：颗粒剂，7剂，每日1剂，分2次冲服。

桑寄生10g　菟丝子30g　续断10g　　杜仲10g　党参20g

墨旱莲10g　炒白术10g　炙甘草5g　黄芩10g　山药20g

女贞子10g

西药处方：黄体酮胶囊，每次150mg，每日2次，口服。

2021年1月随访，患者诉孕期无阴道出血、腹痛及腰酸，2020年9月顺产，孩子体健。

【按语】

1. 有证辨证，无证辨病，强调辨证论治

不孕不育的患者，有些有不适表现，有证可辨，比如本例患者，一诊时面部有痤疮，舌淡胖大，苔薄黄，脉沉，考虑有湿热的存在，在这种情况下宜清热利湿，治疗以祛邪为主。二诊时患者诉睡眠欠佳，综合舌红、苔黄、脉沉，考虑热邪伤阴，导致阴虚血少、神志不安。又患者平素月经量少，考虑精血亏虚所致，宜滋阴清热、养血安神。机体是一个整体，睡眠欠佳可以影响生殖内分泌，所以调好睡眠有利于生殖内分泌的健康。

对于部分没有任何不适的患者，无证可辨时，可从辨病入手，比如不孕不育，抓住肾主生殖，肾虚为本，兼顾肝脾，结合女性月经周期的不同阶段，采用中医药周期疗法治疗。王俊玲教授认为，虽然不孕不育肾虚为本，但与五脏相关，临床病症复杂，虚实夹杂、寒热错杂也常遇到，必须辨证论治，针对当前的主要矛盾或祛邪或扶正或二者兼顾，才能达到好的治疗效果。一味补肾也不一定有好的疗效。

2. 治疗痤疮的经验方

王俊玲教授认为，因肺主皮毛，故痤疮多考虑肺热为主，夹湿所致，辨证要点：痤疮色红，有脓点，面部油腻，大便黏腻或干燥，舌红，苔黄腻。选用麻黄连翘赤小豆汤加减治疗，处方由连翘、赤小豆、桑白皮、土茯苓、蒲公英、牡丹皮、赤芍、甘草、益母草组成。方中体现了几大法则：第一开鬼门、洁净府。方中麻黄"开鬼门"，发汗宣散表邪；赤小豆、桑白皮、土茯苓"洁净府"，清热利湿，导热从小便出。第二清肺宣肺。麻黄宣肺，桑白皮甘寒清肺热、利水消肿，连翘入肺清热解毒、消肿散结、疏散风热。第三凉血活血，如牡丹皮、赤芍、益母草。第四祛痰消肿散结，如连翘、蒲公英。全方共为解表散邪、清利湿热凉血之剂。

3. 天王补心丹

天王补心丹为安神剂，具有滋阴清热、养血安神之功效。本方为治疗心肾阴血亏虚所致神志不安的常用方。临床应用以心悸失眠、手足心热、舌红少苔、脉细数为辨证要点。全方滋阴补血以治本，养心安神以治标，标本兼治，心肾两顾。患者二诊时睡眠欠佳，舌红、苔黄、脉细数，考虑热邪伤阴，导致阴虚血少、神志不安。患者平素月经量少，考虑精血亏虚所致，宜滋阴清热、养血安神。王俊玲教授选用天王补心丹加减治疗。方中甘寒之生地黄，入心能养血，入肾能滋阴，故能滋阴养血，壮水以制虚火。天冬、麦冬滋阴清热，酸枣仁、柏子仁养心安神，当归补血润燥，共助生地黄滋阴补血，并养心安神。远志养心安神，五味子、酸枣仁酸以敛心气、安心神。丹参清心活血，合补血药使补而不滞，心血易生。茯神健脾祛湿安神。桔梗为舟楫，载药上行以使药力缓留于上部心经，《神农本草经》记载桔梗有安神之功。服药7天后患者睡眠较前好转，获得妊娠。临床发现心神安宁有利于女性内分泌的稳定，对妊娠有帮助。

【思辨解惑】

［学生］请教老师，患者获得妊娠后为什么还是选用天王补心丹加减呢?

［老师］孕后阴血下聚以养胎元，肝木失濡，虚火旺盛，容易导致睡眠欠佳，患者虽然睡眠较前好转，但是仍然没有恢复正常，妊娠状态下尤其要重视睡眠，睡眠正常，心肾相交，相当于补肾。若睡眠不佳，则会导致肾虚，甚至造成流产，因此守方天王补心丹滋阴清热，养血安神，加墨旱莲、女贞子补肝肾预防性安胎，睡眠恢复正常后采用寿胎丸合四君子汤补肾健脾，先后天同补，以预防再次流产的发生。

（刘昱磊整理）

三、堕胎、小产

【医案一】引产后宫腔残留

● 张某某，女，32岁，因"引产术后12天，B超发现宫内混合回声1天"于2020年6月14日初诊

患者因孕20周出现下腹胀及阴道流血水，考虑胎膜早破于2020年5月28日行引产术，术后轻微腹痛，阴道出血多于月经量，无头晕等不适，纳眠可，二便调。舌淡紫，苔薄白润，脉细涩。孕1产0自然流产1。2020年6月13日外院彩超示宫腔内可见约47mm×12mm的混合回声，内回声不均匀，未见明显血流信号。

中医诊断：小产。

辨证：胎堕不全。

西医诊断：不全流产。

治法：活血化瘀。

中药处方：7剂，每日1剂，水煎400mL，分早晚两次温服。

川芎10g　当归10g　桃仁15g　三棱15g　炮姜5g

桂枝15g　丹参15g　茯苓15g　赤芍15g　益母草15g

莪术15g　牛膝15g

● 二诊：2020年7月1日

患者诉仍有少量阴道流血，偶有头晕、腰酸，纳眠可，二便调。舌瘀紫，苔薄白，脉弦细涩。6月23日查HCG：5.72IU/L；7月1日查HCG：2.07IU/L，彩超示宫腔内可见约16mm×7mm的混合回声，内回声不均匀，未见明显血流信号。

辨证：胎堕不全。

治法：活血化瘀。

中药处方：7剂，每日1剂，水煎400mL，分早晚两次温服。

桃仁10g　红花10g　川芎15g　当归10g　牛膝15g

丹参15g　柴胡10g　香附15g　乌药15g　益母草15g

● 三诊：2020年7月18日

患者诉有下腹不适，白带偏黄，腰酸，容易焦虑，大便正常。舌瘀紫，苔薄白，脉弦涩。

辨证：①胎堕不全；②肝气郁结。

治法：疏肝理气，活血化瘀。

中药处方：12剂，每日1剂，水煎400mL，分早晚两次温服。

柴胡15g　当归15g　牡丹皮15g　香附15g　牛膝15g

薄荷15g　丹参15g　益母草15g

● 四诊：2020年7月26日

患者诸证好转，5月28日引产后月经仍未来潮，白带褐色，腰酸，无其他不适，舌瘀紫，苔薄白，脉弦涩。2020年7月25日外院彩超示宫腔未见异常包块，子宫内膜6mm，内回声不均匀，双侧卵巢稍大并有多个小卵泡，盆腔少量积液。患者孕前有多囊卵巢综合征病史。

中医诊断：月经后期。

辨证：肝气郁结夹血瘀。

西医诊断：多囊卵巢综合征。

治法：疏肝理气，活血化瘀。

中药处方：7剂，每日1剂，水煎400mL，分早晚两次温服。

柴胡15g　当归15g　牡丹皮15g　益母草15g　香附15g

泽兰15g　川芎15g　丹参15g　鸡血藤15g　牛膝15g

【按语】

患者因引产术后宫腔残留来诊，中医认为，胎殒已堕，堕而不全，瘀阻胞宫，新血不得归经，故阴道流血持续不止；胎堕不全，留而为瘀，不通则痛。治疗应以活血祛瘀下胎为主。明代薛立斋言："小产重于大产，盖大产如粟熟自脱；小产如生采，破其皮壳，伤其根蒂也。"在本医案中，患者正气尚足，瘀血明显，因此，治疗以祛瘀为主，活血与破血药共用，以达到活血祛瘀、去其根蒂的效果。方以脱花煎为主，方中当归、桃仁、川芎活血化瘀，炮姜、桂枝温经通络，三棱、莪术破血行血，丹参、益母草加强化瘀之力，牛膝引血下行，茯苓祛湿。二诊时患者出现头晕、腰酸等症状，HCG下降，彩超提示宫腔残留物缩小，考虑患者正气有所损伤，因此减少了破血药的使用，在活血化瘀的基础上适当疏肝理气，腑气通畅，则气血运行如常。三诊时患者出现焦虑情绪，女子性善抑郁，尤其处于患病状态的女性，更容易受情绪上的不良影响，因此治疗过程中考虑调畅情志，予以疏肝理气。四诊时B超提示宫腔内已无残留，但子宫内膜回声不均，且患者引产后未再来月经，有多囊卵巢综合征病史，对自身情况也比较焦虑，因此在疏肝解郁的基础上加强了活血的力度。

在本医案中，我们可以看出不全流产的治疗思路，首先不全流产应从活血化瘀论治，早期患者正气尚足、邪气较盛，应重用活血破血药，以达到快速祛邪的目的，在治疗过程中应时刻关注患者正气是否损伤，以及情绪的变化；另一方面，用药贵在专一，切忌"大包围"，要抓住重点去突破。

【思辨解惑】

[学生甲] 请教老师，对于引产或药物流产及人工流产后的治疗我们应该注意哪些方面？

[老师] 随着国家生育政策的调整，女性的生育需求越来越多，随之而来的生育问题也层出不穷，尤其对于仍然有生育要求的女性，保护她们的生育能力非常重要。人工流产会对子宫内膜造成很多不可逆的伤害，如宫腔粘连、子宫内膜变薄等；药物流产可以减少器械操作带来的不可逆损伤，但是也会出现组织物残留的风险，这些残留的组织物如果不能及时清除，患者难免要接受清宫术，这与我们保护患者生育能力的初衷不符，因此，在治疗早期我们应加强活血的力度，及时排除残留的组织物，再适当地健脾补肾益气、固护正气。

[学生乙] 请教老师，在本医案中，如何把握祛瘀不伤正？

[老师] 中医看诊，离不开望闻问切。本医案中，我们四诊合参，大概能知道患者是一个正气尚足、瘀血明显的人，因此，可以大胆重用活血破血药。但我们不能一味地祛邪，二诊时，患者已经出现正气受损的症状，因此，我们要减轻活血药物的使用，同时关注患者的情绪变化，给予疏肝药物。罗元恺教授认为女性疾病离不开肝、脾、肾三脏，疏肝健脾补肾是治疗女性疾病的一个重要原则，因此在治疗女性疾病的过程中，应密切关注患者病情变化，适当调整药物配伍。

（胡珊整理）

【医案二】药流、产后宫腔残留

1. 中药药流

● 林某，女，42岁，因"B超发现胚胎停育1天，要求药物流产"于2020年11月14日初诊

患者平素月经规律，28天1行，7天干净，经量多，夹血块，经前腹痛，半夜出现，疼痛明显，月经来潮后痛止。大便稀，LMP：9月中旬。舌黯

红，苔白，脉弦。2020年10月29日查HCG：13 037IU/L，10月31日查HCG：12 848IU/L；11月9日B超示宫内早孕，可见卵黄囊，未见胚芽，查HCG：7 776IU/L。11月14日B超示宫内早孕，可见卵黄囊及点状胚芽，未见心管搏动，查HCG：5 161IU/L。

中医诊断：堕胎。

辨证：血瘀。

西医诊断：稽留流产。

治法：活血化瘀杀胚。

中药处方：颗粒剂，7剂，每日1剂，分2次冲服。

川芎15g　当归30g　乳香30g　没药30g　益母草15g

桃仁15g

● 二诊：2020年11月28日

患者服药后经阴道排出2cm×2cm组织物，B超示子宫、双侧附件未见明显异常。

2. 产后宫腔残留

● 彭某，女，26岁，因"顺产后不规则阴道出血3个月"于2020年12月30日初诊

患者顺产后至今不规则阴道出血，量少，色暗红，无腹痛，二便调，现哺乳期。舌黯红，苔白，脉弦。12月29日B超示宫腔内稍强回声团（2.8cm×2.2cm×0.9cm），周边见血流信号。

中医诊断：产后恶露不绝。

辨证：血瘀。

西医诊断：宫腔残留。

治法：活血化瘀。

中药处方：颗粒剂，7剂，每日1剂，分2次冲服。

乳香30g　没药30g　益母草30g　当归30g　王不留行15g

桔梗10g　甘草5g　小通草10g

● 二诊：2021年1月6日

患者服药后经阴道排出3cm×1cm组织物，B超示子宫内膜回声不均，双侧附件未见明显异常。

【按语】

第一位患者因"B超发现胚胎停育1天，要求药物流产"，王俊玲教授在没有使用西药米非司酮片、米索前列醇片联合药物流产的情况下，单纯使用中药给患者行药物流产。所选药方是《傅青主女科》中治疗正产胞衣不下的送胞汤加减。《辨证录》曰："此方以当归、川芎补其气血，以荆芥引气血归经，用益母草、乳香等药逐瘀下胎。新血既长，旧血难存，气旺上升，瘀浊自然迅降无留滞之苦也。"该方功效为补气生血、逐瘀下胞，主治正产胞衣不下。现代研究表明，当归、川芎、桃仁具有扩张血管、抗炎、抗疲劳、抗休克、调节免疫功能、降脂、补充微量元素、抗过敏等作用。王俊玲教授在方中大剂量使用乳香、没药，该药对为临床上常用的活血散瘀、消肿止痛树脂类中药，常作为相须药对配伍使用。前者性温，味辛、苦，气香窜，偏于气分，善于调气，止痛力强；后者性平，味辛、苦，气薄偏入血分，长于散瘀破泄。两者主要活性成分为单萜、倍半萜、二萜、三萜等。乳香的特征性五环三萜类成分（乳香酸类）具有抗炎、抗肿瘤细胞增殖、抗溃疡等活性，没药的主要活性物质药理活性偏重于抗菌、抗氧化等方面。张锡纯在《医学衷中参西录》中写道："乳香、没药，二药并用，为宣通脏腑、流通经络之要药，故凡心胃胁腹肢体关节诸疼痛皆能治之。又善治女子行经腹痛，产后瘀血作痛，月事不以时下。"

患者使用该方后阴道出血同月经量，经阴道排出组织物，两周后二诊时复查B超示宫腔内未见妊娠囊及其余组织物，证明该方对于胚胎停育患者排胎有显著疗效。

第二位患者产后3个月宫腔内组织物未排出，彩超可见血流信号，患者不愿意清宫及做宫腔镜，王俊玲教授采用送胞汤加减后，患者阴道排出组织物，可见该方加减对宫腔残留有较好的疗效。

【思辨解惑】

[学生甲] 请教老师，您如何把握使用活血化瘀杀胚药物的时机？

[老师] 孕5～7周时妊娠囊平均内径生长速度约为1mm/天。卵黄囊出现于孕5.5周左右，是孕早期妊娠囊内最早可见结构，也是宫内妊娠的确认依据。第一位患者HCG持续下降，B超可见卵黄囊，确认妊娠后，一直未见胎心搏动，因此明确诊断。因人体胚胎有自然淘汰的趋势，所以我选择使用单纯中药促进排胎，对于正常的早孕妇女，单纯中药的堕胎力度恐不够。

[学生甲] 请教老师，您为何使用乳香、没药？

[老师] 乳香具有活血定痛、消肿生肌的作用，没药具有散瘀定痛、消肿生肌的作用。乳香、没药不但可以流通经络之气血，而且诸脏腑中有气血凝滞者，二药皆能流通之。傅青主认为乳香、没药可以逐瘀血，下胞衣，胞衣相当于产后残留于子宫内的组织物，我在临床实践中体会到乳香、没药各30g用于胚胎组织物残留效果甚佳。

（陈妍整理）

四、母儿血型不合

● 方某某，女，35岁，因"孕34周，发现母儿血型不合10天"于2020年10月15日初诊

患者诉有咽干，双下肢皮肤瘙痒不适，纳眠一般，二便调。舌暗红，苔黄厚腻，脉滑数。2020年10月5日查ABO抗体，IgG抗B效价1∶1 024。

中医诊断：胎黄。

辨证：湿热内蕴。

西医诊断：母儿血型不合。

治法：清热利湿，健脾安胎。

中药处方：14剂，每日1剂，水煎，分2次口服。

茵陈30g　栀子10g　黄芩15g　炒白术15g　茯苓15g

泽泻15g　丹参15g　山药15g　土茯苓15g　炒白扁豆15g

● 二诊：2020年10月29日

患者诉咽干缓解，双下肢皮肤瘙痒减轻，10月28日复查ABO抗体筛查：IgG抗B效价1∶256。舌暗红，苔黄厚腻，脉滑数。

辨证、治法、中药处方同前，守前方继服14剂。

【按语】

患者因"孕34周，发现母儿血型不合10天"来诊，辨证为湿热内蕴。中医无"母儿血型不合"的病名，依其症状，可归为"胎黄""胎漏""胎动不安"等范畴。王俊玲教授认为湿、热、瘀为本病的致病关键。患者多湿多热，湿热蕴阻胞胎，冲任受损，胎元不固。因此，应以清热利湿为治疗大法，方用茵陈蒿汤合茵陈五苓散加减，成无己《伤寒明理论》云："小热之气，凉以和之；大热之气，寒以取之。发黄者，热之极也，非大寒之剂，则不能彻其热。茵陈蒿味苦寒，酸苦涌泄为阴，酸以涌之，苦以泄之，泄其热者，必以苦为主，故以茵陈蒿为君。栀子味苦寒，苦入心而寒胜热，大热之气，必以苦寒之物胜之，故以栀子为臣。大黄味苦寒，宜补必以酸，宜下必以苦，推除邪热，必假将军攻之，故以大黄为使。苦寒相近，虽甚热，大毒必祛除，分泄前后，复得利而解矣。"因患者是孕妇，故以黄芩易大黄，黄芩味苦性寒，归肺、胆、脾、大肠、小肠经，有清热燥湿、泻火解毒、止血、安胎之功。茵陈清热利湿，疏肝利胆退黄，能使湿热从小便解；栀子清热除烦，清泻三焦，导湿热从小便去。三药合用则可清热利湿，逐瘀通腑，二便通调，湿、热、瘀随二便排泄，黄疸自然消除。

茵陈五苓散以茵陈为君药。茵陈苦寒，苦能燥湿，寒能清热，其气清芬，善于渗湿而利小便。臣以泽泻、白茯苓取其甘淡渗利之性，辅助君药，加强利水之功，且水散热亦消也。叶天士谓"渗湿于热下，不与热相搏"即此意。佐以炒白术健脾利湿，脾土实则气行，水湿化矣。清代喻昌云："湿热郁蒸于内，必先燥其肺气，以故小水不行。五苓散开膝理，致津液，通血气，且有润燥之功，而合茵陈之辛凉，清理肺燥。肺金一润，其气清肃下行，膀胱之壅热立通，小便利而黄去矣。"方中炒白术、茯苓、炒白扁豆、山药健脾祛湿。因湿热蕴阻，肝胆不和，疏泄失职，瘀血内生，故辅以丹参化瘀。

茵陈蒿汤合茵陈五苓散加减重在清热祛湿、健脾化瘀。诸药合用，补中有清，清中寓补，相辅相成，疗效确切。患者服此方14剂，复查IgG抗B效价下降明显，故嘱继续口服14剂。

【思辨解惑】

[学生甲] 请教老师，母儿血型不合的饮食调护是怎样的？

[老师] 母儿血型不合的饮食调护应忌食辛辣肥厚滋腻之品，孕早期宜清淡饮食，中期应适当增加高蛋白食物，多食时令果蔬，并注重情志舒畅。

[学生乙] 请教老师，母儿血型不合的西医和中医治疗各有什么特色？

[老师] 西医和中医在治疗母儿血型不合方面各有特色，西医侧重新生儿期的治疗，能明显降低血清胆红素，控制新生儿溶血的发生，改善新生儿的预后；中医侧重轻症孕妇的治疗，能有效改善孕妇的症状，降低孕妇血清抗体效价，达到治病与安胎并举的效果。

（陈翠美整理）

五、妊娠身痒

【医案一】

● 曾某，女，29岁，因"孕18周，皮疹2个月，加重2周"于2019年6月6日初诊

患者2个月前手部出现皮疹，有瘙痒，逐渐扩大，近2周吃羊肉后皮疹扩大明显，色红，瘙痒明显，晚上难入睡，痛苦不堪，下午感觉热时症状明显。大便每日1行，质地干，胃纳可，舌红，苔白，脉细弦滑寸浮数。患者体瘦，全

身皮疹成片红色，未见水疱。6月3日服用祛风清热祛湿中药治疗效果不明显。

中医诊断：①妊娠身痒；②中期妊娠。

辨证：血瘀夹风。

西医诊断：①皮疹查因；②早孕。

治法：祛风活血止痒。

中药处方：7剂，每日1剂，水煎，分2次口服。

羌活15g　防风15g　荆芥15g　川芎10g　厚朴15g

陈皮10g　党参15g　茯苓15g　僵蚕10g　蝉蜕10g

甘草10g　薄荷15g（后下）

另中药药渣煮水，外洗皮疹处。

● 二诊：2019年6月13日

患者服药后皮疹由红变黯，瘙痒较前减轻，晚上可入睡，大便正常，舌黯红，苔白，脉细滑。

辨证、治法、中药处方同前，前方继续口服7剂并外洗患处。

● 三诊：2019年6月20日

患者全身皮疹色暗红，瘙痒减轻，大便偏干，皮肤干，舌暗红，苔薄黄。

辨证、治法同前。

中药处方：前方去陈皮、党参，加白芍30g、黄芩15g，7剂，每日1剂，水煎，分2次口服。

随访患者皮疹无瘙痒，皮疹逐渐消失。

【按语】

1. 中医辨证的重要性

患者初诊时孕18周，皮疹2个月来逐渐加重，尤其进食羊肉燥热发物后全身皮疹扩大，王俊玲教授观其舌质瘀黯，苔薄白，脉细滑，认为其证型为血瘀，血虚生风，没有明显热象，治宜祛风活血、化湿止痒。选用消风散（《太平惠民和剂局方》）加减。

消风散具有祛风活血、理气化湿的作用，主治诸风上攻，头目昏痛，项背拘急，肢体烦疼，肌肉蠕动，目眩头晕，耳啸蝉鸣，眼涩好睡，鼻塞多嚏，皮肤顽麻，瘙痒瘾疹等。方中荆芥穗、防风、羌活、川芎辛散轻浮以祛风解表，且川芎活血，体现了治风先治血、血行风自灭的理论。僵蚕、蝉蜕具清扬消散之力，更兼以皮走皮之性，可祛除皮肤之风。厚朴理气消胀，薄荷疏散风热、透疹，党参、茯苓、陈皮、炙甘草益气健脾化湿，调中扶正。口服兼外洗，祛邪与扶正并用，在祛除风热湿邪、活血化瘀的同时益气健脾化湿，对于妊娠期出现的皮疹尤其适宜，达到了治病与安胎并举的效果。

2. 治风先治血、血行风自灭

患者的治疗过程很好地体现了这一治疗原则，患者辨证既有外风，又有血瘀，在这种情况下，需要祛风同时活血，选用川芎养血活血祛风，又患者处于孕期，活血药物使用要慎重，故王俊玲教授仅用川芎一味活血药物，药量仅用至10g，体现了妊娠病的治疗原则"有故无殒，亦无殒也"，也体现了她的医术精湛，胆大心细。

【思辨解惑】

［学生甲］请教老师，消风散一共有2个版本，1个是《太平惠民和剂局方》记载的，1个是《外科正宗》记载的，这两个方剂有什么不同呢？

［老师］《外科正宗》记载的消风散主要治疗风疹、湿疹。是风湿或风热之邪侵袭人体，浸淫血脉，内不得疏泄，外不得透达，郁于肌肤腠理之间所致，故见皮肤瘙痒不绝、疹出色红，或抓破后津水流溢等。治法以疏风为主，佐以清热除湿之法。痒自风而来，止痒必先疏风，故以荆芥、防风、牛蒡子、蝉蜕之辛散透达，疏风散邪，使风去痒止。配伍苍术祛风燥湿，苦参清热燥湿，木通渗利湿热，是为湿邪而设；石膏、知母清热泻火，是为热邪而用。然风热内郁，易耗伤阴血，湿热浸淫，易瘀阻血脉，故以当归、生地黄、胡麻仁养血活血，并寓治风先治血、血行风自灭之意。甘草清热解毒，和中调药。

《太平惠民和剂局方》记载的消风散主治诸风上攻，治法以祛风为主，兼健脾理气化湿，祛邪扶正兼顾。方中荆芥穗、防风、羌活、川芎祛风解表，僵蚕、蝉蜕祛除皮肤之风，人参、茯苓、陈皮、甘草健脾祛湿，藿香芳香化湿，厚朴燥湿消痰、下气除满。

比较而言，《外科正宗》消风散仅治疗皮肤风疹、湿疹。《太平惠民和剂局方》消风散适应证广泛，皮肤顽麻、瘙痒瘾疹只是其中一个。

组方原则方面，《外科正宗》消风散为疏风+祛湿+泻火+养血活血，《太平惠民和剂局方》消风散为疏风+祛湿+健脾。患者为妊娠期皮疹瘙痒，辨证为血瘀夹风，没有明显热象，故适合选用《太平惠民和剂局方》消风散治疗。

（刘昱磊整理）

【医案二】

● 马某，女，25岁，因"早孕，脐周皮疹15天"于 2014年3月14日初诊

患者2014年2月28日发现外敷药物后出现脐周皮疹成片，色红，伴有瘙痒，到西医处抗过敏治疗，效果不佳，3月14日全身皮疹，为水疱样，不能睡卧，痛苦不堪，1周未解大便，舌红，苔黄腻少津，脉滑寸浮数。脐周皮疹成片，色红，高出皮肤，全身可见水疱样皮疹。

中医诊断：①妊娠身痒；②早期妊娠。

辨证：风热夹湿。

西医诊断：①药疹；②早孕。

治法：祛风清热，利湿止痒。

中药处方：7剂，每日1剂，水煎，分2次口服。

　　黄芩15g　女贞子15g　墨旱莲15g　白芍30g　薄荷15g（后下）

　　荆芥15g　桑白皮15g　生白术50g　甘草10g　茯苓15g

● 二诊：2014年3月21日

患者服药后皮疹明显减少，瘙痒明显减轻，皮肤向愈，大便通畅，舌偏红，苔黄腻少津，脉滑寸浮数。

辨证、治法、中药处方同前，守前方继续服用7剂。

● 三诊：2014年3月28日

患者皮疹痊愈，无瘙痒，大便通畅。

【按语】

患者症状不多，辨证为风热挟湿热。肺主皮毛，皮肤疾病考虑与肺相关。太阳表证，因风热袭肺，肺气郁闭，故皮疹色红；热伤津液，故舌红少津，大便干，1周未行；有水疱为湿的表现。治以祛风清热、祛湿止痒，"开鬼门，洁净府"，解表通里。所用方中荆芥、薄荷轻浮升散，疏风解表，使风热从汗出而散之于上。因患者处于孕期且大便干，故用白芍、女贞子、墨旱莲、生白术养阴健脾通便，大便通畅，如釜底抽薪，使得湿热邪气从大便排出。茯苓使湿热从小便出而泄之于下，桑白皮甘寒入肺，清肺利水。"诸痛疡疮痒，皆属于心"，故选用黄芩清中上之火。甘草缓峻而和中，白术健脾而燥湿。服药7剂后，湿热清利，风热宣散，瘙痒祛除。14剂后，患者痊愈。

在临诊中王俊玲教授特别注重患者腑气是否通畅，同时辨审其与主症之间的关系，在辨证的基础上，既针对主症也参考腑气通畅与否综合组方，依病情需要灵活选用理气导滞、养阴润肠、清热泻下等法，适时佐以通腑药物配合主方，常获事半功倍之效。在皮疹的治疗中通腑治疗更加重要。皮肤病在表、在肺，肺主皮毛，肺与大肠相表里，腑气通畅有助于帮助恢复肺气的宣发肃降，同时也是给湿热邪气一个出路，这对皮疹的消除有很重要的作用。在通便方面王俊玲教授多用白芍与生白术相配，形成药对。白芍养阴，如增水行舟，一般用至30g通便效果好。生白术健脾增加胃肠动力时药量要大，一般用至30～50g。两药药性平和，适合孕妇使用。女贞子、墨旱莲补肝肾之阴，可凉血安胎，还可润肠通便。王俊玲教授选药精当，自然效如桴鼓。

【思辨解惑】

[学生甲] 孕期皮疹是临床常见病，请老师介绍一下您常用的验方好吗？

[老师] 孕期若见皮疹，色红，舌红、苔黄，大便干，辨证属于肺热，可以选用我的经验方——解毒凉血汤进行治疗。此方由黄芩15g、桑白皮15g、薄

荷15g、荆芥15g、女贞子15g、墨旱莲15g、白芍30g、生白术50g、茯苓15g、甘草10g组成，具有疏风清热解毒、滋阴凉血通便的功效，7剂为1个疗程。

[学生乙] 请教老师，为什么方中重用薄荷呢？

[老师] 薄荷辛凉，归肺、肝经。方中重用薄荷是因为它具有疏散风热、透疹的作用，用于风疹、麻疹有较好的疗效。

（刘昱磊整理）

第四节 带 下 病

带下过多

【医案一】

● 陈某，女，32岁，因"反复外阴瘙痒1个月"于2019年10月24日初诊

患者近日同房后白带增多，色黄，瘙痒，男方戴避孕套同房时不会出现此种情况。大便正常，胃纳可，舌边尖红，苔根部黄厚腻，脉滑。既往反复外阴瘙痒。

中医诊断：带下病。

辨证：湿热下注。

西医诊断：阴道炎。

治法：清利湿热，止带止痒。

中药处方：

（1）外洗方：7剂，每日1剂，水煎，先熏外阴，待药温不热时再洗外阴。

　　　　黄柏15g　苦参15g　地肤子15g　百部15g　薄荷5g（后下）

　　　　花椒5g　荆芥15g　白鲜皮15g　紫草15g

（2）口服方：7剂，每日1剂，水煎，分2次口服。

　　　　苍术10g　黄柏20g　薏苡仁30g　茵陈20g　车前子10g

　　　　茯苓20g　栀子10g　牡丹皮10g　芡实20g　泽泻10g

　　　　赤芍10g　甘草5g

西药处方：

（1）硝呋太尔-制霉菌素阴道栓，每次1粒，每日1次，纳阴道。

（2）硝呋太尔-制霉菌素阴道软膏，每次适量，每日1次，外擦男方阴茎及龟头。

半年后随访，患者用药后未再复发。

【按语】

阴道炎是妇科常见病，治疗上比较棘手，尤其是念珠菌阴道炎容易反复发作，给患者带来痛苦，严重影响患者的生活质量，尽管西医有预防性治疗的方案，但是仍然有部分患者在治疗中复发。念珠菌存在于女性阴道内，平时与其他菌群和平相处，不会致病，当机体抵抗力差、阴道菌群失调时才会致病，有研究显示念珠菌阴道炎反复发作的患者阴道局部抵抗力差。因此提高患者抵抗力，使阴道菌群达到平衡状态是治疗的关键。西医的治疗理念是直接杀死病原体，中医的治疗理念是改善身体和阴道的环境。

阴道炎属于中医带下病范畴，"夫带下俱是湿症"，除湿是主要的治疗原则，但是要根据带下的量、色、质、气味、全身症状及舌脉综合判断辨别寒热虚实。此患者综合舌脉症辨证为湿热下注，治疗上以清利湿热、止带止痒为主，采用综合疗法，针对患者及其配偶中西医结合全面用药，取得良效。口服方主要采用四妙散合止带方加减治疗。四妙散见于清代医家张秉承所著的《成方便读》一书，由苍术、黄柏、牛膝、薏苡仁组成，与《丹溪心法》之二妙丸、《医学正传》之三妙丸乃一脉相承之剂。原方主治湿热下注之痿证，取苍术燥湿健脾除湿邪之来源，黄柏走下焦除肝肾之湿热，薏苡仁入阳明胃经祛湿热而利筋络，牛膝补肝肾兼领诸药之力以直入下焦。王俊玲教授认为其方能走下焦而清热燥湿，常用于治疗下焦湿热之黄带等疾病，取得了良好的疗效。在四妙散的基础上加入茵陈、车前子、茯苓、泽泻、栀子可以加强清利湿热的力度，芡实健脾祛湿，牡丹皮、赤芍清热凉血。外洗方以利湿清热止痒为主，先熏后洗，方中黄柏、苦参、地肤子、白鲜皮、百部、花椒利湿清热止痒，荆芥、薄荷祛风止痒，紫草凉血活血、清热解毒。以上两方均有助于扶正祛邪，改善机体及阴道局部内环境，在治疗疾病的同时还可防止疾病复发。

硝呋太尔-制霉菌素阴道栓纳阴道，可直接杀死病原体，疗效迅速快捷。中西医结合优势互补，先用西药重拳出击，迅速杀灭念珠菌，再用中药提高机体免疫力，防止复发。念珠菌阴道炎反复发作，还要考虑配偶与患者相互传染的问题，患者自诉如果配偶戴避孕套同房阴道炎就不会发作，考虑其配偶有携带念珠菌的可能，所以用硝呋太尔-制霉菌素阴道软膏外擦其配偶的阴茎及龟头，夫妻同治，防止交叉感染。如此考虑，既针对念珠菌，又针对机体抵抗力及正常菌群的恢复，既针对患者，又针对其配偶，全面治疗，效果显著。

【思辨解惑】

[学生甲] 请教老师，为什么外洗方中用苦参、百部呢？

[老师] 苦参有清热燥湿、杀虫、利尿的作用，适用于赤白带下、阴肿阴痒、湿疹、湿疮、皮肤瘙痒，外用可治滴虫性阴道炎。百部有杀虫的功效，可用于阴痒症。

（刘昱磊整理）

【医案二】

● 陈某某，女，45岁，因"反复带下量多、外阴瘙痒近半年"于2019年10月24日初诊

患者现月经周期26～27天，LMP：2019年10月6日，有血块，无痛经，既往白带常规清洁度3度，余无明显异常，近半年反复出现带下量多伴外阴瘙痒，间断门诊治疗未见明显好转，近2天无大便。舌淡红，边尖红，苔黄略厚。

中医诊断：带下病。

辨证：湿热。

西医诊断：阴道炎。

治法：健脾利湿，清热止带。

中药处方：

（1）外洗方：7剂，每日1剂，水煎，先熏外阴，待药温不热时再洗外阴。

　　　黄柏15g　地肤子15g　苦参15g　白鲜皮15g　花椒5g

　　　百部15g　荆芥穗15g　薄荷15g　新疆紫草15g

（2）口服方：颗粒剂，7剂，水冲服，每日1剂，分2次口服。

　　　茵陈20g　黄柏20g　炒苍术10g　车前子10g　栀子10g

　　　茯苓20g　芡实20g　薏苡仁20g　牡丹皮10g　泽泻10g

　　　赤芍10g　甘草5g

患者用药后未继续就诊，电话随访患者自诉症状已明显减轻。

【按语】

　　外阴及阴道炎症是妇科最常见疾病，可单独存在，也可同时存在。正常阴道内有多种微生物存在，这些微生物与宿主阴道之间相互依赖、相互制约，并不致病。在维持阴道微生态平衡的因素中，雌激素、局部pH、乳杆菌及阴道黏膜免疫系统起重要作用。若阴道微生态平衡被打破，则可能导致阴道感染的发生。在临床上，很多外阴瘙痒患者不能做到及时就医，往往拖到无法坚持了才来医院就诊，这样就会导致病情加重，给治疗带来很多困难。出现这种情况的主要原因：一是由于传统思想的影响；二是对这种炎症不了解，总以为自己注意下清洁卫生就好了。其实，应当及时正规治疗，否则症状很容易越来越严重，有的会导致阴道黏膜下结缔组织纤维化，使阴道失去弹性，直至形成阴道狭窄和瘢痕；还有的则可能导致阴道壁溃疡，引发阴道粘连。

　　从中医角度看，带下病虽是一种复杂而多见的病证，但不外乎内外二因：内因主要是摄入生冷之品，情志失于调摄，耽于房室，劳逸过度；外因主要是胞脉被寒热之邪所侵犯，致冲任督带损伤，尤以任带损伤为主。病机核心为脾肾两伤，脾失温煦，命火不足，水津不化而致湿浊内蓄，冲任损伤，带脉失约，而发为带下病。由此可见，湿浊是发病的必要条件，而湿浊影响脾胃运化，使之不能燥湿、渗湿、运化水湿而致病。正如《傅青主女科·带下病》所言："夫带下俱是湿症。"这和其他诸多妇科名家的见解也是一致的。因此，脾虚失于运化，导致湿盛于内，冲任受损，带脉失于约束，是带下病最基本的机理。

针对本病的病因、病机，治疗必以祛湿为主，而祛湿当先理脾，并佐以疏肝、温肾，同时又当严辨其虚实寒热。但凡带下色清稀、味腥臭，多属虚寒，当温肾止带；带下色黄、质稠、味臭秽，多属实热，当清泻止带；带下色黄绿，多属湿热，当清利止带；带下色黑呈血性，多属肾阳虚，当益火消阴；带下色红赤，属阴虚火旺灼伤胞脉，当滋阴凉血止带；带下色赤白，多属湿热损伤胞脉，当清利湿热止带；五色带下，味臭秽，多属毒热损伤内脏，当清利解毒止带。

止带方具有清热利湿、活血止带之功，尤以下焦湿热为宜。本例患者下焦湿热引起带下量多，日久蕴热成毒，故选用止带方加减清利湿热，解毒止带。方中茯苓、泽泻利水渗湿，苍术、黄柏、栀子、茵陈等清热利湿，伴有腹痛者可加入赤芍、延胡索活血止痛。

【思辨解惑】

[学生甲] 请教老师，带下病的治疗原则是什么？

[老师] 一是明确病因。有时带下过多是许多疾病的一种症状，可以通过相应的辅助检查，先明确病因，排除恶性肿瘤等的可能。二是因势利导，除湿固带。带下病的辨证，应以带下量、色、质、气味的变化结合全身症状、舌脉作为依据。临床上虽以湿证为主，但以虚实夹杂者为多。《沈氏女科辑要笺证》提出"治遗浊者，固不可以兜涩为能事也"，当因势利导。除湿之法，可根据内湿、外湿之别，脏腑之不同，采用不同的治疗方法。三是内外合治。带下病涉及范围广，应针对病因治疗以提高疗效，带下过多者需内服与外治相结合。内外并治是治疗湿热或热毒带下的有效方法，临床多选用清热利湿杀虫之品，或采用熏洗法，或用冲洗法，或用纳药法以祛邪除秽。四是用药时要注意，滋腻之品易生湿热，宜少服。

（禹东慧整理）

第五节　产　后　病

产后乳痈发热

● 谢某某，女，31岁，因"产后16天，发热4天"于2020年3月3日网上初诊

患者于2020年2月16日顺产，2月18日出院。2月29日发热，无恶寒，最高39.8℃，伴双侧乳房灼热胀痛感，大便干，恶露多，色鲜红，有少量血块。舌淡红，苔薄白。

中医诊断：乳痈发热。

辨证：肝胃郁热。

西医诊断：急性乳腺炎。

治法：疏肝清胃，通乳消肿。

中药处方：3剂，每日1剂，水煎，分2次口服。

　　　金银花15g　蒲公英30g　路路通15g　连翘15g　板蓝根15g
　　　生白术50g　生甘草10g　大青叶15g　白芍30g

中成药处方：益母草颗粒，每次1袋，每日2次，口服。

● 二诊：2020年3月5日

患者产后18天，诉服药1天后体温降至正常，无发热。恶露较前减少，色鲜红，伴乳房胀痛。舌淡红，苔白腻。

辨证：肝胃郁热兼湿热。

治法：疏肝清胃，通乳消肿兼清利湿热，解毒消痈。

中药处方：3剂，每日1剂，水煎，分2次口服。

　　　金银花15g　蒲公英30g　路路通15g　大血藤15g　白芍30g

生白术50g　生甘草10g　益母草15g　败酱草15g　连翘15g

患者反馈服药3天后恶露干净，无乳房胀痛，无发热。

【按语】

患者产后发热，王俊玲教授认为首先要辨析是外感发热还是内伤发热，是虚证还是实证。恶寒发热同时并见为外感发热的特点，有一分恶寒便有一分表证。此患者有发热无恶寒，属于内伤发热。另外还要辨别是何种原因导致的发热，注意发热以外的其他伴随症状，如有无腹痛、恶露有无异味等生殖道感染的状况，有无尿频、尿急、尿痛等泌尿系统感染的情况，有无乳房局部红肿热痛等乳腺感染的情况，大便有无异常，产时是否正值炎热酷暑，有无头晕胸闷等中暑表现。患者虽然产后不久，但有高热，结合其他症状，如伴双侧乳房灼热感，考虑为实证，急性乳腺炎导致发热的可能性大。肝郁化火，灼伤津液，所以大便干。热迫血行，故恶露多，色鲜红，有少量血块。因为是网络看诊，所以没能诊脉，但综观症状表现，辨证为肝胃郁热。

在治疗方面王俊玲教授重视通腑泻热，釜底抽薪。她在治疗疾病过程中特别重视询问大便的情况，她认为腑气通畅对于疾病的恢复有重要的意义。因为脾胃为气机运行的枢纽，为气血生化之源，只有脾胃升降正常，才能维持健康的身体状态。大便排泄规律、质地正常，则表明胃肠功能正常，反之则表明胃肠功能紊乱。另外，在发热性疾病中通腑还有利于热从大便排出，给邪气一个出路。用药方面，王俊玲教授一般不用大黄通便泻火，而是选用白芍、生白术。白芍可养阴通便，生白术可健脾通便，此两味药，药性平和，通便之余，不会损伤气血，还有补益作用。产后多虚，因此选用白芍、生白术通便对产妇尤其适宜，不会攻伐太过，体现了"勿拘于产后，勿忘于产后"的理念。

乳房为肝经、胃经所过，乳房灼热感属于肝胃郁热，治宜清泻肝火、疏肝通络，故选用治痈重药金银花清热解毒、疏散风热，用连翘、蒲公英清热解毒、消肿散结，蒲公英还能利尿，导热从小便出。大青叶、板蓝根均入血分，可清热解毒凉血。路路通疏通乳络，益母草清热解毒、利尿消肿、活血化瘀。又当时正值新型冠状病毒疫情期间，而大青叶、板蓝根、金银花、连翘、蒲公英等均有清热解毒、抗病毒的作用。用药精当，切合病机，故一剂热退。二诊时患者已经退热，但伴乳房胀痛，苔白腻，恶露偏多，考虑湿热在下焦，迫血妄行，故前方去掉大青叶、板蓝根，加入败酱草、大血藤清利湿热，解毒消痈。

在临床实践过程中，急性乳腺炎和盆腔感染是产后发热的常见病因。一诊中考虑主要是急性乳腺炎导致的发热，二诊时考虑可能合并有盆腔感染的情况，因此加用败酱草、大血藤以清热解毒、活血消痈。在判断是否为盆腔炎引起的发热时特别要注重询问恶露的情况，如量、质如何，有无异味、臭味，有无瘀血，是否合并腹痛等，若腹痛明显，恶露量多、色红、有血块，多考虑盆腔炎。

【思辨解惑】

［学生甲］请教老师，患者高热，但舌淡红、苔薄白，而网上看诊无法摸脉，如何辨证？患者的舌淡红、苔薄白又该如何看待？

［老师］患者的舌淡红、苔薄白不能反映热证，考虑如下：虽然中医讲究望闻问切，四诊合参，但有时舌象与证型不甚相符，考虑是因为舌象暂时不能反映真正的证型，此时可以舍去舌象。这个患者主要的辨证要点是发热，无恶寒，乳房灼热胀痛，大便干。

［学生乙］请教老师，患者高热，治疗上为何没有选用柴胡、石膏等退热药？

［老师］这位患者的证型为肝胃郁热，一是由于郁结化热，需要疏通宣散，二是清热需要给邪气出路，通过大便、小便把热邪排出，结合患者大便干，选用白芍、生白术通便，使热从大便出，因此无须加入退热药。

（刘昱磊整理）

第六节 妇科杂病

一、盆腔炎

● 赵某某，女，48岁，因"小腹隐痛反复10年"于2020年12月2日初诊

患者13岁月经初潮，平素月经周期28天，经期3天，月经量少。LMP：2020年11月17日，孕3产1流产2。现时有少腹刺痛，纳可，眠差，小便调，大便溏。妇科检查示外阴白斑，宫颈光滑，摇摆痛，子宫前位，大小正常，双侧附件区伴轻压痛。舌暗红，苔白，脉弦。查CA-125：3.3U/mL。彩超示子宫、双侧附件区未见明显异常声像。

中医诊断：①盆腔炎；②月经过少。

辨证：寒湿瘀结。

西医诊断：①盆腔炎；②异常子宫出血。

治法：温经活血，理气止痛。

中药处方：7剂，水煎服，每日1剂，分2次口服。

小茴香12g　川芎12g　败酱草15g　大血藤15g　桂枝12g

当归10g　　没药12g　五灵脂10g　延胡索10g　蒲黄10g

川楝子10g　甘草3g

● 二诊：2020年12月9日

患者诉服药后腹痛消失，大便成形，睡眠好转。

辨证、治法、中药处方同前，守前方继服7剂。

【按语】

腹痛作为临床常见的症状，病因颇多，其鉴别诊断更为重要。妇人腹痛见

于多种妇科疾病，现代医学多将盆腔炎、子宫内膜异位症、痛经、异位妊娠、盆腔淤血综合征等妇科疾病与妇人腹痛加以联系。患者的表现及各项检查符合盆腔炎的最低诊断标准。盆腔炎的病原体分外源性和内源性两种，两种病原体可单独存在，但通常为混合感染。轻者无症状或仅有下腹痛、阴道分泌物增多。重者有发热或伴消化系统和泌尿系统症状。盆腔炎病原体的主要感染途径包括沿生殖道黏膜上行蔓延、经淋巴系统蔓延、经血液循环传播、直接蔓延。

　　西医对于盆腔炎的治疗主要为抗生素治疗，必要时手术治疗。抗生素治疗以经验性、广谱、及时和个体化为原则。但若对应治疗仅采用大剂量、长疗程抗菌药物，会进一步增加药物不良反应，后期易产生耐药性，同时药物不能达到病灶产生充分疗效，一旦自身免疫能力下降合并宫腔操作、性卫生不良等诱因，会引起一系列盆腔炎。若盆腔炎未得到及时有效的诊断或治疗，可能会发生盆腔炎后遗症，其主要病理改变为组织破坏、广泛粘连、增生或瘢痕形成。

　　从中医角度讲，妇人腹痛病因多与寒热湿邪、情志因素、生活因素等有关，病机多为脏腑功能失常、气血失调及冲任受损。《傅青主女科》一书论治妇人痛证，从肾、肝、脾三脏辨证。祖国医学并无盆腔炎这一病名，根据其临床表现，可归属于"痛经""带下""不孕""癥瘕"等疾病范畴。盆腔炎后遗症病机在气血失和、经络受阻，临床治疗以活血化瘀、行气止痛为法。盆腔炎初发时，湿热之邪与血气相搏，蕴蒸不解，呈急性炎症反应。早期多偏向于实证。若日久不愈，则身体虚弱，邪盛正虚，或湿邪遏伏，正气不能达邪而结聚不化，呈盆腔炎的后遗症反应，以气虚血实为主，或虚实错杂以虚为主。

　　在盆腔炎的治疗方面，中医注重治病求本，临证审因辨证论治。患者少腹刺痛，舌质暗红，大便溏，辨证为寒湿瘀结，采用中医典籍《医林改错》中的少腹逐瘀汤进行治疗，以达到活血祛瘀、温经散寒的效果。方中川芎、当归、生蒲黄等药材均具有活血化瘀的作用。而延胡索、川楝子在活血理气的基础上兼具止痛功效，能够缓解患者的腹痛症状。患者舌质暗红，王俊玲教授用败酱草、大血藤这一药对达到清热解毒、活血消肿的功效。桂枝温通经络。全方通过合理的配伍共奏活血祛瘀、温经止痛之效。

【思辨解惑】

[学生甲]请教老师，盆腔炎的治疗原则是什么？

[老师]盆腔炎的炎症反应可局限于一个部位，也可同时累及几个部位。急性期可伴有发热不适，以发热、癥瘕、邪陷正衰三个阶段进行论治，治则以清热利湿、活血化瘀为主，同时注意兼证的治疗。而盆腔炎后遗症的治疗尚无特殊的有效治疗方法，以预防为主，因盆腔炎后遗症的病程长，缠绵难愈，若见气血耗伤、正气不足而虚实错杂者，应予以扶正祛邪，并嘱患者加强锻炼，增强体质。

（禹东慧整理）

二、癥瘕

腹壁子宫内膜异位症

● 刘某某，女，46岁，因"经行腹痛3年"于2020年6月11日初诊

患者剖宫产后7年，平素月经周期规律，28天1行，量中等，5天干净，痛经明显，孕3产1，LMP：2020年5月26日，寐差，多梦，二便正常。舌暗红，苔黄腻，脉弦。6月5日B超示下腹部腹壁切口瘢痕处皮下低回声结节，考虑子宫内膜异位症结节可能性大。

中医诊断：痛经。

辨证：湿热兼血瘀。

西医诊断：子宫内膜异位症。

治疗：清热利湿兼化瘀散结。

中药处方：

（1）平时口服中药：7剂，每日1剂，水煎，分2次口服。

煅龙骨20g　煅牡蛎20g　薏苡仁30g　浙贝母10g　玄参10g

茯苓10g　　蒲黄12g　　没药12g　　泽泻10g　　甘草3g

（2）经期口服中药：7剂，每日1剂，水煎，分2次口服。

小茴香10g　川芎12g　　炮姜6g　桂枝12g　当归10g

延胡索10g　川楝子6g　蒲黄6g　香附10g　柴胡12g

丹参10g　　炙甘草3g

● 二诊：2020年7月9日

患者诉服药后包块局部疼痛很快缓解，近期过食辛辣，又有局部微痛，要求继续巩固治疗。LMP：2020年6月18日。纳眠可，二便调。诉既往经前10+天开始腹痛，难以忍受，影响睡眠，现无腹痛。舌暗红，苔白腻，脉弦。

辨证：湿热兼血瘀。

治法：清热利湿兼活血化瘀。

中药处方：

（1）现在口服中药：7剂，每日1剂，水煎，分2次口服。

小茴香10g　川芎12g　　炮姜6g　　桂枝12g　当归10g

蒲黄10g　　川楝子6g　延胡索10g　香附10g　柴胡12g

丹参10g　　炙甘草3g

（2）经后口服中药：7剂，每日1剂，水煎，分2次口服。

煅龙骨20g　煅牡蛎20g　薏苡仁30g　浙贝母20g　玄参10g

茯苓10g　　蒲黄12g　　没药20g　　泽泻10g　　甘草3g

【按语】

患者因"经行腹痛3年"就诊，结合病史及辅助检查，诊断为痛经，考虑为腹壁子宫内膜异位症引起。

子宫内膜异位症（简称内异症）属于妇科中常见的一种侵袭性疾病，且多伴有易复发、多部位发病、盆腔内种植等近似恶性肿瘤的特点[1]。据报道，该病多发于育龄期妇女，占到总发病人数的25%[2]。15～49岁的女性中，该病的年发病率为0.1%，急性盆腔痛者超过33%伴发内异症，慢性盆腔痛者的流行病学研究结果异质性较大，伴发内异症者从2%～74%不等[3]。该病在临床妇科中被视为疑难疾病，目前主要以西药或者手术等治疗为主，虽然有一定的疗效，但西药治疗不良反应大、耐受性差的问题严重影响患者的治疗依从性。

中医认为该病与妇女的生理特点有关，就冲任胞宫的藏泄而言，经期及产褥期处于泄而不藏的特殊时期，冲任胞宫溢泄之血，总以排出排尽为顺，当此之时，若感受外邪（尤其是寒邪），正邪搏结，或内伤七情、气机郁结，或劳伤经脉、气血不和，或脏腑功能失调，致使冲任损伤，都有可能影响胞宫的泄溢功能，使离经之血停蓄体内成为瘀血。宫内手术不当或剖宫产术也可造成医源性瘀血内停而发病。血瘀于内，新血不得归经，还会造成新的出血，瘀血内蓄，气机郁滞，则血行更为不利，瘀血更无可化之机，血不利则为水，瘀血停蓄日久，其中的津液成分可化为痰水，而局部气滞，津液不能布化，也可凝聚成湿成痰，瘀血、气滞、痰湿之间恶性循环，终致胶结不解，形成癥瘕包块。瘀血停蓄是其病理基础，而气机郁滞，痰湿继生，癥瘕形成，又是病理过程中的重要环节。

对于该病的治疗，王俊玲教授不仅抓住瘀血内停、气机郁滞的病机特点，而且重视痰湿胶结不解、渐成癥瘕的病机特点，在临床非经期的治疗中，对于祛痰利湿与活血化瘀同等重视。在经期的治疗中，注重活化攻破、调经止痛。通过中医药周期疗法，患者气机得畅，疼痛快速缓解。本医案的点睛之笔是使用龙骨、牡蛎、薏苡仁、浙贝母、玄参，这些药物均具有消除包块的作用。如《神农本草经》载龙骨"主咳逆，泄痢脓血，女子漏下，癥瘕坚结，小儿热气惊痫"。《汤液本草》载牡蛎"入足少阴，咸为软坚之剂，以柴胡引之，故能去胁下之硬；以茶引之，能消结核；以大黄引之，能除股间肿；地黄为之使，能益精收涩、止小便，本肾经之药也"。浙贝母亦具备软坚散结作用，《本草正义》认为浙贝母"蓄寒泄降而能散结"。《神农本草经》认为玄参可消腹中寒热积聚，治疗女子产乳余疾，补肾气，令人目明。薏苡仁具有健脾利湿、消散结块的作用。诸药合用，整体和局部治疗相结合，活血化瘀利水和靶点药物治疗相结合，临床取得较好的疗效。

【思辨解惑】

[学生甲] 请教老师，本例患者的治疗效果非常好，患者十几年的经前腹痛一剂药就明显缓解，用药上化瘀利水、软坚散结同时使用，这种方法可否用于身体其他包块性疾病，比如乳腺包块、甲状腺包块等?

[老师] 这种用药思路可用于身体其他包块性疾病的治疗，但任何疾病的治疗都讲究整体观念、辨证论治。对于包块性疾病，明显兼有其他表现者，应佐以相应的药物，如兼有气滞、寒凝、肾虚、气虚、热郁者，应佐以理气、散寒、补肾、益气、清热疏肝等药物，要活学活用。对于无明显寒热虚实表现者，可参照本治疗方法。在本病的治疗中，结合癥瘕病机及患者舌脉症状，在活血化瘀、软坚散结的同时，重视利水祛湿，其中煅龙骨、煅牡蛎、薏苡仁、浙贝母、玄参常用于包块性疾病的治疗。

参考文献

[1] 王丽娜. 地屈孕酮联合来曲唑治疗子宫内膜异位症的临床疗效分析[J]. 当代医学，2019，25（9）：56-58.

[2] SAAVALAINEN L，TIKKA T，BUT A，et al. Trends in the incidence rate，type and treatment of surgically verified endometriosis-a nationwide cohort study[J]. Acta Obstet Gyencol Scand，2018，97（1）：59-67.

[3] 李霞，袁航，黄文倩，等. 2018年法国妇产科医师协会/法国国家卫生管理局《子宫内膜异位症管理指南》解读[J]. 中国实用妇科与产科杂志，2018，34（11）：1243-1246.

（滕辉整理）

第七节 男科病

血精

● 王某某，男，30岁，因"发现血精1天"于2020年1月8日初诊

患者昨日发现精液鲜红色，伴会阴、睾丸、下腹部疼痛，口苦咽干，便干溲赤，舌红，苔黄腻，脉滑数。

中医诊断：血精。

辨证：湿热下注。

西医诊断：精囊炎。

治法：清利湿热，凉血止血。

中药处方：7剂，每日1剂，水煎，分2次口服。

大蓟15g　小蓟15g　白茅根30g　黄柏12g　车前草15g

萆薢10g　苍术10g　土茯苓15g　丹参10g　甘草6g

● 二诊：2020年1月19日

患者服药后血精消失，会阴、睾丸、下腹部无疼痛，无口苦及咽干，二便正常。

【按语】

血精，是指因热入精室、脾肾气虚所引起的精室血络受损，血溢脉外、随精而出的肾系疾病。临床表现以精液呈粉红色、红色、棕红色或带有血丝为主要表现。西医则称为精囊炎。

中医认为血精主要为热扰精室、络破血溢，或脾肾亏虚、气不摄血所致，病变部位主要为下焦精室。无论何种原因造成的精室血络受损均可出现血精，如气失固摄，血溢脉外，精血互结，性交时血随精泄，则见血精。其病有虚实

之分，实证多为湿热火毒之邪迫血妄行，或瘀血阻滞，血不归经。虚证多为脾肾亏虚，气虚不能摄血，血溢脉外。其病机主要为火热迫血、气虚不摄和瘀血阻滞三个方面。引起血精的病因较多，病机复杂，临床表现又有轻重缓急之不同，可概括为虚实两个方面，分清虚实论治，则可执简驭繁。实证以青壮年和血精初期为主。症见发病急，精液多为鲜红色，伴会阴、睾丸、下腹部疼痛，面红目赤，口苦咽干，便干溲赤，舌红，苔黄，脉数。虚证以年老体衰、久病正虚者为主，症见发病较缓，病程较长，精液多为淡红色或暗红色，伴会阴、睾丸或下腹部隐痛，头晕目眩，心悸气短，腰酸，脉沉细无力。

本例患者为青壮年，发病急，精液鲜红色，伴会阴、睾丸、下腹部疼痛，口苦咽干，便干溲赤，舌红，苔黄腻，脉滑数。属湿热下注，扰动精室，络破血溢，故精液鲜红色。会阴、睾丸、下腹部为肝经所过之处，肝经湿热，经络阻滞，故所过之处疼痛。口苦咽干为肝火的表现，便干溲赤为热邪在里的表现，舌红、苔黄腻、脉滑数为湿热表现。综观舌脉症，辨证为湿热下注，治以清利湿热、凉血止血。方中大小蓟均甘苦性凉，归心、肝经，功擅凉血止血、祛瘀消肿，尤宜用于尿血、血淋之症。白茅根甘寒，归膀胱经，可凉血止血、清热利尿。车前草可清热利尿通淋。黄柏归肾、膀胱经，可清热燥湿，导热从小便出。萆薢利湿去浊，土茯苓解毒除湿，苍术燥湿。热迫血行，血不循常道，故用丹参凉血活血化瘀。全方清热利湿、凉血止血，仅用药7剂就取得了良好的治疗效果。

【思辨解惑】

［学生甲］请教老师，为什么要用白茅根、车前草、萆薢、土茯苓等诸多利小便的药物呢？

［老师］因势利导，给邪气以出路是中医祛邪的一个重要方法，比如汗、吐、下三法。湿为阴邪，其性重浊，易趋下焦，此时治当渗利膀胱，使水湿下泄而安。患者辨证为湿热下注，采用利尿药物使湿热邪气从小便下行，是给邪气以出路的方法。另外，对于湿热在下焦的情况，特别适合采用利小便的方法进行治疗。

（刘昱磊整理）

第八节 内 科 病

一、耳鸣

● 桑某某，女，26岁，因"卵巢巧克力囊肿术后9个月，耳鸣1天"于2020年9月2日初诊

患者2019年12月因"卵巢巧克力囊肿"手术治疗，术后注射了6支戈舍瑞林，现在服用屈螺酮炔。LMP：2020年8月15日，现下午腹胀腹痛，耳鸣，便秘。舌暗红，苔黄腻，脉弦。

中医诊断：①耳鸣；②癥瘕。

辨证：肝经湿热兼血瘀。

西医诊断：①耳鸣查因；②卵巢巧克力囊肿术后。

治法：清利肝经湿热。

中药处方：颗粒剂，7剂，每日1剂，分2次冲服。

牡丹皮12g　栀子10g　柴胡12g　当归10g　茯苓10g

生白术50g　枳实12g　白芍30g　甘草9g　龙胆12g

厚朴9g　　通草3g

泥疗1次。

● 二诊：2020年9月9日

患者服上药后耳鸣消失，腹胀腹痛减轻，大便通畅，每日1次，舌淡红，苔薄黄，脉弦。

辨证、治法、中药处方同前，守前方继服7剂。

【按语】

耳为肾之壳，手足少阳经俱会于耳中，故耳病与肾、肝胆、三焦的关系最为密切。耳鸣分为虚实两类，实证由于肝胆火气上逆，《黄帝内经》所谓"一阳独啸，少阳厥也"，多伴有头痛、头胀，心烦易怒，脉象弦滑。虚证由于肾亏阴火上炎，或用脑过度，《黄帝内经》所谓"髓海不足则脑转耳鸣"，多伴有头晕目眩，心悸腰酸，脉细弱。

本例患者耳鸣，伴有下午腹胀腹痛，便秘，舌暗红，苔黄腻，脉弦。考虑为肝经湿热，上扰清窍，故耳鸣。湿热阻滞影响脾胃升降功能，大便秘结，腑气不通，不通则痛，故腹胀腹痛。治疗上宜清利肝经湿热，通腑理气，王俊玲教授选用丹栀逍遥散合龙胆泻肝汤加减治疗。方中牡丹皮、栀子、龙胆清利肝胆湿热，柴胡疏肝理气，当归、白芍养血柔肝，生白术通大便。枳实、厚朴理气消胀，特别擅长治疗腹胀。茯苓健脾祛湿，通草清热利尿，二者导湿热从小便排出。甘草调和诸药。

王俊玲教授临证时特别注重患者的大小便情况。本例患者大便秘结，肝经湿热，王俊玲教授采用釜底抽薪、因势利导之法，使湿热之邪从大小便排出。大便干时王俊玲教授常常采用生白术配伍白芍通便。白芍养血增水行舟，生白术健脾益气、增加胃肠动力，疗效显著。此药对不仅通便而且还有补益气血的作用，既祛邪又扶正，标本同治。对于湿热，王俊玲教授通常采用利小便的方法，选用茯苓健脾祛湿，通草清热利尿。患者服药7剂后二便通畅，湿热排出，耳鸣消失，取得了很好的临床疗效。

【思辨解惑】

[学生甲] 请教老师，处方中为什么选用通草呢？

[老师]《神农本草经》认为通草可以通利九窍，包括耳窍、前后二阴（即肛门和尿道）。《名医别录》认为通草可以"疗耳聋，散痈肿诸结不消"。可见通草可以通利耳窍，还可清热利尿，导湿热下行，对于本例由于肝

经湿热导致的耳鸣，尤其适合。

（刘昱磊整理）

二、热淋

● 林某，女，48岁，因"小便余沥不净7天"于2020年8月30日初诊

患者平素月经23天1行，经期4～5天，量中等，无痛经，LMP：2020年8月16日，近1周无明显诱因出现小便频数，余沥不净感，无尿痛，无肉眼血尿。纳眠尚可，大便秘结。舌红，苔黄，脉滑。尿常规、白带常规、HPV检查均无异常。沙眼衣原体、解脲支原体检查均为阴性。

中医诊断：热淋。

辨证：湿热下注。

西医诊断：泌尿系感染？

治法：清热利尿通淋。

中药处方：颗粒剂，7剂，每日1剂，分2次冲服。

　　当归10g　浙贝母10g　车前草15g　苦参10g　茵陈30g

　　滑石10g　淡竹叶10g　生地黄10g

● 二诊：2020年9月6日

LMP：2020年8月16日。患者诉服药后症状好转，无特殊不适，纳眠可，二便调。舌淡红，苔白，脉细。

辨证：湿热下注。

治法：清热利尿通淋。

中药处方：颗粒剂，7剂，每日1剂，分2次冲服。

　　当归10g　浙贝母10g　苦参10g　车前草15g　生地黄10g

　　滑石10g　淡竹叶10g　茵陈30g　金樱子30g　山茱萸12g

【按语】

患者因"小便余沥不净7天"就诊，考虑为淋证。淋证是以小便频数、淋漓涩痛、小腹拘急引痛为主症的疾病。根据病因和症状特点可分为热淋、血淋、石淋、气淋、膏淋、劳淋。多见于已婚女性。辨证时首辨淋证类别，再审证候虚实，三别标本缓急。本病相当于西医学的急慢性尿路感染、尿路结石等。其基本病机为湿热蕴结下焦，肾与膀胱气化不利。病理因素为湿热。病位在肾与膀胱。淋之名称，始见于《黄帝内经》，《金匮要略》称其为"淋秘"，将其病机归为"热在下焦"，并对本病的症状做了描述："淋之为病，小便如粟状，小腹弦急，痛引脐中。"《诸病源候论》将淋证的病机进行了高度概括："诸淋者，由肾虚而膀胱热故也。"《景岳全书》提出：淋证初起，虽多因于热，但由于治疗及病情变化各异，又可转为寒、热、虚等不同证型，从而倡导"凡热者宜清，涩者宜利，下陷者宜升提，虚者宜补，阳气不固者宜温补命门"的原则。

本例患者辨证属于湿热下注之热淋，故治宜清热利尿通淋，予当归贝母苦参丸加减治疗。该方出自《金匮要略》，功能养血润燥、清热除湿。方中用当归和血润燥。《本草纲目》言"贝母治热淋……贝母非治热，郁解则热散，非淡渗而能利水也，其结通则水行。苦参长于治热，利窍逐水，佐贝母入行膀胱以除热结也"。车前草、茵陈、滑石、淡竹叶、生地黄等皆清热利尿通淋之剂，诸药合用使热邪得泻，淋证自除。

【思辨解惑】

[学生] 请教老师，该病例属热淋，为何未选用八正散而以当归贝母苦参丸为主方？

[老师] 八正散是治疗热淋的代表方剂，用于治疗热淋之小便频数短涩、灼热刺痛等症效果很好，方中瞿麦、萹蓄、车前子、滑石、萆薢、大黄、黄柏、蒲公英、紫花地丁等可清利下焦湿热。本例患者年近七七，肾精不足，且其热淋之证并不严重，尿常规无明显异常，若过用大黄、黄柏、蒲公英等苦寒

之品易伤阴，所以我选用当归贝母苦参丸为基础方，取其治淋而不伤阴，又可润燥通便。二诊患者症状缓解后加用补肾养精之金樱子、山茱萸以补肾填精。

（刘新玉整理）

三、失眠

● 陈某某，女，52岁，因"失眠8年"于2020年12月6日初诊

患者已绝经，近8年反复失眠，需服安眠药方能入睡，纳可，二便调。舌淡红，苔白，脉细。既往史无特殊。

中医诊断：不寐。

辨证：肝肾不足。

西医诊断：失眠。

治法：养阴清热。

中药处方：颗粒剂，7剂，每日1剂，分2次冲服。

龙骨30g　牡蛎30g　酸枣仁30g　五味子15g　百合30g

猪苓15g　牛膝10g　生地黄15g　决明子15g　甘草5g

● 二诊：2020年12月15日

患者诉服中药后睡眠明显改善，服药期间未服用安眠药即可入睡。舌暗红，苔白滑，脉涩。

辨证、治法、中药处方同前，守前方继服7剂。

【按语】

失眠是临床常见疾病，中医称之为"不寐"，是以经常不能获得正常睡眠为特征的一类病证。主要表现为睡眠时间、深度的不足，轻者入睡困难，或寐而不酣，时寐时醒，或醒后不能再寐，重则彻夜不寐，常影响人们的正常工作、生活、学习和健康。多为情志所伤、饮食不节、劳逸失调、久病体虚等因素引起脏腑机能紊乱，气血失和，阴阳失调，阳不入阴而发病。不寐的病位主

要在心，与肝、脾、肾有关。基本病机为阳盛阴衰，阴阳失交。一为阴虚不能纳阳，一为阳盛不得入于阴。病理性质有虚实两面，肝郁化火、痰热内扰、心神不安为实，心脾两虚、心胆气虚、心肾不交、心神失养为虚，但久病可表现为虚实兼夹，或为瘀血所致。围绝经期女性病因多为肝肾阴虚，阴虚不能纳阳，阴虚阳亢，虚阳浮越。数据统计显示，围绝经期的女性中，伴有失眠症状的高达70.23%。《素问》中说过："女子七七，任脉虚，太冲脉衰少。天癸竭，地道不通，故形坏而无子也。""天癸竭"说的就是月经停止，也就是围绝经期。肾为先天之本，肾藏精，肾精所化生的气称为肾气。肾气对其他脏腑起着濡润滋养、温煦生化的作用。围绝经期前后，精血开始不足，肾气逐渐衰减，肾脏真阴不足，阳失潜藏，从而波及其他脏腑，导致经络濡养不足，脏器功能失调。具体来说，也就是阴血亏虚会诱发气郁化火，肝火上炎，扰动心神，引起失眠；同时，肾气不足还会引起血液循环不畅，气不行津，导致津液在体内停滞为痰，从而引起失眠。所以，王俊玲教授根据患者的病证特点，选用柴胡加龙骨牡蛎汤合百合地黄汤加减以补肾疏肝，滋阴潜阳，阴阳并理，肝肾同调，治疗肝肾不足、虚阳浮越引起的失眠症效果非常显著。辨证准确，用药对证，故患者服药7剂后症状即明显缓解。

【思辨解惑】

[学生甲] 请教老师，围绝经期失眠从西医角度如何解释？

[老师] 围绝经期女性的雌激素分泌逐渐减少，垂体促性腺激素增多，从而造成神经内分泌一时性失调，下丘脑-垂体-卵巢轴反馈系统失调，自主神经系统功能紊乱，因此会产生抑郁、焦虑感，这往往是导致失眠的主要原因。

[学生乙] 请教老师，除了中西药，围绝经期失眠有无其他简单易行的保健方法？

[老师] 可以每天做一些保健按摩，比如每天按摩太阳穴、百会穴数次，用保健木梳梳头5min，从而保持心情舒畅，解除烦恼。或选择一些食疗方，如取大枣、小麦水煎去渣取汁，纳入冰糖烊化顿服，每晚1次。或者尝试一些小验方，如将酸枣仁研为细末，置肚脐中，外用伤湿止痛膏固定，每日1换。

还可以采用足浴疗法，取磁石、菊花、黄芩、夜交藤，水煎2次，去渣取汁，倒入浴盆中，趁热浸洗双足15～30min，每晚1次。

（刘新玉整理）

四、手足心发热

● 邓某，女，34岁，因"手脚心热1年+"于2020年10月11日初诊

患者平素月经规律，28～30天1行，4天干净，量中等，无痛经，LMP：2020年10月10日。近1年时觉手足心热。现未避孕，有生育要求。舌红少苔，脉弦数。查FSH：4.1IU/L，LH：8.02IU/L，T：0.55nmol/L，PRL：19.63ng/mL，E_2：60pg/mL，P：2.3ng/mL。B超示子宫内膜6.5mm，右侧卵泡11mm×9mm。

中医诊断：内伤发热。

辨证：阴虚内热。

治法：养阴清热。

中药处方：颗粒剂，7剂，每日1剂，分2次冲服。

青蒿15g　鳖甲15g　生地黄30g　知母15g　牡丹皮10g

莲子15g　荷叶10g　益母草15g　牛膝10g　淡竹叶10g

丹参15g　甘草5g

● 二诊：2020年10月20日

患者诉服中药后手足心热症状基本消失，无其他特殊不适，要求暂停用中药，继续备孕。嘱不适随诊。

【按语】

手足心热是临床常见的症状，属内伤发热范畴。手足心热不仅是自觉症状，而且也是有客观指标的他觉症状。手足心热多见于阴虚内热，但也可见于患者自觉发热而体温并不明显高的其他内伤发热，即不仅见于虚热，也可见于

实热。

手足心热指手心、足心有发热感觉，该病名首见于《丹溪心法》，书中指出火郁汤主之。手足心热源于张仲景所著《金匮要略·血痹虚劳病脉证并治》："虚劳里急，悸、衄、腹中痛，梦失精，四肢酸疼，手足烦热，咽干口燥，小建中汤主之。"本条论述阴阳两虚的虚劳证治。阴虚生热则衄血，手足烦热，咽干口燥。《素问·调经论》指出："阴虚则内热。"可见手足心热是阴虚生内热的主要症状之一，属内伤发热范畴。导致内伤发热的原因很多，正气不足，精血津液耗损，阳气虚衰，房事不节，瘀血内结，痰浊郁伏，情志久郁不畅，均可导致阴阳气血虚损、逆乱而罹患种种内伤热病。

本例患者属阴虚阳亢，水不制火、虚火内扰为主要病机。阴虚阳亢，虚火内炽，故见午后或夜间发热、手足心热或骨蒸潮热。舌质干红或有裂纹，苔少或无苔，脉细数，均为阴虚火旺之征。方用青蒿鳖甲汤加减。青蒿鳖甲汤为清热剂，具有养阴透热之功效。主治温病后期，邪伏阴分证。临床常用于治疗原因不明的发热、各种传染病恢复期低热、慢性肾盂肾炎等阴分内热、低热不退者。手足心热多由温病后期阴虚邪伏所致，治疗以养阴透热为主。人体卫阳之气，日行于表，而夜入于里。阴分本有伏热，阳气入阴则助长邪热，故入夜身热；早晨卫气出于表，阳出于阴，则热退身凉；温病后期，阴液已伤，故见热退无汗。方中鳖甲咸寒，直入阴分，可滋阴退热；青蒿苦辛而寒，其气芳香，可清热透络，引邪外出。两药相配，滋阴清热，内清外透，使阴分伏热宣泄得解，共为君药。即如吴瑭自释："此方有先入后出之妙，青蒿不能直入阴分，有鳖甲领之入也；鳖甲不能独出阳分，有青蒿领之出也。"生地黄甘寒，滋阴凉血，知母苦寒质润，滋阴降火，共助鳖甲养阴退虚热，为臣药。牡丹皮辛苦性凉，泻血中伏火，为佐药。诸药合用，共奏养阴透热之功。患者服药7剂后症状即明显缓解。

【思辨解惑】

[学生甲] 请教老师，龟甲与鳖甲的区别是什么？

[老师] 龟甲与鳖甲均为动物药，龟甲来源于龟科动物乌龟的背甲及腹

甲。鳖甲为鳖科动物鳖的背甲。龟甲与鳖甲均为滋阴潜阳的要药，常用于阴虚阳亢之证。但龟甲滋阴力强，且能益肾强骨、养阴补心，可用于血热之崩漏、经多；鳖甲退热功胜，软坚散瘀之力亦大于龟甲，所以常用于治疗癥瘕积聚、久疟、经闭等症。现代药理研究表明，龟甲与鳖甲具有补血、降低甲状腺激素水平、增加骨密度、提高免疫力等作用。但龟甲还有健骨、促进发育、保护神经系统等作用，鳖甲还有抗肝、肺纤维化等作用。

[学生乙]请教老师，方中为何用到丹参和益母草？

[老师]患者就诊时为月经中期，患者有生育要求，B超可见一个优势卵泡，但尚未到排卵期，在主方的基础上加用丹参、益母草是考虑到患者近排卵期，此两药可加强活血通络之力，鼓动卵子排出而调经助孕。

（刘新玉整理）

五、脱发

● 安某某，女，35岁，因"脱发一年余"于2020年11月25日初诊

患者诉一年前始脱发明显，伴头发油腻及头皮瘙痒，大便硬结难解，2天1行。LMP：2020年11月24日，平日月经规律，经期5天，周期28天，量可。舌暗红，苔白，脉弦。

中医诊断：脱发。

辨证：肝郁化热。

西医诊断：脂溢性脱发。

治法：疏肝解郁，清热活血。

中药处方：颗粒剂，5剂，每日1剂，分2次冲服。

牡丹皮12g　栀子10g　当归10g　茯苓10g　白术10g

薄荷12g　白芍10g　甘草9g　川芎12g　益母草15g

泽兰10g　香附10g

● 二诊：2020年12月1日

患者服上药后脱发较前明显减轻，大便调。舌暗红，苔白，脉弦。

辨证、治法、中药处方同前，守前方继服7剂。

【按语】

西医认为脂溢性脱发的发病原因尚不完全明确，多认为是一种雄激素依赖的遗传性疾病。其发病与雄激素、5α-还原酶、皮脂腺过度分泌、精神压力过大、饮食等因素有关。脂溢性脱发属中医"发蛀脱发""蛀发癣"范畴。《外科证治全书·头部证治》认为本病与素体阴虚血热，风邪外袭，邪热相搏不散以致气血失疏、毛窍失养有关。《冯氏锦囊秘录》认为本病病机为血热风盛。《医林改错》认为血瘀是导致脱发的重要因素。现代医家普遍认为本病属本虚标实，本虚常见先天禀赋不足，多为肝肾阴血不足，肾主精，肝藏血，肝肾同源，而"发为血之余""发为肾之候"，肝肾精血虚少，毛囊失养则发落，或血虚生风化燥，风摇发落。标实为水湿、湿热、瘀血：后天饮食不洁，恣食厚味，酿生湿热，湿热熏蒸头皮，浮油外出，油脂堵塞毛窍，毛囊局部气血瘀闭，湿热瘀阻，窍闭发落；或因工作压力过大、精神紧张，肝木失于疏达，气滞血瘀，气血失和，头发失养而落；或脾虚水湿内停，水停瘀阻而致发落。发病初期以脾虚湿热瘀阻为主，后期则多见阴血亏损。病位在肝、脾、肾，尤以肝、脾为主，病理因素以湿、瘀为关键。

本例患者王俊玲教授辨证为肝郁化热，选方丹栀逍遥散。逍遥散最早可溯源于宋代《太平惠民和剂局方》，最初乃"治妇人诸疾"之方剂[1]，是疏肝健脾养血的代表方，主治肝郁脾弱血虚证。丹栀逍遥散是在逍遥散的基础上，加入牡丹皮和栀子两味药，该方最早可见于明代医家薛立斋所著《薛氏医案·内科摘要》。方中柴胡辛苦微寒，归肝、胆、肺经，芳香疏散，疏肝解郁，使肝郁得以调达，为君药；当归甘辛温，归肝、心、脾经，补血活血，味甘而重，气轻而辛，为血中之气药；白芍味酸微寒，补血敛阴、养血柔肝，得柴胡，一散一敛，使肝体补而肝气疏，血充而肝柔。当归、白芍与柴胡相配，肝之体用同调，气血和顺。牡丹皮苦寒清热，辛行苦泄，既能清热凉血、清透伏热，又能活血化瘀；栀子苦寒清降，入心、肺、三焦经，善清透疏解郁热。两者共为臣药。木郁则土衰，肝病易传脾，故以白术、茯苓、甘草健脾益气以除湿，使中焦枢轴复运，清阳以升，共为佐药。生姜味辛属木，辛散达郁，温胃暖中；少许薄荷，解郁清热。两者共为使药[2]。加入川芎行气活血，益母草、泽兰活血利水，香附加强疏肝解郁作用。诸药合用，疏肝健脾，气血同调，阴血得复，清阳得升，土木和谐，病疾得消，全方共奏疏肝健脾、养血清热之功效。

【思辨解惑】

[学生甲] 请教老师，脱发的中医病因病机是什么？

[老师] 中医认为，脱发与人体肾、肝、脾及气血密切相关，《诸病源候论·毛发病诸候》云"若血盛则荣于须发，故须发美；若血气衰弱，经脉虚竭，不能荣润，故须发秃落……若血气盛而肾气弱，则骨髓枯竭，故发变白也"，明确指出毛发正常生长需肾气强盛，亦需精血濡养，提出脱发主要病机为肝肾不足，气血虚衰。

肝肾不足是主要病机。藏象学说认为肾主藏精。精，是构成人体和维持人体生命活动的最基本物质，是生命之本原。精血同源，发之营养来源于血，因此，头发的生长与脱落与肾之精气盛衰有密切关系；肝主疏泄，畅达全身气机并藏血，肝失疏泄或肝藏血不足，皆无以营养肌肤毛发，可致毛发焦枯，毛囊失去护持而形成脱发。

气血亏虚是另外一个主要病机。发为血之余，在头发的生长过程中，精、血互相化生，共同滋养头发，但两者的正常运行转化依赖气机调畅，故精、气、血有一方不足都可能导致头皮失养。气血亏虚，气虚则无力助血运行全身，精血宣发输布异常；血虚则无以荣养颠顶，故毛发脱落。

气滞血瘀也是常见病机。久病入络，常见瘀血阻滞。诸邪阻滞经络日久，经络失于调畅可成瘀。平素血热之体，易于感受风邪，风邪侵体郁久转而化燥伤阴，阴虚内热，灼伤津液，致血行涩滞不畅而成瘀，进而耗血伤阴，血行不畅。血脉瘀阻，瘀阻则气滞，气愈滞而血愈瘀，两者相互作用，导致毛发无以荣养而脱发。

参考文献

[1] 戴军，田乃菊．逍遥散的源流与发展[J]．新中医，2015，47（2）：297-298．

[2] 李高勤，雍文兴，张志明，等．张志明教授运用丹栀逍遥散加减治疗脱发经验总结[J]．临床医药文献电子杂志，2020，7（32）：55-56．

（黄素宁整理）

六、咳嗽

● 温某某，女，30岁，因"咳嗽1月余"于2020年9月6日初诊

患者1月前感冒后出现咳嗽，予不规律治疗未见明显改善。现咳嗽频发，无痰，咽干，偶有咽痛，纳眠可，手足心热，小便黄，大便干结。LMP：2020年8月23日。舌红，苔少，脉细数。

中医诊断：咳嗽。

辨证：阴虚肺燥。

西医诊断：咳嗽。

治法：滋阴清热，利咽止咳。

中药处方：7剂，每日1剂，水煎，分2次口服。

　　玄参10g　麦冬10g　桔梗12g　牛蒡子10g　金银花10g

　　连翘10g　马勃3g　射干12g　罗汉果6g　甘草3g

2020年9月15日电话随访，患者咳嗽已痊愈。

【按语】

患者咳嗽反复或迁延不愈，阴伤气耗，肺阴不足致虚火上炎，肺失濡润，故咳嗽频发。肺阴亏虚，肺失濡润，肺气上逆，则干咳无痰；阴虚肺燥，津液

不能濡润上承，则口干咽燥；咽痛，手足心热，舌红，少苔，脉细数，为肺阴亏虚、阴虚内热之征。患者阴虚火旺，本虚标实，王俊玲教授选方玄麦甘桔汤加减，治以养阴清热、润肺止咳。

咳嗽是指肺失宣降，肺气上逆，发出咳声，或咳吐痰液的一种肺系疾病。咳嗽病名首见于《黄帝内经》，《素问·咳论》认为"五气所病……肺为咳"，指出咳嗽的病位在肺。清代喻昌在《医门法律》中创立了温润、凉润治咳两大法。咳嗽的病因分为两大类：外感与内伤。外感咳嗽多为六淫外邪袭肺，内伤咳嗽为脏腑失调，内邪伤肺。不论外感还是内伤，皆可导致肺失宣降，肺气上逆，发为咳嗽。咳嗽的转归一般较好，外感咳嗽因其病位较浅易治，而内伤咳嗽，特别是燥邪与湿邪所致者缠绵难愈，严重者可累及心、脾、肾，水瘀痰浊互结而发为肺胀。

本例患者王俊玲教授辨为内伤咳嗽。外感咳嗽多是新病，属邪实，治以宣肺散邪。内伤咳嗽多为宿病，常反复发作，多属邪实正虚，治当祛邪扶正，标本兼治。咳嗽的治疗，除直接治肺外，还应从整体出发，注意治脾、治肝、治肾等[1]。

明代张景岳的《景岳全书·咳嗽》曰："咳证虽多，无非肺病，……内伤之咳，阴病也，阴气受伤于内，故治宜甘平养阴，阴气复而嗽自愈也。……内伤之病多不足，若虚中挟实，亦当清以润之……"玄麦甘桔汤有养阴清热、利咽化痰之功，方中以玄参清热凉血、滋阴解毒为君，以麦冬养阴润肺、益胃生津为臣，以桔梗宣肺化痰利咽为佐，以甘草祛痰止咳、调和诸药为使，并加牛蒡子、金银花、连翘、马勃、射干、罗汉果以加强清热解毒利咽之力。诸药合用，共奏养阴清热利咽、润肺止咳之功[2]。

【思辨解惑】

[学生甲] 请教老师，如何选用补阴药？使用补阴药需要注意什么？

[老师] 补阴药可补肺阴、补心阴、补脾阴、补胃阴、补肝阴、补肾阴。人体的阴液主要有两大作用，一是滋润作用，二是制约阳气。如果阴液亏耗，则会出现干燥和虚热。在肺，可见咽喉干燥、鼻腔干燥，或者肺气上逆的咳

喘。在心，可见心悸失眠、心烦。在脾胃，可见胃脘腹的不适，如痞闷不舒、干呕、恶心呃逆、肠燥便秘等。在肝肾，可见虚火内生，五心烦热，骨蒸潮热，盗汗，视力降低、眼目干涩，月经失调等。

不同脏腑的阴虚证有不同的临床表现，如：肺阴虚常常伴有痰咳喘，需要配伍止咳平喘化痰的补阴药；胃阴虚除了恶心呕吐外，也可见肠燥便秘，可选用润肠通便的补阴药；肝肾阴虚以虚火亢旺为主，可选用退虚热的补阴药。

参考文献

[1] 王新月. 中医内科学[M]. 高等教育出版社，2007：70.

[2] 李成波，左明晏. 玄麦甘桔汤加减治疗咽源性咳嗽35例[J]. 内蒙古中医药，2012，31（19）：13.

（黄素宁整理）

七、关节肿痛

● 陈某，女，43岁，因"关节肿痛半年"于2020年9月30日初诊

患者平素月经规律，28天1行，4天干净，量中等，腰痛。LMP：2020年9月10日，IVF-ET未成功。现觉腰痛、关节肿胀疼痛，痛不可触，大便溏稀，每日2～3次，孕0，避孕套避孕，有生育要求。舌黯红，苔黄腻，脉濡。

中医诊断：痹病。

辨证：湿热内阻。

西医诊断：骨关节炎。

治法：清热化湿。

中药处方：颗粒剂，7剂，每日1剂，分2次冲服。

苦杏仁10g　薏苡仁30g　厚朴9g　小通草6g　豆蔻3g（后下）

法半夏12g　淡竹叶10g　山药10g　泽泻10g　滑石10g（包煎）

莲子心10g　车前子15g

● 二诊：2020年10月11日

LMP：2020年10月4日，患者现盗汗，便软，舌淡红，苔薄黄，脉滑。

辨证、治法、中药处方同前，守前方继服7剂。

● 三诊：2020年10月18日

LMP：2020年10月4日，查BBT提示体温升高2天。舌淡红，苔黄，脉滑。

辨证：湿热内阻。

治法：健脾利湿。

中药处方：颗粒剂，7剂，每日1剂，分2次冲服。

    炒白术10g　枳壳12g　厚朴9g　小通草6g　豆蔻3g（后下）

    法半夏12g　茯苓10g　山药10g　泽泻10g　炒白扁豆10g

    莲子心10g　党参10g

● 四诊：2020年10月28日

LMP：2020年10月4日，查P：0.22μg/L，E_2：24pg/mL，HCG：0.1IU/L。患者诉手脚胀痛，腹胀，便软。舌淡红，苔白，脉濡。

辨证：水湿内阻。

治法：健脾利湿。

中药处方：颗粒剂，7剂，每日1剂，分2次冲服。

    茯苓皮10g　大腹皮10g　厚朴9g　炒白术10g　猪苓10g

    法半夏12g　桑白皮10g　生姜3g　炒苍术10g　泽泻10g

    益母草15g　木香12g

● 五诊：2020年11月7日

LMP：2020年10月31日，经后无不适。舌淡红，苔白，脉濡。

辨证：水湿内阻。

治法：健脾利湿。

中药处方：颗粒剂，7剂，每日1剂，分2次冲服。

    茯苓皮10g　大腹皮10g　厚朴9g　炒白术10g　炒苍术10g

    法半夏12g　猪苓10g　生姜3g　泽泻10g　炒白扁豆10g

    益母草15g　木香12g

● 六诊：2020年12月2日

LMP：2020年12月1日，患者月经第2天，量中等。关节疼痛减轻，舌淡红，苔白，脉濡。

辨证：脾肾虚兼血瘀。

治法：经期活血化瘀，经后补肾健脾。

中药处方：

（1）经期服用方：颗粒剂，3剂，每日1剂，分2次冲服。

小茴香12g 川芎12g 白芍10g 炮姜6g 桂枝12g

益母草15g 五灵脂10g 当归10g 蒲黄10g 延胡索10g

川楝子10g 炙甘草3g

（2）经后服用方：颗粒剂，7剂，每日1剂，分2次冲服。

菟丝子10g 杜仲10g 枸杞子10g 桑椹10g 炒白扁豆10g

覆盆子10g 续断10g 山药10g 茯苓10g 炒白术10g

党参10g 黄芪30g

● 七诊：2020年12月13日

LMP：2020年12月1日。B超示子宫内膜6.7mm，左侧卵泡17mm×13mm，右侧卵泡16mm×14mm。舌淡红，苔白，脉濡。

辨证：肾虚血瘀。

治法：补肾活血。

中药处方：颗粒剂，3剂，每日1剂，分2次冲服。

桂枝12g 巴戟天30g 赤芍10g 益母草15g 桃仁10g

茯苓10g 熟地黄30g 丹参20g 鸡血藤15g 甘草9g

白芍10g 白术10g

● 八诊：2020年12月16日

LMP：2020年12月1日。B超示子宫内膜10mm，左侧卵泡21mm×16mm，右侧卵泡18mm×18mm。患者关节痛、腰痛消失（就诊前疼痛3个月，痛不可触），舌淡暗，苔白，脉弦。

嘱患者不适随诊。

【按语】

腰膝关节疼痛在沿海地区常见，病因复杂，与肝肾不足、痰湿瘀毒、气滞血瘀等因素有关，且对患者的正常生活影响比较大，在中医属于"痹病"范畴，《黄帝内经》云"风寒湿三气杂至，合而为痹"。《金匮要略》进一步提出"经热则痹"，提示湿热为痹病的常见证型[1]。

本例患者禀赋"湿热之体"，致脏腑功能失调，升清降浊无权，积聚之湿热壅滞于血脉中难以清化，兼因外感邪气，侵袭经络，致气血运行不畅，痰湿郁于骨节，客于肌肉、筋骨之间，故痛不可触。《丹溪心法·腰痛》指出，腰痛之因于湿热者，或因外感湿热时邪，或因厚味饮食、脾胃失和以致湿热内蕴。明代名医秦景明谓"湿热腰痛之证，内热烦热，自汗口渴，二便赤涩，酸痛沉重"，并有腰部觉热，甚则肢节红肿，脉数，苔黄腻。

三仁汤见于清代名医吴鞠通的《温病条辨》，书中记载："头痛恶寒，身重疼痛，舌白不渴，脉弦细而濡，面色淡黄，胸闷不饥，午后身热，状若阴虚，病难速已，名曰湿温。汗之则神昏耳聋，甚则目瞑不欲言，下之则洞泄，润之则病深不解，长夏深秋冬日同法，三仁汤主之。"本例患者王俊玲教授即用三仁汤加减治疗：杏仁宣通肺气，开水之上源；豆蔻（白蔻仁）气味芳香，醒脾化湿、理气和中；薏苡仁甘淡微寒，淡渗利湿。此三者即三仁汤中之三仁。滑石、淡竹叶、小通草、车前子、泽泻淡渗利湿，清热通淋，使湿热从小便而去；厚朴及半夏苦温行气燥湿，同时可防止寒性药物郁遏阳气；山药健脾益气护胃，莲子心养心安神。全方宣上、畅中、渗下，三焦气机得畅，湿热乃去[2]。

本例患者一诊、二诊使用三仁汤加减治疗后，热象已退。三诊时患者热象不重，治疗以脾虚湿阻为主，方用四君子汤加减健脾祛湿。四君子汤为补益剂，由人参、白术、茯苓、甘草组成，具有益气健脾之功效，主治脾胃气虚证。四君子汤除了可调节胃肠功能外，还具有增强免疫功能、促进代谢、护肝、增强垂体-肾上腺皮质系统功能、抗肿瘤与抗突变、改善微循环、抗血小板聚集、延缓衰老、抗应激反应等作用[3]。

四诊时患者手脚胀痛，腹胀，便软。王俊玲教授选用五苓散合白术散加减治疗。五苓散是《伤寒论》中的名方，为仲景治太阳蓄水证的方，由猪苓、泽泻、茯苓、白术、桂枝组成，具有利水渗湿、健脾通阳之功。白术散出自《全生指迷方》卷四，由橘皮、大腹皮、茯苓、生姜、白术组成，方能健脾利水，主治妊娠子肿，面目肿如水状。

六诊时患者关节痛已经明显减轻，王俊玲教授开始使用中医药周期疗法调经助孕，予补肾并治疗腰痛。八诊时患者腰膝酸痛明显缓解，虽然尚未受孕，但从舌脉上看患者脾气已健运，湿热已去，监测排卵功能基本正常。

【思辨解惑】

[学生甲] 请教老师，您如何清热化湿？

[老师] 可以使用三仁汤。三仁汤为清化湿热的经典方剂，出自吴鞠通的《温病条辨》，全方由杏仁、白蔻仁、薏苡仁、半夏、厚朴、滑石、通草、竹叶组成。方中杏仁上开肺气以宣上焦，开水之上源，有"提壶揭盖"之意；白蔻仁、半夏、厚朴苦辛燥湿以畅中焦，运脾胃；薏苡仁、滑石、通草、竹叶可渗利下焦，使湿邪随小便而除。

参考文献

[1] 张建华，姜小帆. 宣痹汤合三妙散治疗类风湿关节炎湿热痹阻证45例 [J]. 长春中医药大学学报，2014，30（5）：915-917.

[2] 李金懋，戴方圆，王一非，等. 国医大师路志正应用三仁汤经验举隅 [J]. 世界中西医结合杂志，2018，13（12）：1629-1632.

[3] 吕苑. 四君子汤的药理研究和临床应用 [J]. 中医研究，2012，25（1）：76-79.

（陈妍整理）

八、腹痛

● 廖某某，女，50岁，因"反复右下腹阵发性疼痛1年"于2020年10月15日初诊

患者1年前无明显诱因出现反复右下腹阵发性疼痛不适，伴腰痛，无肛门坠胀，纳一般，眠欠佳，二便调，舌暗红，苔黄厚腻，脉弦数。LMP：2020年4月22日。2020年9月22日磁共振示肝囊肿，右侧附件区巧克力囊肿。

中医诊断：①腹痛；②癥瘕。

辨证：湿热瘀结。

西医诊断：①腹痛查因；②右侧卵巢巧克力囊肿；③肝囊肿。

治法：清热利湿，化瘀止痛。

中药处方：颗粒剂，14剂，每日1剂，分2次冲服。

    大黄6g   牡丹皮10g   川楝子10g   桃仁10g   炒薏苡仁15g

    延胡索10g   败酱草15g   大血藤15g   没药6g   甘草6g

外用药：活血消癥膏，每次1贴，每日1次，热帖敷右下腹部，共7天。

● 二诊：2020年10月29日

患者腹痛明显减缓，右侧仍有腰痛，纳眠一般，小便调，大便每日3次，便溏。舌暗红，苔白厚腻，脉弦数。

辨证：湿热。

治法：清热利湿。

中药处方：颗粒剂，14剂，每日1剂，分2次冲服。

    赤小豆15g   栀子10g   知母15g   苦杏仁10g   薏苡仁30g

    法半夏15g   秦艽15g   连翘15g   蚕沙15g   滑石粉15g（包煎）

外用药：活血消癥膏，每次1贴，每日1次，热帖敷右腰部，共14天。

针灸治疗：取穴阳陵泉、三焦俞、委中、承山、昆仑、三阴交、气海、中极、关元、肾俞。

【按语】

患者因"反复右下腹阵发性疼痛1年"来诊。《黄帝内经》已提出寒邪、热邪客于肠胃可引起腹痛,如《素问·举痛论》曰:"寒气客于肠胃之间,膜原之下,血不得散,小络引急,故痛……热气留于小肠,肠中痛,瘅热焦渴,则坚干不得出,故痛而闭不通矣。"并提出腹痛的发生与脾胃及大小肠等脏腑有关。《金匮要略·腹满寒疝宿食病脉证治》对腹痛的病因病机和症状论述颇详,并提出了虚证和实证的辨证要点,谓:"病者腹满,按之不痛为虚,痛者为实,可下之。舌黄未下者,下之黄自去。"腹痛的治疗以"通"为大法,辨证论治,实则泻之,虚则补之,热者寒之,寒者热之,滞者通之,瘀者散之。腹痛以"通"为治疗大法,系据"痛则不通,通则不痛"的病理生理而制定的。肠腑以通为顺,以降为和,肠腑病变而用通利,因势利导,使邪有出路,腑气得通,腹痛自止。患者反复右下腹阵发性疼痛,痛连腰骶,舌暗红,苔黄厚腻,脉弦数,辨证为湿热瘀结。湿热之邪与气血搏结于冲任胞宫,则少腹疼痛;舌暗红,苔黄厚腻,脉弦数为湿热瘀结之象。治疗以泻热破结、散结消肿为主。方用大黄牡丹汤加减。本方攻下泻热与逐瘀并用,使结瘀湿热速下,痛随利减,痛肿得消,诸证自愈。方中大黄泻火逐瘀,通便解毒;牡丹皮凉血清热,活血散瘀。二者合用,共泻肠腑湿热瘀结,为方中君药。桃仁、没药性善破血,助君药以通瘀滞,俱为臣药。佐以败酱草加强清热解毒之力,川楝子、延胡索理气止痛。全方合用,共奏清热除湿、化瘀行滞止痛之效。治疗腹痛以中药内服为主,兼以外治,选用活血消癥膏热帖敷右下腹。治疗后,患者腹痛明显减缓。

二诊时患者诉仍有右侧腰痛不适,大便每日3次,便溏,舌暗红,苔白厚腻,脉弦数,辨证属湿热,湿重于热。患者腰痛为内伤而致湿阻中焦,脾阳不振,健运失司。脾气不升,水谷津液不得转输于肺,客于脾胃,壅塞中焦。肺失其职,水液不得布散,聚集成湿。又因胃热蒸腾,湿热下注于大肠,故便溏。本证属湿热客于三焦,传于太阴、阳明两经。舌脉证属湿热,湿起于中焦,热客于阳明。故治则应为健脾利湿、清泄阳明,辅以宣肺利湿,方用三仁汤加减。

吴鞠通《温病条辨》中记载的三仁汤，原方中杏仁宣上体现"治上焦如羽，非轻不举"，白蔻仁畅中体现"治中焦如衡，非平不安"，薏苡仁渗下体现"治下焦如权，非重不沉"[1]。三仁汤组方宗旨在于"宣畅气机，清热利湿"，这是温病学派治疗湿温初起、湿重于热的主要治法。吴鞠通曰："三仁汤轻开上焦肺气，盖肺主一身之气，气化则湿亦化也。"[2]清代医家华岫云亦言："今观先生（叶天士）治法，若湿阻上焦者，用开肺气，佐淡渗，通膀胱，是即启上闸，开支河，导水势下行之理也。"然而秦伯未先生则认为："三仁汤为湿温证的通用方，用杏仁辛宣肺气以开其上，白豆蔻、厚朴、半夏苦辛温通以降其中，薏苡仁、通草、滑石淡渗湿热以利其下，虽然三焦兼顾，其实偏重中焦。"[3]王俊玲教授取杏仁宣肺而化湿，赤小豆、生薏苡仁清泄大肠湿热，此三品正应三焦之证，使三焦湿热得解。辅以半夏行气而化湿，消除痞满，畅达三焦。又以滑石开利膀胱，引湿热而出。栀子、连翘、知母清湿中之热，秦艽辛苦性平，归胃、肝、胆经，有祛风湿、清湿热、止痹痛作用；蚕沙甘辛性温，有祛风湿、止痛作用，秦艽与蚕沙同用以止腰痛。综观全方，体现了宣上、畅中、渗下，三焦分消的配伍特点，气畅湿行，暑解热清，三焦通畅，诸证自除。另结合中药活血消癥膏外敷及针灸治疗等外治法对腰痛的疗效更为确切。

【思辨解惑】

[学生甲]请教老师，本病的病因是什么？

[老师]中医学认为本病的发生是由于经行不畅，产后胞宫空虚，血室正开，或因手术、房劳、平素体质虚弱，湿热邪毒乘虚内侵，壅于下焦，客于胞中，冲任受损与气血相搏，邪正交争，气血瘀滞，壅遏不行而致。

参考文献

[1] 陈小光.三仁汤临床研究进展[J].中医药导报，2015，21（19）：98-100.

[2] 吴瑭. 温病条辨[M]. 北京：人民卫生出版社，2012：54.

[3] 秦伯未. 谦斋医学讲稿[M]. 上海：上海科学技术出版社，1978：78.

（陈翠美整理）

九、恶心胸闷

● 刘某某，女，47岁，因"恶心胸闷半年"于2020年11月25日初诊

患者平素常无明显诱因出现恶心、胸闷、气短。LMP：2020年11月16日，孕2产1流产1，平素月经提前，经期25～27天，6～7天净，量多，痛经。B超示子宫内膜8mm，左侧卵泡23mm×18mm。舌暗红，边有齿痕，苔薄白，脉弦。

中医诊断：少阳病。

辨证：少阳证。

西医诊断：胸闷查因。

治法：和解少阳，调畅气机。

中药处方：颗粒剂，7剂，每日1剂，分2次冲服。

柴胡6g　黄芩10g　法半夏12g　干姜6g　党参10g

黄芪10g　甘草9g　生白术50g　枳实12g　厚朴12g

竹茹12g　瓜蒌10g

● 二诊：2020年12月23日

患者服上药后诸证好转。LMP：2020年12月16日，3天净，量较前减少，痛经，上次经后无房事。舌淡红，边有齿痕，苔白。

辨证：脾胃虚弱，中气不足。

治法：补中益气。

中药处方：颗粒剂，14剂，每日1剂，分2次冲服。

党参10g　黄芪30g　白芍30g　生白术50g　当归10g

陈皮6g　升麻6g　柴胡6g　酒萸肉12g　甘草9g

【按语】

少阳证属半表半里证，是以口苦、咽干、目眩、往来寒热、胸胁苦满、嘿嘿不欲饮食、心烦喜呕、脉弦为主症的病变。治疗应以和解为原则，《御纂医宗金鉴》曰："无论伤寒中风，邪传少阳，病在半表半里，有柴胡证，但见一证，便以小柴胡随证加减治之，不必待其悉具也。"本医案中，患者首诊时与少阳证心烦喜呕的症状相符合，因此，王俊玲教授用了经典的小柴胡汤加减。从辨证来看，患者恶心、胸闷、气短皆与气有关，气机失于条达，郁滞中焦，肝气不舒，横逆犯脾，则表现为恶心、胸闷、气短；气滞而血不能行，血停于少腹则发为痛经；气机不畅不能循行于脉外，致血不归经，故见月经提前、量多；舌暗红提示内有瘀血，边有齿痕则为脾虚的表现；脉弦，提示病在肝。综上所述，辨证为气滞血瘀、肝郁脾虚，病在半表半里，方用小柴胡汤加减。

小柴胡汤是张仲景《伤寒论》里的经典方剂，为和解少阳、调和肝脾的经方。方中柴胡气质轻清上升，味苦，性平，入肝、胆、三焦、脾与肺经，可升发阳气、疏解少阳，故以为君；黄芩味苦性寒，入肝、胆、肺、胃及大肠经，气味较重，下行，可清泄邪热，能消少阳胆腑郁结之热，故以为臣。两药合用，君臣相合，外透内泄，可疏解少阳半表半里之邪。而方中用药剂量显示黄芩重于柴胡，其内泄之功强于外透之力。人参换为党参、黄芪，偏重补肺气。半夏、生姜能开散肺、胃之气结，养胃和胃，降逆止呕。方中既有柴芩苦寒清降，又有姜夏辛开散邪，复有参草甘补调中。枳实、厚朴、瓜蒌宽胸理气，竹茹化痰，白术健脾补气。全方集疏肝健脾补肺于一身以调节一身之气。

二诊时，患者诸证均已好转，月经周期较上月推迟，且月经量少，考虑患者气机已条达，但脾虚症状仍在，因此治疗上以补气为主，方用补中益气汤加减。补中益气汤为补中益气、升阳举陷之要方，原为李东垣治气虚发热而立。方中黄芪为君，补中气、固表气，升阳举陷。王俊玲教授将原方中的人参换为党参，这是因为一方面患者并非元气大伤，另一方面党参专注补肺气。重用白术可加强补气健脾、助脾运化之力，以资气血生化之源，配以当归补养营血，陈皮理气和胃，使诸药补而不滞。升麻、柴胡升阳举陷疏肝，白芍柔肝、缓急止痛，酒萸肉为补肝肾之要药。本医案中，患者主诉症状较多，病情看似复杂，但中医从整体观念出发，注重四诊合参，抓住舌苔脉象基本可以判断患者寒热虚实的情况，再结合患者的主诉及月经情况，即可准确辨证。辨证准确，对证选方，临床就能显效。

【思辨解惑】

[学生甲] 请教老师，为什么本例患者要重用白术？

[老师] 白术甘温苦燥，入脾、胃经，擅补脾益气而燥湿，为健脾要药，适用于脾胃虚弱诸证。本医案中，患者舌边齿痕明显，又觉恶心胸闷，其实是脾虚不能运化、气滞于胸中所致，因此，要大剂量使用白术以大补脾气。

[学生乙] 请教老师，如何应用生白术、炒白术？

[老师] 生白术利脾燥湿，炒白术补脾气、和胃消导，湿重于脾虚者用生白术，脾虚不能运化者用炒白术。

（胡珊整理）

第三章

工作室传承者医案汇编

第一节 不 孕 症

一、原发不孕

【医案一】原发不孕、多囊卵巢综合征、痛经

● 孙某某，女，22岁，因"婚后未避孕4年未孕"于2017年6月1日初诊

患者婚后未避孕4年未孕。平素月经15天至4个月1行，经期5天，量中等，色鲜红，无血块，有痛经，经期腰酸、腹部绞痛，怕冷。LMP：2017年5月28日，量中等，色鲜红；PMP：2017年5月13日，4天干净。孕0产0，2016年3月诊断为多囊卵巢综合征，予来曲唑2.5mg，每日1次，口服5天；注射用尿促性素75IU肌内注射，每日1次，共4次，促排卵治疗无优势卵泡。2016年5月用注射用尿促性素75IU肌内注射，每日1次，共4次，促排卵后有多个卵泡生长，取消周期。平素容易疲劳，胃纳可，大便正常。体瘦弱，舌红，苔薄白，脉弦细。

2017年5月4日查FSH：4.2mIU/mL，LH：10.69mIU/mL，LH/FSH＞2，E_2：74pg/mL，P：0.54ng/mL，T：0.34ng/mL，PRL：12.25ng/mL。2016年1月15日糖耐量试验、甲状腺功能检查均正常，衣原体阴性；查FSH：5.64mIU/mL，LH：3.87mIU/mL，E_2：33pg/mL，P：0.85ng/mL，T：0.43ng/mL，PRL：15.86ng/mL。男方精液未见异常，衣原体阴性，人型支原体阴性，解脲脲原体（＋）。2017年6月1日患者尿HCG阴性。

中医诊断：①不孕症；②月经先后无定期；③痛经。

辨证：肾虚肝郁。

西医诊断：①不孕症（原发不孕）；②多囊卵巢综合征；③痛经。

治法：补肾疏肝。

中药处方：7剂，每日1剂，水煎，分2次口服。

熟地黄10g　当归10g　白芍10g　　山茱萸10g　杜仲15g

女贞子15g　桑椹15g　菟丝子15g　知母15g　　黄柏15g

茯苓20g　　柴胡5g　　炒白术20g　炙甘草10g　炒麦芽30g

- ● 二诊：2017年6月8日

患者月经第12天，白带不多，容易疲劳，胃纳可，大便正常，多梦。舌红，苔薄白，脉沉弦细。

辨证：肾虚肝郁。

治法：补肾疏肝。

中药处方：7剂，每日1剂，水煎，分2次口服。

熟地黄15g　当归10g　白芍15g　　山茱萸15g　杜仲15g

女贞子15g　桑椹15g　菟丝子15g　知母15g　　黄柏15g

炒白术20g　柴胡5g　　炙甘草10g　炒麦芽30g　酸枣仁20g

黄芪30g

- ● 三诊：2017年6月15日

患者诉6月13日至14日阴道少量出血，咖啡色，口干，有痰，色白，睡眠欠佳。舌红，苔薄白，脉沉弦，寸浮数。

辨证：肾虚兼外感风热。

治法：先疏风清热解表，再补肾益精。

中药处方：5剂，每日1剂，水煎，分2次口服。

柴胡15g　黄芩15g　陈皮10g　姜半夏15g　党参15g

甘草5g　　葛根15g　连翘15g　牛蒡子15g　仙鹤草30g

远志10g

中成药处方：

（1）知柏地黄丸，每次8丸，每日2次，口服。

（2）培坤丸，每次9丸，每日2次，口服。

● 四诊：2017年6月29日

患者月经第32天，白带不多，BBT单相，腰酸，多梦。舌红，苔薄白，脉沉弦细。

辨证：肾虚肝郁。

治法：补肾疏肝。

中药处方：7剂，每日1剂，水煎，分2次口服。

熟地黄15g　当归10g　白芍10g　山药20g　山茱萸15g

菟丝子15g　桑椹15g　黄芪30g　黄柏15g　覆盆子15g

鸡血藤30g　丹参15g　陈皮5g　甘草5g　炒白术20g

中成药处方：

（1）知柏地黄丸，每次8丸，每日2次，口服。

（2）培坤丸，每次9丸，每日2次，口服。

● 五诊：2017年7月13日

7月1日B超示左侧卵泡22mm×15mm，子宫内膜10mm；7月2日左侧优势卵泡消失，子宫内膜11.6mm，考虑已经排卵。7月12日自测尿HCG（＋），7月13日查P：28.17ng/mL，HCG：115.57mIU/mL，无阴道出血，无腹痛及腰酸。舌红，苔薄白，脉沉弦细稍滑。

中医诊断：①早期妊娠；②异位妊娠待排。

辨证：肾虚。

西医诊断：①早孕；②异位妊娠待排。

治法：补肾安胎。

中成药处方：固肾安胎丸，每次6g，每日3次，口服。

● 六诊：2017年8月7日

患者孕6周2天，入睡困难，无阴道出血，无腹痛及腰酸。舌红，苔薄白，脉细滑。7月27日查P：26.61ng/mL，E$_2$：1 004pg/mL，HCG：30 279mIU/mL；8月7日查P：28.04ng/mL，E$_2$：1 305pg/mL，HCG：164 990mIU/mL；B超示宫内孕6周2天，双侧附件未见异常。

中医诊断：早期妊娠。

辨证：肾虚。

西医诊断：早孕。

治法：补肾安胎。

中成药处方：固肾安胎丸，每次6g，每日3次，口服。

【按语】

患者四年余未孕，不孕的因素主要为多囊卵巢综合征、排卵障碍，此种年轻瘦型多囊卵巢综合征患者促排卵治疗时容易导致卵巢过度刺激。本例患者采用西药促排卵2次，第1次无优势卵泡，第2次有多个卵泡生长，取消周期。多囊卵巢综合征患者卵泡刺激素阈值窗难以控制，促排卵启动剂量略低可能卵巢反应不良，略高则可能引发卵巢高反应甚至发生卵巢过度刺激综合征[1]。因此本例患者2次促排卵均未能成功，难以选用合适的剂量达到促使1～2个优势卵泡发育的目的，这也是西药促排卵治疗的难点。

腰为肾之府，患者肾虚故腰酸；经水出诸肾，又肝肾同源，肾精与肝血相互滋生，肝肾不足，肾精肝血均不足，导致月经后期；肝藏血，肝主疏泄，肝气郁结，疏泄失司故血海不能按时满盈，导致月经先后不定期；患者气虚故容易疲劳；气行则血行，气虚则血行不畅，故痛经；患者肾阴虚，虚火上扰故舌红；脉弦细也是肾虚肝郁的表现。综观患者舌脉症，辨证属于肾虚肝郁。王俊玲教授认为瘦型多囊卵巢综合征患者肾阴虚比较多见，肾虚肝郁也是瘦型多囊卵巢综合征患者一个临床常见的证型。

用药方面一诊时笔者选择使用知柏地黄丸合逍遥丸加减治疗，其中熟地黄、山茱萸、女贞子、桑椹滋补肝肾，菟丝子、杜仲补肾益精，知母、黄柏清虚热，柴胡、当归、白芍养肝血疏肝理气，茯苓、炒白术、炙甘草、炒麦芽健脾和胃。二诊时增加黄芪补气，酸枣仁养肝血助眠。选用三种种子类药物菟丝子、女贞子、桑椹补益肝肾精血，帮助卵泡生长。全方肝脾肾同调，补肾疏肝为主，兼健脾。中成药选用知柏地黄丸及培坤丸治疗。培坤丸具有补气血、滋肝肾之功效。主治妇女血亏，消化不良，月经不调，赤白带下，小腹冷痛，气血衰弱，久不受孕。知柏地黄丸滋肾阴清虚热。如此加减治疗30天后患者出现优势卵泡并排出，同房后获得妊娠，显示出中药治疗多囊卵巢综合征的确切疗效，特别是在治疗瘦型多囊卵巢综合征方面具有一定的优势。

参考文献

[1] 周红，舒金辉，甘贤优，等．多囊卵巢综合征患者体外受精中促性腺激素释放激素拮抗剂方案安全性分析[J]．中华生殖与避孕杂志，2018，38（3）：224-227．

（刘昱磊）

【医案二】原发不孕、多囊卵巢综合征

● 胡某某，女，22岁，因"未避孕未孕2年"于2016年9月26日初诊

患者既往月经后期，不排卵，LMP：2016年7月1日。既往雄激素偏高，口服炔雌醇环丙孕酮片半年。现白带不多，乳房不胀，自觉久坐下腹胀，四肢冷，多汗，有痤疮，中等偏瘦身材，容易上火，纳眠可，二便正常，面色黄。舌稍红略暗，苔薄白，脉沉。

中医诊断：①不孕症；②月经后期。

辨证：寒凝血虚兼郁热。

西医诊断：①不孕症（原发不孕）；②多囊卵巢综合征。

治法：温经养血兼清郁热。

中药处方：7剂，每日1剂，水煎，分2次口服。

当归30g	白芍30g	桂枝15g	细辛5g	通草10g
巴戟天15g	黄连片10g	黄芩片15g	干姜10g	淫羊藿15g
黄柏10g	山药30g	连翘15g		

● 二诊：2016年10月8日

患者诉服药后痤疮明显，自觉仍有四肢冷，出汗，余无不适，纳眠可，二便正常。

辨证：寒凝血虚兼郁热。

治法：温经养血兼清郁热。

中药处方：7剂，每日1剂，水煎，分2次口服。

    当归30g   白芍30g   桂枝15g   细辛5g   通草10g

    枇杷叶15g   黄连片10g   黄芩片15g   干姜10g   淫羊藿15g

    黄柏10g   山药30g   连翘15g   盐巴戟天15g

● 三诊：2016年10月17日

患者诉近几天白带增多，四肢冷好转，多汗好转。舌淡红，苔薄白，脉弦。B超示双侧卵巢无优势卵泡，子宫内膜5mm。

辨证：寒凝血虚兼郁热。

治法：温经养血兼清郁热。

中药处方：5剂，每日1剂，水煎，分2次口服。

    当归30g   白芍30g   桂枝15g   细辛5g   通草10g

    黄连片10g   黄芩片15g   干姜10g   淫羊藿15g   黄柏10g

    山药30g   皂角刺15g   连翘15g   盐巴戟天15g

西药处方：来曲唑片，每次2.5mg，每日1次，共口服5天。

● 四诊：2016年10月29日

患者反复测B超示双侧卵巢无优势卵泡，子宫内膜线状。平素皮肤偏干。舌淡红，苔薄白，脉细。当日B超仍示双侧无优势卵泡，子宫内膜线状。

辨证：寒凝血瘀兼郁热。

治法：温经活血兼清郁热。

中药处方：3剂，每日1剂，水煎，分2次口服。

    吴茱萸10g   酒川芎10g   当归20g   白芍20g   牡丹皮10g

    肉桂10g   炮姜10g   法半夏9g   麦冬10g   党参10g

    阿胶10g（烊化） 炙甘草5g

西药处方：枸橼酸氯米芬片，每次50mg，每日1次，共口服5天。

● 五诊：2016年11月4日

患者诉白带偏多，纳眠可，二便正常。舌淡红，苔薄白，脉细。B超示左侧卵泡22mm×17mm，子宫内膜5mm。

辨证：寒凝血瘀兼郁热。

治法：促排卵，补充雌二醇以增加子宫内膜厚度。

针灸处方：温针灸1次，取穴关元、中极、双侧子宫、足三里、三阴交、太冲，留针30min；双侧肾俞、次髎，提插刺激，不留针。

西药处方：雌二醇片/雌二醇地屈孕酮片，2mg/（2mg+10mg）×28片×1盒，每次2mg，每日1次，口服。

● 六诊：2016年11月10日

患者无明显不适，四肢冷好转。B超示已排卵。舌淡红，苔薄白，脉细。

辨证：寒凝血瘀兼郁热。

治法：温经活血兼清郁热。

中药处方：7剂，每日1剂，水煎，分2次口服。

吴茱萸10g　酒川芎5g　当归20g　白芍20g　炙甘草5g

牡丹皮10g　炮姜10g　麦冬10g　党参10g　肉桂5g

阿胶10g（烊化）　　黄芩15g　炒王不留行12g

2016年11月28日患者回复尿妊娠试验阳性。2020年告知已于2017年顺利生育一胎，子健，现计划备孕二胎。

【按语】

患者既往有多囊卵巢综合征病史，雄激素偏高，月经后期，不排卵。目前西医对于多囊卵巢综合征、高雄激素状态的治疗首选炔雌醇环丙孕酮片规律治疗3~6个月，患者经治疗半年后仍不能正常排卵。就诊时患者存在四肢冷的情况，考虑厥阴不足，机体一派寒凉，阳气上升受阻，卵泡发育亦受阻，同时又有虚热上扰，有出汗、痤疮等症状，因此予当归四逆汤温暖厥阴，使机体阳气上升，带动卵泡发育。同时使用黄连、黄柏、黄芩及连翘等控制虚热上升，控制痤疮症状，三诊时患者四肢冷好转，考虑单纯使用中药调理速度慢，而患者妊娠心切，因此在继续中药治疗的基础上，配合来曲唑促卵泡发育，10天后B超监测无明显优势卵泡生长。患者诉皮肤偏干，且手脚已变暖，更符合温经汤体征，给予温经汤加减温经活血治疗，同时给予枸橼酸氯米芬片促排卵，患者成功出现优势卵泡，但B超提示子宫内膜偏薄。正常妊娠需要一定厚度的子宫内膜，故给予雌二醇片/雌二醇地屈孕酮片口服增加子宫内膜厚度，以提高受精卵着床的概率，同时给予温针促排卵，针药合用，使患者最终成功受孕。患者在中西医结合治疗的基础上，整体调理与局部靶点治疗相结合，缩短了病程。

多囊卵巢综合征目前是常见病、多发病，在不孕症中占据较大比例。目前中西医对本病的治疗均有自己系统的方案。西医主要采用降睾酮、治疗基础疾病、促排卵等方案，甚至采用辅助生殖技术解决生育问题。岭南罗氏妇科流派将多囊卵巢综合征患者分为三类：肥胖型，偏瘦型，不胖不瘦型。肥胖型多采用苍附导痰汤治疗，偏瘦型多采用逍遥散治疗，不胖不瘦型多采用定经汤治疗。在无证可辨的情况下可参考用药。但如果有明确的寒热虚实症状，仍应具体辨证论治，不排除多囊卵巢综合征的表现是体内的寒热虚实偏颇状态引起的，正确纠正身体偏颇状态，也可能纠正多囊卵巢综合征状态，纠正身体内环境，促进妊娠。本例患者有明确的寒热错杂症状，因此中药的使用以四诊辨证为依据，同时不忘整体观念，整体与局部相结合，中西医各自发挥所长，给了患者更好的诊疗方案。

（滕辉）

二、继发不孕

【医案一】继发不孕、双侧输卵管炎

● 彭某某，女，29岁，因"未避孕未孕3年"于2017年4月21日初诊

患者近3年未避孕未孕。平素月经28～30天1行，经期5天，量中等，色鲜红，无血块，无痛经。LMP：2017年3月31日，量中等，色鲜红。孕1产0人工流产1，2010年人工流产1次。妇科检查示外阴已婚未产式，阴道通畅，宫颈光滑，宫颈口未见明显上翘，子宫后位，大小正常，无压痛，双侧附件无压痛。

舌淡红，苔薄白，脉弦细。

2015年4月17日子宫输卵管造影示双侧输卵管通畅，迂曲，粗细不均，考虑双输卵管炎。2015年4月19日查UU、Mh、AsAb、EMAb均正常。2015年5月8日查TSH：2.23mIU/L，FSH：11.22mIU/mL，LH：3.11mIU/mL，P：0.5ng/mL，T：0.23ng/mL，E_2：26ng/mL，PRL：24.40ng/mL。2016年6月2日查AMH：2.01ng/mL。2016年6月8日查FSH：7.03mIU/mL，LH：2.45mIU/mL，E_2：35ng/mL。2016年男方精液常规检查未见异常。2017年3月7日B超示患者子宫双侧附件未见异常，子宫内膜6mm。

中医诊断：不孕症。

辨证：肾虚肝郁兼血瘀。

西医诊断：①不孕症（继发不孕）；②双侧输卵管炎。

治法：补肾调肝。

中药处方：7剂，每日1剂，水煎，分2次口服。

桑寄生15g　菟丝子20g　续断15g　党参20g　黄芪20g

茯苓20g　　山茱萸20g　白术20g　山药20g　陈皮6g

炒麦芽20g　白芍20g　　甘草6g

● 二诊：2017年4月27日

患者诉右胁肋刺痛，有乳房胀，大便稀，每日1次，色黄。舌淡红，苔薄白，脉弦细。

辨证：肝郁脾虚，湿热兼血瘀。

治法：疏肝健脾，清热祛湿活血。

中药处方：7剂，每日1剂，水煎，分2次口服。

柴胡10g　　炒白术20g　白芍15g　赤芍15g　甘草5g

丝瓜络15g　路路通15g　丹参15g　黄芪20g　香附10g

败酱草30g　大血藤30g　乌药10g　桂枝15g　杜仲20g

● 三诊：2017年5月12日

LMP：2017年4月30日，5天干净，量中等，色鲜红，无血块，无痛经。舌黯红，苔白腻，脉弦细。服用中药后大便稀，每日1次。当日B超示右侧卵泡20mm×16mm，子宫内膜5mm。

辨证：肝郁脾虚，湿热兼血瘀。

治法：疏肝健脾，清热祛湿活血。

中药处方：4剂，每日1剂，水煎，分2次口服。

  柴胡10g 炒白术20g 白芍15g 山药20g 甘草5g

  丹参15g 路路通15g 黄芪20g 香附10g 丝瓜络15g

  乌药10g 大血藤30g 桂枝15g 杜仲20g 败酱草30g

中成药处方：固肾安胎丸，每次6g，每日3次，口服。

● 四诊：2017年6月2日

LMP：2017年5月28日，未干净，量中等，色黯红，无血块，无痛经。舌淡红，苔白腻，脉弦细。

辨证：肝郁脾虚湿热兼血瘀，

治法：疏肝健脾，清热祛湿活血。

中药处方：7剂，每日1剂，水煎，分2次口服。

  柴胡10g 白芍15g 黄芪30g 枳实10g 甘草5g

  丝瓜络15g 路路通15g 丹参15g 香附10g 王不留行15g

  大血藤30g 败酱草30g 当归15g 桂枝15g 蒲公英30g

● 五诊：2017年6月13日

患者诉6月10日白带多，6月12日右下腹隐痛。舌淡红，边有齿痕，苔白腻，脉弦细。6月12日妇科检查示右侧附件压痛，子宫及左侧附件未见压痛。

中医诊断：①盆腔炎；②不孕症。

辨证：湿热瘀阻。

西医诊断：①盆腔炎；②不孕症（继发不孕）。

治法：清热祛湿，活血止痛。

中药处方：5剂，每日1剂，水煎，分2次口服。

  柴胡10g 白芍15g 黄芪30g 金银花15g 甘草5g

  升麻10g 白术20g 丹参15g 大青叶15g 香附12g

  当归15g 杜仲20g 连翘15g 蒲公英30g 木香5g

● 六诊：2017年6月19日

患者服药后大便每日1～2次，无腹痛。舌淡红，边有齿痕，苔白腻，脉弦细。当日妇科检查示子宫后位，无压痛，双侧附件未见压痛。

辨证：湿热瘀阻。

治法：清热祛湿，活血止痛。

中药处方：7剂，每日1剂，水煎，分2次口服。

柴胡10g　白芍15g　黄芪30g　升麻10g　甘草5g

白术20g　丹参15g　香附12g　当归15g　大青叶15g

杜仲20g　木香5g　苍术15g　连翘15g　金银花15g

● 七诊：2017年6月28日

患者停经31天，自测尿HCG（＋），牙痛，无阴道出血，无腹痛及腰酸。舌红，苔薄白，脉弦细滑。当日查P：30.70ng/mL，HCG：1 058mIU/mL。

中医诊断：①牙痛；②早孕；③异位妊娠待排。

辨证：胃火上炎。

西医诊断：①牙痛；②早孕；③异位妊娠待排。

治法：清胃火止痛。

中药处方：7剂，每日1剂，水煎，分2次口服。

升麻10g　黄连5g　生地黄15g　柴胡15g　女贞子15g

黄芩15g　陈皮5g　墨旱莲15g　白术20g　菟丝子15g

● 八诊：2017年7月1日

患者停经34天，6月30日阴道少量出血，咖啡色，至今未净，无腰酸，有疲倦，牙痛减轻。舌稍红，苔薄白，脉弦细滑。当日查P：27.8ng/mL，E₂：498ng/mL，HCG：4 340IU/L，甲状腺功能正常。

中医诊断：①胎动不安；②异位妊娠待排；③牙痛。

辨证：脾肾两虚。

西医诊断：①先兆流产；②异位妊娠待排；③牙痛。

治法：补肾健脾，安胎止血。

● 六诊：2017年6月19日

患者服药后大便每日1～2次，无腹痛。舌淡红，边有齿痕，苔白腻，脉弦细。当日妇科检查示子宫后位，无压痛，双侧附件未见压痛。

辨证：湿热瘀阻。

治法：清热祛湿，活血止痛。

中药处方：7剂，每日1剂，水煎，分2次口服。

柴胡10g　白芍15g　黄芪30g　升麻10g　甘草5g

白术20g　丹参15g　香附12g　当归15g　大青叶15g

杜仲20g　木香5g　苍术15g　连翘15g　金银花15g

● 七诊：2017年6月28日

患者停经31天，自测尿HCG（＋），牙痛，无阴道出血，无腹痛及腰酸。舌红，苔薄白，脉弦细滑。当日查P：30.70ng/mL，HCG：1 058mIU/mL。

中医诊断：①牙痛；②早孕；③异位妊娠待排。

辨证：胃火上炎。

西医诊断：①牙痛；②早孕；③异位妊娠待排。

治法：清胃火止痛。

中药处方：7剂，每日1剂，水煎，分2次口服。

升麻10g　黄连5g　生地黄15g　柴胡15g　女贞子15g

黄芩15g　陈皮5g　墨旱莲15g　白术20g　菟丝子15g

● 八诊：2017年7月1日

患者停经34天，6月30日阴道少量出血，咖啡色，至今未净，无腰酸，有疲倦，牙痛减轻。舌稍红，苔薄白，脉弦细滑。当日查P：27.8ng/mL，E_2：498ng/mL，HCG：4 340IU/L，甲状腺功能正常。

中医诊断：①胎动不安；②异位妊娠待排；③牙痛。

辨证：脾肾两虚。

西医诊断：①先兆流产；②异位妊娠待排；③牙痛。

治法：补肾健脾，安胎止血。

中药处方：4剂，每日1剂，水煎，分2次口服。

桑寄生15g　菟丝子20g　续断15g　党参20g　黄芪20g

山茱萸20g　苎麻根15g　茯苓20g　白术20g　山药20g

仙鹤草30g　藕节炭20g　黄芩15g　陈皮6g　甘草6g

白芍20g

● 九诊：2017年7月10日

患者停经44天，服药后无阴道出血，无腰酸及腹痛，右侧牙痛。舌稍红，苔薄白，脉弦细滑。7月8日查P：20.99ng/mL，E_2：622 ng/mL，HCG：31 229IU/L。B超示宫内孕，见卵黄囊及细小胚芽，未见胎心。

中医诊断：①胎动不安；②牙痛。

辨证：脾肾两虚兼胃火上炎。

西医诊断：①先兆流产；②牙痛。

治法：补肾健脾安胎兼清胃火止痛。

中药处方：5剂，每日1剂，水煎，分2次口服。

升麻10g　黄连5g　生地黄15g　柴胡15g　墨旱莲15g

白术20g　陈皮5g　女贞子15g　黄芩15g　菟丝子15g

续断15g　芡实20g

● 十诊：2017年8月9日

患者服药后牙痛消失，现孕10周1天，无阴道出血，无腹痛及腰酸。8月2日B超示宫内孕9周1天，见胎心；8月9日查P：28.02ng/mL，E_2：1 837pg/mL。

嘱患者不适随诊。

【按语】

1. 输卵管炎的治疗

患者子宫输卵管造影检查显示双侧输卵管通畅，迂曲，粗细不均，考虑双输卵管炎。其不孕可能与输卵管炎相关。

肾主生殖，不孕症多从肾论治，王俊玲教授认为输卵管炎的中医病机多为湿、热、瘀三者互结，导致气机阻滞，胞脉瘀阻。舌淡红、苔薄白考虑湿热不明显，脉弦细为气滞血瘀的表现。综观舌脉症辨证为肾虚肝郁兼血瘀。一诊时患者正值黄体期，给予补肾调肝助孕。二诊、三诊时患者肝气阻滞明显，出现右胁肋刺痛，乳房胀，肝木克脾土，脾虚有湿故大便稀，舌苔白腻，脉弦细。辨证为肝郁脾虚，湿热兼血瘀，选用柴胡、香附、丝瓜络、路路通、王不留行、乌药疏肝理气通络，白芍、当归养肝柔肝，丹参、赤芍凉血活血，黄芪、炒白术、甘草益气健脾，桂枝温经通络，杜仲补肾。大血藤、败酱草可清热解毒、活血止痛、消痈排脓，是治疗盆腔炎常用的药对。治疗过程中可能是调动了机体的免疫力，正邪相争较激烈，导致患者盆腔炎急性发作，白带多，右下腹隐痛。考虑热毒较前明显，予中药加强清热解毒止痛。急性盆腔炎属于中医内痈的范围，改用的金银花、连翘、大青叶、蒲公英可清热解毒、消痈散结，加用的升麻可清热解毒、升举阳气、祛邪扶正，治疗5天后患者腹痛消失，妇科检查示双侧附件无压痛，并且3年不孕治疗2个多月即获得妊娠。在临床中笔者发现有部分患者急性盆腔炎治愈后会很快怀孕，考虑原因可能有二：一是治好了盆腔炎有利于妊娠，二是可能炎症之后的免疫反应有利于胚胎种植。

2. 妊娠期牙痛的治疗

妊娠期牙痛也是临床常见的病症，需要谨慎用药，口腔科一般不予治疗，很多孕妇来寻求中医治疗。王俊玲教授认为妊娠期牙痛多属于胃火上炎，因为妊娠期间阴血养胎，阴血常不足，容易生热。再加上体瘦之人素体阴虚，更容易孕后生热，或孕期过食辛辣、煎炸食物也容易助热。患者除了牙龈肿痛，可伴有大便干，小便黄，舌红、苔黄、脉数的表现。王俊玲教授多采用清胃散加减治疗，临床取得了很好的疗效。清胃散主治胃火牙痛。方用苦寒之黄连为君，直泻胃府之火。升麻清热解毒，升而能散，可宣达郁遏之伏火，有"火郁发之"之意，与黄连配伍，则泻火而无凉遏之弊，升麻得黄连，则散火而无升焰之虞。胃热则阴血亦必受损，故以生地黄凉血滋阴，牡丹皮凉血清热。当归养血和血。诸药合用，共奏清胃凉血之效。

本例患者妊娠后出现牙痛，辨证属于胃火牙痛，笔者依照王俊玲教授的经验，采用清胃散进行治疗。考虑患者处于妊娠期，故去掉当归，加入柴胡、黄芩清肝胆火以助清胃火，女贞子、墨旱莲滋肝肾之阴，菟丝子补肾安胎，白术、陈皮健脾和胃，清补兼施，治病与安胎共举，服药7剂后患者牙痛减轻，后因出现先兆流产，改用寿胎丸合四君子汤加减安胎止血。患者服用温补药后再次出现牙痛，仍用清胃散加减治疗，患者牙痛消失，说明清胃散治疗妊娠期胃火牙痛有确切的疗效。

（刘昱磊）

第二节 月 经 病

一、月经先期

● 林某某，女，24岁，因"月经提前半年"于2020年12月10日初诊

患者近半年月经提前，20～24天1行，经期5天，量中等，色淡红，无血块，无痛经，LMP：2020年12月5日，经量偏少，色淡红。孕0，无性生活史，体型偏瘦，面色无光，现觉口干，纳眠可，二便调。舌淡红，苔薄白，脉弦细。

2020年12月6日查甲状腺功能正常，FSH：5.24IU/L，LH：4.24IU/L，P：0.6ng/mL，T：0.24ng/mL，E_2：18nmol/L，PRL：46.13ng/mL。2020年11月23日B超示子宫及双侧附件未见异常。

中医诊断：月经先期。

辨证：肝肾亏虚。

西医诊断：①异常子宫出血；②高泌乳素血症。

治法：补益肝肾。

中药处方：7剂，每日1剂，水煎，分2次口服。

熟地黄20g　酒萸肉15g　牡丹皮10g　山药15g　茯苓10g

女贞子15g　墨旱莲10g　泽泻10g　　黄精10g　桑椹10g

鸡血藤20g　炙甘草5g

● 二诊：2020年12月25日

患者诉服药后阴道分泌物增多，口干缓解。舌淡红，苔薄白，脉弦细。

辨证：肾虚肝郁。

治法：补肾疏肝。

中药处方：7剂，每日1剂，水煎，分2次口服。

菟丝子20g　桑寄生20g　续断15g　党参15g　茯苓15g

炒白术15g　炙甘草5g　柴胡5g　香附10g　白芍15g

陈皮10g　当归10g

● 三诊：2021年1月7日

LMP：2021年1月6日，未净，经量较前增多，色鲜红，无血块，无痛经。嘱患者不适随诊。

【按语】

患者为年轻未婚女性，无生育要求。患者近半年月经先期，行内分泌及B超检查均未见明显异常。月经先期为一种妇科常见疾病，是指连续2个月经周期至少提前7天，如治疗不及时，病情可能会发展为崩漏。现代医学认为该病的发生主要是因黄体功能不全，常用月经后半周期补充黄体酮的方法来治疗，但是多数患者不愿长期口服激素类药物，因此中医药在治疗该病时有优势。月经先期发生的病机不仅有气虚或血热的单一病机，还可有气血同病或多脏同病的病机。月经先期多合并经量增加，气随血耗，阴随血伤可导致阴虚、气虚、气阴两虚诸证，经血失约可表现为经水淋漓不尽[1]。

此例患者，笔者辨证为肾精亏虚。患者初诊时为经后期，予补肾填精+中医药周期疗法为其治疗。经后采用六味地黄丸加二至丸加减，方中重用熟地黄滋阴补肾、填精益髓，山茱萸补养肝肾，山药补益脾阴。伍泽泻利湿泄浊，以防熟地黄之滋腻恋邪；牡丹皮清泄相火，制山茱萸之温涩。茯苓淡渗脾湿，女贞子、墨旱莲滋补肝肾之阴，黄精、桑椹补气养阴益肾，鸡血藤补血不留瘀，炙甘草调和诸药。六味地黄丸能够对骨蒸潮热、腰膝酸软、头晕耳鸣、肾阴亏损等发挥良好的治疗效果，同时方中药物还具有广泛的药理学活性，能够提高机体免疫力，调节内分泌功能和体内激素水平[2]。二至丸出自《医方集解》，具有滋养肝肾之作用，常用于治疗肝肾阴虚所致诸证及阴虚火旺所致之女子月经先期、经期延长、经间期出血、崩漏等月经病[3]。

患者二诊时为经前期，笔者予寿胎丸合逍遥丸加减。方中菟丝子补肾益精；桑寄生、续断补肝肾，固冲任；柴胡疏肝解郁，使肝气条达；白芍养血敛阴，柔肝缓急；当归养血和血，理气（血中之气药）；白术、茯苓、甘草健脾益气，使营血生化有源；炙甘草益气补中，调和诸药。逍遥丸具有养血调经、疏肝健脾的效果，可用于改善由月经不调而引发的食欲减退、头晕目眩、胸胁胀痛等症状[4]。寿胎丸来源于《医学衷中参西录》，是张锡纯所创，其认为：菟丝子补肾，肾旺自能荫胎；桑寄生养血、强筋骨，能使胎气强化，故《神农本草经》载其安胎；续断亦补肾之药；阿胶最善伏藏血脉、滋阴补肾，故《神农本草经》亦载"其能安胎也"。原方用于治疗妊娠病，有补肾安胎固冲的功效，有雌激素样活性，能显著延长黄体期时间，健全黄体功能，明显提高孕酮水平，使月经周期恢复正常[5-6]。

参考文献

[1] 韩慧，蒙智扬. 二至知柏地黄汤加味治疗肾阴虚型月经先期临床研究[J]. 陕西中医，2019，40（10）：1425-1427.

[2] 任国燕. 加味逍遥丸合六味地黄丸化裁方治疗月经失调临床疗效探讨[J]. 母婴世界，2020（10）：130.

[3] 张波，加力肯，王俊亚. 二至丸治疗月经病机理浅探[J]. 中医临床研究，2010，2（5）：76，78.

[4] 饶永生，刘地福. 逍遥丸联合四物汤治疗月经不调临床观察[J]. 光明中医，2019，34（14）：2161-2163.

[5] 吴红卫，叶一萍，郑宋明，等. 寿胎丸治疗月经不调81例疗效观察[J]. 浙江中医杂志，2011，46（11）：811-812.

[6] 战美玲，张静. 寿胎丸新用[J]. 中国中医药信息杂志，2005，12（4）：82-83.

（陈妍）

二、月经后期

● **高某某，女，32岁，因"月经后期2年"于2017年3月28日初诊**

患者既往月经后期，2～3个月1行，自觉遇冷后白带清稀，目前有备孕要求，精神紧张。LMP：2017年3月16日。现自觉白带清稀，白天困倦，晨起乏力，背部及下腹怕冷，纳可，眠浅，易醒，遇冷后容易腹泻，不臭，小便正常。孕2产1，有1次胚胎停育史。面色淡黄伴淡色斑，舌淡红，苔黄，脉细。B超示双侧无优势卵泡，子宫内膜7mm。

中医诊断：月经后期。

辨证：肾阳不足，营卫不和，少阳郁热。

西医诊断：异常子宫出血。

治法：温阳散寒，调和营卫，兼清郁热。

中药处方：3剂，每日1剂，水煎，分2次口服。

淡附片12g（先煎） 干姜12g 肉桂6g 党参20g 补骨脂20g

葛根30g 桂枝12g 白芍20g 甘草6g 艾叶20g 合欢皮20g

柴胡18g 黄芩20g 麸炒白术20g

● **二诊：2017年4月1日**

患者服药后背部冷较前缓解，白天困倦，晨起乏力，面色㿠白，睡眠好转，但仍有遇冷腹泻，既往月经量少，色暗，轻微痛经，纳可，二便正常。舌淡红，苔薄黄，脉细。

辨证：肾阳不足，营卫不和，少阳郁热。

治法：温补脾肾，养血调经。

中药处方：21剂，每日1剂，水煎，分2次口服。

熟地黄20g 干姜12g 川芎12g 党参20g 盐补骨脂20g

陈皮12g 桂枝12g 白芍20g 甘草6g 麸炒白术20g

柴胡18g 黄芩20g 艾叶20g 合欢皮20g

患者于2017年4月24日口服来曲唑2.5mg，每天1粒，连服5天以促卵泡发育，但B超检测未见明显优势卵泡。

● 三诊：2017年5月10日

患者面色明显较前红润，色斑变淡，自述各种症状均好转，尤其白天乏力症状改善明显，异常白带消失，精神好转。现腰部酸困明显。舌淡红，苔薄白，脉细。

辨证：肾阳不足，营卫不和。

治法：温补肾阳，调和营卫。

中药处方：7剂，每日1剂，水煎，分2次口服。

淡附片12g（先煎）　干姜12g　肉桂6g　党参20g　补骨脂20g

葛根30g　桂枝12g　甘草6g　白芍20g　麸炒白术20g

● 四诊：2017年5月15日

患者诸证持续好转，自觉白带未增多。B超示右侧卵泡15mm×14mm，左侧卵泡10mm×8mm、9mm×8mm、8mm×8mm，子宫内膜C级8mm。舌淡红，苔薄白，脉细。

辨证：肾阳不足，营卫不和。

治法：温补肾阳，调和营卫。

中药处方：7剂，每日1剂，水煎，分2次口服。

淡附片12g（先煎）　干姜12g　肉桂6g　党参20g　补骨脂20g

葛根30g　桂枝12g　甘草6g　白芍20g　麸炒白术20g

黄精10g

● 五诊：2017年5月25日

B超监测到已排卵。

治法：黄体酮支持。

西药处方：地屈孕酮片，10mg，每12h口服1次，连用10天。

● 六诊：2017年6月16日

LMP：2017年6月4日。昨日患者自觉有排卵期清稀白带。近期无腹泻，偶有后背冷，下午仍自觉疲倦，纳可，眠可，二便正常。舌淡红，苔白，脉弦细。B超示左侧卵泡10mm×9mm，子宫内膜B级7mm。

辨证：肾阳不足，营卫不和。

治法：温补肾阳，调和营卫。

中药处方：7剂，每日1剂，水煎，分2次口服。

　　　熟地黄20g　干姜12g　川芎12g　党参20g　淡附片10g（先煎）

　　　炒白术20g　陈皮20g　桂枝12g　白芍20g　甘草6g

　　　覆盆子20g　柴胡18g　黄芩20g　艾叶20g

中成药处方：暖宫七味散，每次3g，每日2次，口服。

● 七诊：2017年6月20日

B超示卵泡增大不明显。

辨证：肾阳不足。

治法：温肾暖宫，活血通络。

中成药处方：安阳固本膏，每次1片，每日外敷肚脐8h，连用7天。

● 八诊：2017年8月3日

LMP：2017年7月24日，量中等，轻微痛经，小腹胀、冷，纳眠可，二便正常。舌淡红、略暗，苔白，脉弦。2017年6月20日B超示右侧卵泡12mm×12mm，子宫内膜A级7mm。

辨证：肾阳不足，营卫不和。

治法：温补肾阳，调和营卫。

中药处方：7剂，每日1剂，水煎，分2次口服。

　　　熟地黄20g　干姜12g　川芎12g　党参20g　淡附片10g（先煎）

　　　炒白术20g　陈皮12g　白芍20g　柴胡18g　甘草6g

　　　覆盆子20g　黄芩20g　艾叶20g

本周期监测B超提示卵泡增大缓慢，后于8月14日监测到优势卵泡消失，子宫内膜C级13mm。

● 九诊：2017年9月13日

LMP：2017年8月31日，量、色、质均正常。患者自觉有清稀白带。舌淡红，苔薄白，脉细。B超示双侧无优势卵泡，子宫内膜A级12mm。

● 十诊：2017年10月9日

患者自测尿HCG阳性。无明显不适，纳眠可，二便正常。查P：17.18ng/mL，E_2：330.57pg/mL，HCG：37 571.82IU/L。

中医诊断：①早期妊娠；②异位妊娠待排。

辨证：肾虚。

西医诊断：①早孕；②异位妊娠待排。

治法：补肾安胎。

中成药处方：滋肾育胎丸，每次5g，每天3次，口服。

西药处方：黄体酮胶囊，每次100mg，每天2次，口服。

患者孕7周6天时B超示有少量宫腔积液，1.5cm×0.4cm。给予阿胶颗粒6g、藕节炭颗粒20g、仙鹤草颗粒30g，每天1剂，开水冲服，连用5天，以安胎止血，复查B超示宫腔积液消失。之后追踪至孕12周，胚胎发育正常，患者回老家产检。

【按语】

本例患者初诊时面色淡黄，面部有明显淡褐色水斑，结合明显怕冷、白天困倦、无明显口渴、脉细等症状，按《伤寒论》第281条"少阴之为病，脉微细，但欲寐也"，四逆汤证具备。患者遇冷则白带清稀、腹泻，《傅青主女科》曰："夫白带为湿盛而火衰，肝郁而气弱，则脾气受伤湿土之气下陷，是以脾精不守，不能化荣血以为经水，反变为白滑之物，由阴门直下，欲自禁而不可得也。"患者遇冷带下增多，腹泻，脾肾阳虚证具；自觉睡眠浅，容易醒，考虑内有少许虚热；患者虚寒体征明显，加之背痛，太阳膀胱经走行于人体背部，不排除太阳经受邪日久，表虚不能排邪外出，邪亦未入里，纠缠于肌表，导致营卫失和引起。患者精神紧张，睡眠差，考虑肝气不舒，轻微化热，故配小柴胡汤疏肝利胆清热。综合给予四逆汤合葛根汤合小柴胡汤加减，以温补肾阳为主，兼解表调和营卫。

考虑四逆汤峻烈，初诊只予3剂观察疗效。二诊时患者精神明显好转，背冷、乏力、白天困倦均明显好转，但仍有遇冷腹泻等。考虑四逆汤起到了温通肾阳的关键作用。因患者急于怀孕，给予来曲唑促排卵治疗，并同时给予温补脾肾、养血调经治疗，动态监测患者无优势卵泡出现。但患者面色明显较前红润，色斑变淡，自述各种症状均好转，尤其白天乏力症状改善明显，异常白带减少，精神好转。考虑治疗思路正确。但患者腰部酸困仍明显，考虑仍有四逆汤证，继续给予四逆汤加葛根温通背部膀胱经。治疗后患者诸证持续好转，监测B超，双侧卵巢均可见卵泡发育。给予四逆汤加葛根、黄精7剂，取黄精补肾养血填精、促进卵泡发育的作用。治疗后B超监测到排卵，排卵后给予常规黄体支持，但本周期未受孕。患者复诊时诉又见排卵期清稀白带，继续予健脾补肾养血治疗。监测卵泡增大不明显，考虑机体仍存在阳虚寒盛的病理因素，不能及时充养冲任，冲任之脉没有足够的温度和营养，不能及时鼓动卵泡生长发育，导致卵泡发育不良，故给予安阳固本膏贴敷神阙穴，取局部温经暖宫治疗之意。后连续B超监测两个月经周期，均提示卵泡发育缓慢，其间口服温阳补肾养血中药。患者其他全身症状持续好转，畏寒怕冷、腹泻等症状已基本缓解，并获得妊娠。考虑到患者既往胚胎停育史，前期阳虚体质明显，故孕期给予黄体酮胶囊和滋肾育胎丸安胎治疗，患者顺利孕至12周。

从本例患者的整个治疗过程来看：整体观念、辨证论治，充盈冲任之脉在妇科临床实践中非常重要。有一部分患者不孕的原因并非仅仅是生殖系统出现问题，而是他病影响了脏腑的功能，尤其影响了脾肾的功能。脾为后天之本、气血生化之源，脾失健运势必影响气血的生化、冲任的灌注，进而影响生育功能。经水出诸肾，肾主生殖，肾阳不足无力鼓动五脏的功能，也无力控制胞宫的定期藏泻，影响月经，进而影响生殖功能。常见的病理因素如寒、热、虚、实、瘀、痰等，均可影响脏腑的功能，影响气血的生化，影响冲任的正常灌注，进而影响生殖系统的功能导致不孕。中医名家蔡长友老师认为，桂枝汤可以调不孕，温胆汤可以保胎，只要找准了影响怀孕的根源，对证纠偏，就可达到好的效果。生殖系统功能的正常依赖于身体各个重要脏器功能的正常，非生殖系统器官功能的异常常可导致不孕，临证中要适时跳出不孕不育的圈子，从整体观念出发进行治疗，可大大拓宽思路，大大提高临床效果。

中医历来讲究天人相应，取类比象，如中医认为人的生育过程和自然界农作物的发芽、生长、收获过程是一样的。农民的庄稼要获得丰收，需要优良的种子、肥沃的土壤和充足的阳光及水分。这些条件都具备，庄稼才能长好，农民才能丰收。反之，干瘪的种子、干涸的土地、阳光和水分过多或不足等都影响庄稼的收成。同理，在人类的孕育过程中，优质的受精卵、一定厚度的子宫内膜、合适的宫腔温度、丰富的营养缺一不可。否则将影响胚胎发育，甚至造成胚胎停育、反复自然流产。如果母体过度寒凉，则卵泡不能正常生长。此案例中患者甚至使用促卵泡发育的来曲唑也难以促进卵泡正常生长，因此需要使用温热药物将"冰雪"慢慢融化，调节体内环境到适宜的温度，促进肾阳的鼓动功能、脾脏的生化气血功能，机体的各种功能逐渐恢复，从而充分灌注干涸的冲任之脉，生育能力也就会逐渐恢复。随着气血的渐渐恢复，患者自觉身体的各种不适逐渐缓解，最终患者在未借助任何西药促发卵泡的情况下，自行规律排卵，并成功受孕。回顾本例患者的治疗可以看出，调经助孕功夫宜下在孕前。

（滕辉）

三、崩漏

● 易某某，女，53岁，因"异常子宫出血39天"于2017年4月18日初诊

患者平素月经30天1行，经期7天，LMP：2017年2月7日，7天干净，量中等，色鲜红，有少量血块，有痛经，第1、2天下腹疼痛。2017年3月10日患者阴道少量出血，咖啡色，量少，仅需要护垫。3月18日阴道出血增多，多于月经量，色鲜红，有大血块排出，4月3日下腹正中下坠疼痛，1天止。4月16日阴道出血减少，每日需要2片卫生巾。无头晕，安全期避孕。胃纳欠佳，寐欠佳，入睡困难，大便干，2~3日1行。既往体健，否认高血压、糖尿病病史。孕2产1人工流产1，1990年顺产，否认药物过敏史。舌淡红，苔薄白，脉沉细。

B超示子宫内膜0.64cm，双侧附件未见异常。查WBC：5.89×10^9/L，N：61.7%，HGB：100g/L，HT：31%，P：1.21ng/mL，HCG：0.26IU/L。

中医诊断：崩漏。

辨证：脾肾两虚。

西医诊断：①异常子宫出血；②贫血。

治法：补肾健脾止血。

中药处方：3剂，每日1剂，水煎，分2次口服。

　　生地黄15g　白芍30g　贯众炭20g　麦冬15g　阿胶5g（烊化）

　　地骨皮20g　黄芪30g　山茱萸15g　白术20g　升麻5g

　　仙鹤草30g　玄参15g　海螵蛸30g　党参20g　三七粉6g（冲服）

● 二诊：2017年4月21日

患者服用中药后当日阴道出血已经干净，寐欠佳，入睡困难，汗出多，大便偏稀。

辨证：脾肾两虚。

治法：补肾健脾。

中药处方：7剂，每日1剂，水煎，分2次口服。

　　白芍15g　生地黄15g　地骨皮15g　麦冬15g　　阿胶5g（烊化）

　　玄参15g　女贞子15g　墨旱莲15g　炙甘草15g　仙鹤草30g

　　白术30g　首乌藤20g　浮小麦30g　山药20g　　牡蛎20g（先煎）

【按语】

患者53岁，因"异常子宫出血39天"来诊，先要诊断清楚，排除妊娠及生殖器恶性病变，然后了解有无贫血的情况。经过询问病史、体检及辅助检查，西医诊断为异常子宫出血和贫血。诊断明确后，考虑中医辨证治疗。

《景岳全书·妇人规》指出崩漏"先损脾胃，次及冲任""穷必及肾"。患者年过七七，肾气虚，天癸将竭，肾气不固，导致血崩，下血过多，导致气阴两虚，虚热上扰导致寐欠佳，入睡困难，血虚，大便干，2～3日1行。女子五七开始阳明脉衰，脾气虚，胃纳欠佳，崩漏下血过多导致气随血脱，气虚不能固摄，致血妄行。舌淡红、苔薄白、脉沉细为脾肾两虚的表现，综观舌脉症，辨证为脾肾两虚，肾阴虚有热兼脾气虚。治疗上宜补肾阴健脾摄血。采用两地汤合补中益气汤加减治疗。两地汤是傅青主用来治疗阴虚血热之经水先期量少的方剂。选用本方治疗主要是考虑本例患者为阴虚虚热上扰导致的崩漏，证型与原方一致，而且主治都是妇科出血性疾病，属于异病同治。《傅青主女科》曰："治之法不必泻火，只专补水，水既足而火自消矣，亦既济之道也。"两地汤擅滋阴养血，清虚热止血。崩漏下血过多导致气随血脱，因此需要益气摄血。补中益气汤具有补中益气、升阳举陷之功效，可以治疗气虚导致的崩漏。两地汤合补中益气汤脾肾双补，气阴兼顾。

《傅青主女科》指出："世人一见血崩，往往用止涩之品，虽能取效于一时，但不用补阴之药，则虚火易于冲击，恐随止随发，以致经年累月不能痊愈。是止崩之药，不可独用，必须于补阴之中，行止崩之法。"方中白芍、生地黄、玄参、麦冬、阿胶、山茱萸补肾阴养血止血。白芍用至30g一方面可加强止血作用，另一方面有润肠通便的作用。地骨皮清虚热凉血止血，黄芪、党参、白术、升麻健脾升阳摄血。三七粉活血止血，贯众炭、仙鹤草清热凉血止血，海螵蛸固涩止血。经治疗患者阴道出血停止。贯众炭是傅青主治疗崩漏时非常喜欢使用的止血药，贯众苦涩、微寒，有小毒，入肝、胃经，可清热解毒、凉血止血，主治崩漏，炒炭后止血作用更强。

患者出血干净后，治疗以补肾阴固本为主。二诊时因患者大便偏稀，故减少白芍剂量，加女贞子、墨旱莲滋养肝肾之阴。因患者汗出多，入睡困难，合牡蛎、浮小麦加强止汗之功，首乌藤安神。

（刘昱磊）

四、痛经

● 张某某，女，27岁，因"经行腹痛10年"于2016年10月9日初诊

患者平素月经周期25～28天，3～4天干净，LMP：2016年9月29日，4天

干净，量中等，色暗红，有血块，月经第1天下腹绞痛，怕冷，热敷可好转，严重时恶心呕吐，伴腹泻，有时需要服用止痛药。近2年时有月经干净后4天阴道出血，持续1~2天干净。10月8日阴道少量出血，仅用护垫，1天止，经前乳房胀痛。已婚，孕0产0，现避孕。妇科检查示子宫及双侧附件未见异常。舌淡红，苔薄白，脉弦细。

中医诊断：痛经。

辨证：肝郁寒凝血瘀。

西医诊断：①痛经；②异常子宫出血。

治法：疏肝温肾活血。

中药处方：7剂，每日1剂，水煎，分2次口服。

柴胡10g　当归10g　白芍15g　茯苓15g　巴戟天15g

甘草5g　香附10g　郁金15g　川芎5g　益母草15g

小茴香5g　杜仲20g　黄连5g　白术15g　菟丝子15g

● 二诊：2016年11月5日

LMP：2016年10月31日，4天干净，量中等，无血块，有痛经，伴冷痛，恶心呕吐，经前无乳房胀痛。舌淡红，苔薄白，脉弦细。B超示子宫内膜多发息肉可能，最大1.0cm×0.4cm。

中医诊断：①痛经；②癥瘕。

辨证：寒凝血瘀。

西医诊断：①痛经；②异常子宫出血；③子宫内膜息肉？

治法：温经活血止痛。

中药处方：7剂，每日1剂，水煎，分2次口服。

吴茱萸5g　桂枝5g　当归10g　川芎5g　赤芍10g

牡丹皮10g　甘草5g　麦冬15g　党参15g　半夏10g

炮姜5g　阿胶5g（烊化）

中成药处方：

（1）定坤丹，每次1丸，每日2次，口服。

（2）安阳固本膏，每次1片，每日1次，外敷脐部。

● 三诊：2016年11月30日

LMP：2016年11月23日，4天干净，经量偏多，色鲜红，无血块，无痛经，面部痤疮消失，平素怕冷，足冷明显，舌淡红，苔薄白，脉弦细。

辨证、治法同前，中药、中成药守前方案继续治疗2周。

【按语】

患者因"经行腹痛10年"来诊，辨证为肝郁寒凝血瘀。一诊为月经第10天，考虑月经刚净，气血不足，予当归芍药散加减，当归、白芍、川芎养血活血，柴胡、香附、郁金、益母草疏肝理气活血，茯苓、白术、甘草健脾，杜仲、巴戟天、菟丝子温肾，小茴香散寒止痛。二诊时患者诉经前乳房胀痛消失，但痛经依旧，选用温经汤加减治疗，加强养血散寒，并加用安阳固本膏外敷温经止痛、定坤丹养血活血止痛，三诊时患者痛经消失。

温经汤是《金匮要略》中治疗妇人瘀血在少腹，暮即发热，少腹里急，腹满，手心烦热，唇口干燥，以及妇人少腹寒，久不受胎，崩中去血，或月经过多，或至期不来等的方剂。本方证因冲任虚寒、瘀血阻滞所致。妇科名家钱伯煊采用温经汤加减治疗虚寒性痛经，《中医妇科学》亦用其治疗阳虚内寒的痛经。辨证要点：痛经，经血夹有瘀块，小腹冷痛，伴出冷汗，下腹凉，喜按喜温，舌质暗红，苔薄白，脉沉细或细涩。

方中吴茱萸、桂枝温经散寒，通利血脉，其中吴茱萸辛苦、热，归肝、肾、脾、胃经，擅散寒止痛、降逆止呕、助阳止泻，特别适用于寒性痛经伴恶心呕吐者。桂枝长于温通血脉，协同吴茱萸温经止痛。当归、川芎活血祛瘀，养血调经；牡丹皮既助诸药活血散瘀，又能清血分虚热。阿胶甘平，养血止血、滋阴润燥；赤芍凉血活血；麦冬甘苦微寒，养阴清热。三药合用，养血调肝，滋阴润燥，且清虚热，并制吴茱萸、桂枝之温燥。党参、甘草益气健脾，以资生化之源，阳生阴长，气旺血充；半夏辛开散结，通降胃气，以助祛瘀调经；炮姜又温胃气以助生化，且助吴茱萸、桂枝以温经散寒，甘草调和诸药。诸药合用，共奏温经散寒、养血祛瘀之功。本方的配伍特点有二：一是方中温清补消并用，但以温经补养为主；二是大队温补药与少量寒凉药配伍，能使全方温而不燥、刚柔相济，以成温阳化瘀之剂。

定坤丹滋补气血，调经疏郁，用于气血两虚、气滞血瘀所致的月经不调、行经腹痛。安阳固本膏温肾暖宫，活血通络，可以治疗宫寒不孕、痛经。本例患者痛经10年，经内外同治的综合疗法治疗7天后痛经消失，取得了很好的疗效。

（刘昱磊）

第三节 带 下 病

带下过多

● 陈某，女，39岁，因"白带量多伴阴痛反复发作半年余"于2019年5月22日初诊

患者月经规律，诉每值经前经后阴道炎反复发作，阴痛明显，影响正常生活，白带偏多，色黄，反复西医抗生素治疗，效果不理想。LMP：2019年5月14日，现纳眠可，二便正常。舌淡红，边有瘀点，苔薄白，脉细。

中医诊断：带下病。

辨证：湿热。

西医诊断：阴道炎。

治法：健脾祛湿止带。

中药处方：7剂，每日1剂，水煎，分2次口服。

黄柏10g 党参15g 白术30g 白芍15g 山药30g

苍术10g 陈皮5g 柴胡5g 荆芥穗5g 车前子15g

炙甘草5g 芡实20g 黄芩10g 当归15g 白果10g

● 二诊：2019年6月3日

患者诉服药后阴痛减轻80%，分泌物仍多，色淡黄，纳眠可，自觉心情烦躁，二便正常。舌淡红，边有瘀点，苔薄白，脉细。

辨证：湿热兼肝郁血瘀。

治法：健脾祛湿止带。

中药处方：7剂，每日1剂，水煎，分2次口服。

黄柏10g 党参15g 白术30g 白芍15g 山药30g

苍术10g　陈皮5g　柴胡5g　荆芥穗5g　车前子15g

郁金15g　芡实20g　黄芩10g　当归15g　白果10g

炙甘草5g

● 三诊：2019年6月19日

LMP：2019年6月8日，量偏少，3天干净。患者诉月经干净后仍有轻微阴痛（阴痛时间减少1/3，程度减轻80%），豆渣样白带减少50%。继续服用前方后症状已完全消失，纳可，睡眠可，诉经前轻微头晕，二便正常。舌淡红，边有瘀点，苔薄白，脉细。

嘱继续服用前方10剂巩固治疗，并给予培坤丸口服培补正气，预防复发。

【按语】

带下病为妇科常见病、多发病，年龄跨度较大，可见于老中青女性，而且容易反复发作。现代医学根据病原体的不同将其分为细菌性阴道病、滴虫性阴道炎、念珠菌阴道炎、支原体/衣原体感染等。目前西医治疗本病多根据病原体性质对症局部阴道用药，反复感染者合并口服抗生素治疗。中医认为本病与湿邪有关，湿浊下注而成带下，多见于脾虚湿盛和湿热下注，久病及肾，甚至出现肾阳虚。根据辨证遣方用药，往往能获得更长久的疗效。

本例患者分泌物多，为脾虚湿盛，带脉失约，湿中有热，故带下色黄，阴痛明显，给予易黄汤合完带汤加减健脾祛湿、清热止带，契合病机，湿得清，热得退，则阴痛减轻，分泌物减少，效果显著。然而脾胃功能的恢复、气血的充足需要时间，待疾病衰去大半，改为培坤丸口服善后。若病久及肾，可选用内补丸温肾助阳、涩精止带。临床上需细细辨之，选方用药。

完带汤出自《傅青主女科》，该书以五行构架诠释妇科病机，本方亦是如此。傅青主曰："白带者，乃湿盛而火衰，肝郁而气弱，则脾土受伤，湿土之气下陷，是以脾精不守，而不能化荣血以为经水，而反变成白滑之物，由阴门而直下，欲自禁而不可得也。脾虚则生湿，肝郁则克脾，湿盛伤阳，故不升而陷于下，脾运不健则带病生焉，带下既盛，经血无由化，故带病日久，损伤气血，此之谓也。宜大补脾胃之气，而少佐疏肝之品，使风木不闭塞于地中，则地气自升腾于天上，脾气健而湿气消，自无白带之患焉。此方脾胃肝三经同治之法，寓补于散之中，寄消于升之内，升提肝木之气，则肝血不燥，何至于克脾土？补益脾土之元，则脾气不湿，何难分消水气？至于补脾而兼以补胃者，由表及里，脾非胃气不强，则脾气之弱不能旺，是以补胃之所以补脾。"方中党参、白术、山药、甘草大补脾土，以健运益气；白芍、柴胡、陈皮和阴疏肝理气，升散脾湿；车前子、荆芥炭利湿收涩，则带脉有力而固摄。全方共奏健脾疏肝、利湿止带之功[1]。

完带汤、易黄汤治疗带下病，乃是改善了患者机体脾虚湿盛的病机特点。患者脾虚的病机得到改善，则机体水湿得以正常运化，不会聚而成带下之症，患者带下病复发的概率也就大大降低了。此前患者反复使用西药进行局部抗感染治疗，但抗生素只是改善患者阴道局部环境，使阴道炎得到暂时控制，然而机体脾虚湿盛状态未改善，故此法只是舍本逐末，不能解决根本问题，病情仍会反复发作。

总结：对于首次或偶然发生的阴道炎，给予阴道用药可以快速解决问题，然而对于反复发生的阴道炎，必然存在发病的内在原因，需要从病机出发，调整机体的状态，杜绝反复发作。目前西医亦认为阴道炎与个体的抵抗力有关，预防复发的根本在于增强抵抗力。因此锻炼身体，增强体质，增强抗病能力，也是预防复发的一个重要手段。

参考文献

[1] 张存悌.傅青主医学全书[M].沈阳：辽宁科学技术出版社，2013.

（滕辉）

第四节　妊　娠　病

一、妊娠恶阻

● 李某某，女，28岁，因"停经67天，恶心呕吐10余天，加重2天"于2020年11月7日初诊

患者平素月经规律，12岁初潮，周期28天，经期5天。LMP：2020年9月2日。2020年10月10日因月经未来潮，自测尿HCG阳性。门诊对症安胎治疗。10余天前，患者出现神疲头晕，恶心呕吐，每日10余次，呕吐物为胃内容物及清水痰涎，伴胃脘部不适，无阴道流血，无腰酸腹痛，纳差，眠可，小便少，大便硬结。舌淡红，苔白腻，脉细滑。孕2产0，既往有1次孕40+天胚胎停育。

2020年10月24日B超示宫内早孕，胚胎存活，大小相当于孕7周。现B超示宫内早孕，胚胎存活，大小相当于孕9周。2020年11月6日查尿常规示酮体（3+）。电解质未见明显异常。

中医诊断：妊娠恶阻。

辨证：脾胃虚弱。

西医诊断：妊娠剧吐。

治法：健脾和胃止呕。

中药处方：5剂，水煎150mL，每日1剂，少量频服，不拘次数。

　　人参10g　茯苓10g　生白术30g　炙甘草5g　姜半夏6g

　　生姜3片（自备）

嘱患者若难以服用中药，可用中药漱口数次。

● 二诊：2020年11月13日

患者诉经治疗后，恶心呕吐症状较前明显缓解，恶心呕吐每日3～5次，呕

吐物为胃内容物，偶有腰酸，无阴道流血及腹痛，可正常进食，眠可，二便调。舌淡红，苔薄白，脉细滑。

辨证：脾胃虚弱。

治法：健脾和胃止呕。

中药处方：7剂，水煎150mL，每日1剂，分2次口服。

人参10g　茯苓10g　炒白术15g　炙甘草5g　菟丝子15g

续断10g　木香5g　桑寄生10g　砂仁5g（后下）

【按语】

患者受孕后阴血下聚养胎，冲脉气盛。冲脉起于胞宫，隶属于阳明，冲气上逆犯脾胃，胃失和降，发为恶阻。患者恶心呕吐，呕吐物为胃内容物及清水痰涎，是因脾胃虚弱，运化失司，水湿内停随胃气上行，湿聚成痰，故可见呕吐痰涎、胃脘部不适及舌淡、苔白腻。中阳不振，则可见头晕神疲。辨证为脾胃虚弱，选方四君子汤加小半夏汤加减。

四君子汤出自《太平惠民和剂局方》，方中以人参为君，甘温大补元气，健脾养胃。以白术为臣，苦温健脾燥湿。佐以茯苓，甘淡渗湿健脾。茯苓、白术合用，健脾除湿之功更强。使以甘草，甘温调中。全方配合，益气健脾。因患者大便硬结，便秘可促使上逆之胃气更难下降，故参考王俊玲教授治疗大便硬结的处理，重用生白术至30g，健脾养胃兼通便降逆。小半夏汤出自张仲景的《金匮要略》，全方由半夏、生姜组成。后世医家多将此方奉为"呕家圣剂"，或称"止呕之祖方"，其主治痰饮停胃、胃气上逆所致的呕吐，具有祛痰降逆止呕的功效。患者呕吐清水痰涎，舌苔白腻，故加小半夏汤以降逆止呕。考虑患者脾胃虚弱，难以服用中药，故指导患者中药浓煎，少量频服。

二诊时患者妊娠反应较前明显减轻，考虑患者既往有一次不良妊娠病史，现有腰酸症状，考虑孕堕损伤肾气，冲任不固，故中病则止，治病与安胎并举，原方去小半夏汤，以防其有动胎之弊，加木香、砂仁以理气和中，加寿胎丸以补肾安胎。寿胎丸为清代河北盐山名医张锡纯所创，最早见于张锡纯所著的《医学衷中参西录》，原方主治滑胎，用于预防流产。原方由菟丝子（炒熟）、桑寄生、川续断、阿胶组成，有补肾、安胎、固冲的功效。患者脾胃虚弱，故去阿胶，因其滋腻，恐其妨碍脾胃气机运化。

（黄素宁）

二、胎动不安

【医案一】

● 韦某某，女，26岁，因"停经33天，不良妊娠史，要求保胎"于2020年10月22日就诊

患者既往有多囊卵巢综合征病史，曾使用炔雌醇环丙孕酮片、二甲双胍、雌二醇片/雌二醇地屈孕酮片治疗。既往测排卵提示排卵不理想，备孕三年未孕，2020年6月胚胎停育，胚胎染色体检查提示16号染色体三体综合征。LMP：2020年9月20日。患者自觉左侧腰痛，伴耳鸣，轻微腹胀，纳可，大便偏干，小便正常。平常自觉手脚心热，胸闷，腰酸，耳鸣声音大，可持续十多分钟。近期淋雨后感冒，流清鼻涕，舌淡红，苔薄白，脉细。查P：13.36ng/mL，HCG：59.24IU/L。

中医诊断：①胎动不安；②异位妊娠待排；③感冒。

辨证：脾肾不足兼外感风寒。

西医诊断：①早期妊娠；②异位妊娠待排；③上呼吸道感染；④多囊卵巢综合征。

治法：先祛风解表，固护卫气；再健脾补肾，补气养血安胎。

中药处方：

（1）先服此方，2剂，每日1剂，水煎，频服。

桂枝10g　白芍10g　甘草10g　辛夷10g　生白术15g

杏仁10g　玄参10g　续断15g　黄芪15g　防风10g

生姜15g　大枣10g

（2）感冒痊愈后开始此方，5剂，每日1剂，水煎，分2次口服。

党参15g　白芍10g　甘草10g　熟地黄10g　生白术15g

陈皮15g　黄芪30g　续断15g　桑寄生15g　麦冬10g

黄芩5g　柴胡10g　鸡血藤15g

● 二诊：2020年10月28日

2020年10月27日查P：27.83ng/mL，E$_2$：206.2pg/mL，HCG：35.47IU/L。B超示子宫内膜10mm，右侧卵巢囊肿，盆腔积液。患者诉感冒已愈，仍有腰酸及耳鸣。当日查P：58.24nmol/L，E$_2$：1 092pmol/L，HCG：8.52IU/L。自测早孕试纸阴性。考虑生化妊娠。舌淡红，苔薄白，脉细。

辨证：肾虚血瘀。

治法：活血祛瘀，软坚散结。

中药处方：5剂，每日1剂，水煎，分2次口服。

桂枝15g　茯苓20g　泽泻10g　赤芍15g　牡丹皮10g

桃仁10g　柴胡10g　枳壳10g　莪术15g　川牛膝25g

橘核10g　益母草15g　皂角刺10g

● 三诊：2020年11月2日

患者诉仍有妊娠感觉，仍有腰酸耳鸣。2020年10月31日查P：25.82ng/mL，HCG：218.13IU/L。今日查P：17.03ng/mL，E$_2$：320.49pg/mL，HCG：381.21IU/L，B超示宫内未见孕囊，子宫内膜1.0cm，患者强烈要求保胎。舌淡红，苔薄白，脉细。

辨证：肾虚血瘀。

治法：补肾活血安胎。

中药处方：颗粒剂，10剂，每日1剂，分2次冲服。

当归10g　川芎6g　鸡血藤15g

中成药处方：固肾安胎丸，每次6g，每日3次，口服。

西药处方：黄体酮胶囊，每次100mg，每日2次，口服。

● 四诊：2020年11月12日

B超示宫内早孕，可见卵黄囊，未见胚芽，查P：26.98ng/mL，E$_2$：

527.98pg/mL，HCG：28 687IU/L。舌淡红，苔薄白，脉细滑。

中医诊断：胎动不安。

辨证：肾虚血瘀。

西医诊断：①早期妊娠；②黄体功能不足。

治法：补肾活血安胎。

中药处方：颗粒剂，10剂，每日1剂，分2次冲服。

  当归10g 川芎6g 鸡血藤15g 仙鹤草30g 续断10g

中成药处方：固肾安胎丸，每次6g，每日3次，口服。

西药处方：黄体酮胶囊，每次100mg，每日2次，口服。

● 五诊：2020年11月23日

患者诉睡眠欠佳，精神紧张，查P：33.12ng/mL，E_2：1 096.53pg/mL，HCG：181 186IU/L。B超示宫内早孕，胚胎存活，大小相当于孕7周3天。

辨证：肾虚血瘀兼肝郁。

治法：补肾疏肝，活血安胎。

中药处方：颗粒剂，10剂，每日1剂，分2次冲服。

  当归10g 川芎6g 鸡血藤15g 仙鹤草30g 柏子仁30g

  续断10g 柴胡6g

中成药处方：固肾安胎丸，每次6g，每日3次，口服。

西药处方：黄体酮胶囊，每次100mg，每日2次，口服。

● 六诊：2020年12月7日

患者孕10周，诉前两天无明显诱因出现少量阴道出血，查P：19.33ng/mL，E_2：1 923.70pg/mL，HCG：185 047IU/L。B超示宫内早孕，胎儿存活，大小相当于孕11周。

辨证：肾虚血瘀。

治法：补肾活血安胎。

中药处方：颗粒剂，10剂，每日1剂，分2次冲服。

  当归10g 川芎6g 鸡血藤15g 仙鹤草30g 续断10g

  柏子仁30g

中成药处方：固肾安胎丸，每次6g，每日3次，口服。

西药处方：黄体酮胶囊，每次100mg，每日2次，口服。

● 七诊：2020年12月25日

患者孕12周，大便偏干。嘱停黄体酮胶囊，继续口服中药和固肾安胎丸。后患者回老家安胎。

【按语】

患者既往有多囊卵巢综合征病史，2020年6月自然妊娠后胚胎停育。患者精神紧张，求子心切，流产后2个月未避孕受孕，但检查HCG不升反降，虽使用泰山磐石散加减（减当归、川芎）保胎亦未见好转。考虑生化妊娠，给予桂枝茯苓丸加减，患者月经未潮，继续检测HCG，发现HCG上升了，之后持续使用当归、川芎、鸡血藤之类的活血药保胎治疗，胚胎生长发育良好，直至孕12周。

笔者在本医案中大胆使用活血化瘀药治疗，是基于三点：一是有王俊玲教授活血化瘀安胎思路的成功经验。二是患者使用泰山磐石散加减后HCG持续下降，而使用桂枝茯苓丸加减后HCG不降反升的现象提示活血化瘀治疗适合患者。三是患者近3个月内有一次胚胎停育史，并行药物流产术。流产本身容易使患者体内留瘀。因此，笔者在确认胚胎还有保胎希望，又没有明确瘀血指征的时候，继续使用活血化瘀药，并在整个治疗过程中，贯穿使用活血化瘀药。

本医案的特点在于，孕期大胆合理使用活血化瘀药，不仅不会给患者造成流产，反而改善了患者局部血液循环，促进了胚胎的生长发育，起到了很好的保胎作用，同时印证了历代医家使用活血化瘀药保胎的合理性。

目前在自然流产史患者的西医保胎治疗中，低分子肝素和阿司匹林的广泛使用也提示孕期应考虑血瘀问题，合理改善患者血液循环状态能有效改善妊娠结局。而西药低分子肝素存在过敏、肝损伤、价高、使用不便等缺点，阿司匹林属于C类妊娠用药，并非绝对安全用药。而当归、川芎、鸡血藤只需口服，用药简单，基本不存在过敏、肝损伤等副作用，且价格便宜，患者易于接受，历经两千多年的实践检验，已证明有效，因此可以在辨病辨证准确的情况下放心使用。

笔者在王俊玲教授的影响下，在孕早期及孕中期根据辨病辨证情况的需要，常用当归、川芎、鸡血藤等活血化瘀药。如在孕期需要持续使用肝素的患者中合理配用上述药物，可减少或逐渐停止肝素的使用。笔者在使用上述活血化瘀药的同时，一般都加用补肾的续断或固肾安胎丸，以达到活血与补肾安胎并举的效果。肾主生殖，系胎，补肾中药可有效起到安胎作用，在保胎治疗过程中，安胎是第一位的，其次才是活血化瘀，安全的活血化瘀方案可改善局部血液循环，辅助补肾药更好地安胎。相反，如果在患者有瘀血存在的情况下一味滋补，反而会加重瘀血程度，不利于胚胎生长，不利于安胎，甚者导致胚胎停育、流产。

（滕辉）

【医案二】

● 安某某，女，30岁，因"孕14+周，少量阴道流血4天"于2020年11月30日初诊

患者孕6周会发现宫腔积液，2020年11月26日出现少量阴道流血，褐色，无腹痛，纳眠可，二便调。孕2产1自然流产1。2020年11月24日彩超示宫内孕13+周，宫腔积液46mm×10mm。

中医诊断：胎动不安。

辨证：脾肾两虚兼血瘀。

西医诊断：①先兆流产；②中期妊娠。

治法：补肾健脾，止血安胎。

中药处方：7剂，每日1剂，水煎，分两次口服。

桑寄生15g　续断15g　党参15g　山药15g　盐菟丝子20g

盐杜仲15g　黄芪15g　陈皮5g　阿胶6g　麸炒白术15g

仙鹤草15g　鸡血藤20g

西药处方：地屈孕酮片，每次10mg，每日2次，口服。

● 二诊：2020年12月8日

患者孕15+周，偶少量阴道流血，褐色，无腹痛，纳眠可，二便调。查胎儿（Ⅱ级）及胎盘：宫内妊娠，单活胎，胎盘0级。胎儿大小相当于孕15周3天。宫腔积液34mm×12mm。

辨证：脾肾两虚兼血瘀。

治法：补肾健脾，化瘀止血安胎。

中药处方：7剂，每日1剂，水煎，分两次口服。

桑寄生15g　续断15g　鸡血藤20g　山药15g　盐菟丝子20g

盐杜仲15g　黄芪15g　仙鹤草15g　党参20g　麸炒白术15g

蒲黄炭10g　阿胶6g（烊化）

西药处方：地屈孕酮片，每次10mg，每日2次，口服。

● 三诊：2020年12月17日

患者孕16+周，无阴道流血，无腹痛、腹部不适，纳眠可，二便调。舌淡红，苔薄，脉细滑。

辨证：脾肾两虚兼血瘀。

治法：补肾健脾，化瘀止血安胎。

中药处方：7剂，每日1剂，水煎，分两次口服。

桑寄生15g　续断15g　人参10g　鸡血藤20g　盐菟丝子20g

盐杜仲15g　木香5g　黄芪15g　仙鹤草15g　山药15g

蒲黄炭10g　麸炒白术15g

西药处方：地屈孕酮片，每次10mg，每日2次，口服。

● 四诊：2020年12月25日

患者无阴道流血，无腹痛、腹部不适，纳眠可，二便调。彩超示宫内孕17周1天，无宫腔积液。

嘱定期产检，不适随诊。

【按语】

宫腔积液是先兆流产常见的伴随症状。妊娠合并宫腔积液在中医无特定病名，可归属于"胎漏""胎动不安""滑胎"范畴，是堕胎、小产的先兆，多发生在孕早期，少数发生在孕中期。本例患者因孕中期宫腔积液，少量阴道流血而就诊。从中医理论分析，导致该病的主要病机为冲任损伤、胎元不固。常见病因为脾肾不足、血瘀、气血虚弱和血热。

（1）脾肾两虚为发病之本。肾为先天之本，肾气的盛衰，不仅关系到能否受孕，而且影响整个妊娠期。若父母先天禀赋不足，或房劳多产，大病久病穷必及肾，或孕后房事不节伤肾耗精，肾虚冲任损伤，胎元不固，则可发为胎漏、胎动不安。《女科经纶·引女科集略》曰："女之肾脉系于胎，是母之真气，子之所赖也。"

（2）血瘀为发病之标。若宿有癥瘕瘀血占据子宫，或孕后不慎跌扑闪挫，均可致气血不和，瘀阻子宫、冲任，使胎元失养而不固，发为崩漏、胎动不安。临床上胎漏、胎动不安多由一种或多种病因所致，且宫腔积液的出现时机及积液量对于妊娠结局有重大影响，治疗中应整体观之，审证求因，辨证论治，方可收效。在本病中，宫腔积液作为有形病理产物，属离经之血，滞留在宫腔，不仅有碍气血的运行，而且影响新血的化生，可造成胎失濡养滋润，胎元失固，严重者可导致胎萎不长或堕胎。故治疗上宜补肾健脾以安胎、固护后天以养先天，二诊时酌情运用活血化瘀、益气补中之法，祛除宫腔内之瘀血，双管齐下，安胎与治病并举，使冲任得固，瘀血得去，则胎自稳矣[1]。

（3）活血化瘀药在孕妇中的使用。该类药在孕妇中较少使用，依据中医学理论，B超显示孕囊周围液性暗区为瘀血，胞宫受瘀血阻滞，新血不得归经，致使宫腔积液，若积液范围大可造成流产。《黄帝内经》云"有故无殒，亦无殒也"，《景岳全书》亦云"安胎之方不可执，亦不可泥其月数，但当随证随经，因其病而药之，乃为至善"，说明因瘀血而至胎不稳的患者应注重活血化瘀药的配伍运用。现代药理学研究表明，活血化瘀药可改善子宫胎盘的微循环，对全身血液分布进行调节，从而促进受损组织的修复、再生，达到安胎目的。本例患者处于孕中期，故在补肾健脾、止血安胎的基础上佐以活血化瘀的鸡血藤、蒲黄炭，可促进离经之血的吸收和排出，使瘀去新生，胎自更稳。

参考文献

[1] 田禾，麦观艳，廖秀平，等．罗颂平教授治疗妊娠合并宫腔积液与低置胎盘经验举要[J]．2019，30（3）：713-715．

（刘新玉）

三、堕胎

● 吴某，女，30岁，因"IVF-ET术后24天，阴道流血7天"于2020年6月23日初诊

患者平素月经周期欠规律，40～60+天1行，经期7天。5月30日行胚胎移植，6月8日测HCG（+）。HCG上升缓慢，6月16日开始阴道流血，量如月经量，轻微腹痛，腰酸，纳眠可，大便秘结，小便调。舌红，苔薄黄，脉弦细。

2020年6月12日查P：16.98μg/L，E_2：1 810pg/mL，β-HCG：270.52IU/L；6月16日查P：0.74μg/L，E_2：64pg/mL，HCG：379.98IU/L。6月23日查β-HCG：1 780IU/L。6月23日彩超示子宫声像改变，考虑双子宫双宫颈，右侧宫内无回声区，未见卵黄囊及胚芽。双侧宫腔积液。直肠子宫陷凹未见积液。右侧附件区囊性包块，性质待定。

中医诊断：①堕胎；②月经后期。

辨证：血瘀。

西医诊断：①稽留流产；②多囊卵巢综合征；③双子宫畸形。

治法：活血化瘀杀胚。

中药处方：7剂，每日1剂，水煎，分两次口服。

当归30g　酒川芎15g　燀桃仁15g　布渣叶15g　新疆紫草20g

赤芍15g　益母草30g　天花粉25g　醋三棱15g　醋莪术15g

玄参15g　土鳖虫10g

西药处方：

（1）米非司酮片，每次50mg，每日2次，口服2天。

（2）米索前列醇片，每次0.4mg，含服。

● 二诊：2020年6月30日

患者6月29日排出孕囊样组织物（染色体异常），现阴道流血，量少于月经量，轻微腹痛，腰酸，纳眠可，大便秘结，小便调。舌红，苔薄黄，脉弦细。阴道彩超示子宫声像改变，提示双子宫双宫颈。直肠子宫陷凹未见积液。

辨证：血瘀夹湿热。

治法：活血化瘀。

中成药处方：新生化颗粒2盒，每次6g，每日3次，口服。

● 三诊：2020年8月3日

LMP：2020年8月3日，未净，无腹痛，腰酸明显，口干，纳眠可，大便秘结，小便调。舌红，苔薄黄，脉弦细。

中医诊断：月经后期病。

辨证：肝郁脾虚，湿热蕴结。

西医诊断：①多囊卵巢综合征；②不孕症；③双子宫畸形。

治法：健脾祛湿，清热活血。

中药处方：7剂，每日1剂，水煎，分两次口服。

　　　醋香附10g　　当归10g　　酒川芎10g　　法半夏10g　　麸炒苍术10g

　　　盐杜仲20g　　陈皮5g　　鸡血藤30g　　布渣叶15g　　酒川牛膝15g

　　　泽兰10g　　　茯苓20g

● 四诊：2020年8月10日

LMP：2020年8月3日，7天净，无腹痛，腰酸明显，口干，纳眠可，大便秘结，小便调。舌红，苔黄厚腻，脉细。

辨证：湿热内蕴。

治法：清热利湿，健脾化痰。

中药处方：7剂，每日1剂，水煎，分两次口服。

　　　醋香附10g　　法半夏10g　　当归10g　　石菖蒲10g　　皂角刺15g

　　　鸡血藤30g　　浙贝母20g　　茯苓15g　　盐杜仲15g　　陈皮10g

　　　布渣叶15g　　麸炒苍术10g

西药处方：多维元素片，每次1片，每日1次，口服。

● 五诊：2020年8月17日

LMP：2020年8月3日，7天净，无腹痛，腰酸明显，口干，纳可，眠欠佳，不易入睡，大便秘结，小便调。舌红，苔黄厚腻，脉细。

辨证：湿热内蕴。

治法：清热利湿，健脾化痰。

中药处方：7剂，每日1剂，水煎，分两次口服。

醋香附10g　皂角刺15g　当归10g　法半夏10g　陈皮10g

鸡血藤30g　浙贝母20g　茯神20g　广藿香10g　石菖蒲10g

布渣叶15g　麸炒苍术10g

● 六诊：2020年8月24日

LMP：2020年8月3日，7天净，无腹痛，腰酸明显，口干，咽痛，纳可，眠欠佳，不易入睡，大便秘结，小便调。舌红，苔黄厚，脉细。

中药处方：7剂，每日1剂，水煎，分两次口服。

醋香附10g　法半夏10g　当归10g　板蓝根20g　玄参15g

鸡血藤30g　盐牛膝20g　茯神20g　广藿香10g　陈皮10g

布渣叶15g　麸炒苍术10g

● 七诊：2020年8月31日

LMP：2020年8月3日，7天净，无腹痛，腰酸明显，口干，咽痛，纳可，眠欠佳，不易入睡，大便秘结，近几日小便频数，尿急尿痛，予头孢、千金片口服症状稍缓解。舌红，苔黄厚，脉细。尿常规示粒细胞酯酶（＋）。血常规无异常。

中医诊断：①月经后期病；②热淋。

辨证：湿热下注。

西医诊断：①多囊卵巢综合征；②泌尿系统感染；③不孕症；④双子宫畸形。

治法：清热利尿通淋。

中药处方：5剂，每日1剂，水煎，分两次口服。

黄柏10g 泽泻15g 生白术15g 茯苓15g 通草10g

黄芩10g 猪苓10g 车前草15g 瞿麦15g 甘草片5g

茵陈15g 麸炒苍术10g

● 八诊：2020年9月7日

患者病史、症状同前，尿常规示粒细胞酯酶（++），尿HCG（–）。B超示双子宫，双侧子宫内膜均A级5mm，右侧卵泡18mm×10mm，双侧卵巢多囊样改变。

辨证：湿热下注。

治法：清热祛湿，利尿通络。

中药处方：3剂，每日1剂，水煎，分两次口服。

黄柏10g 皂角刺15g 薏苡仁30g 泽泻15g 豆蔻15g

通草10g 黄芩片10g 广藿香10g 瞿麦15g 车前草15g

茵陈30g 麸炒苍术10g

● 九诊：2020年9月10日

患者小便频数症状缓解，无尿急尿痛。余同前。B超示双子宫，双侧子宫内膜A级9mm，右侧卵泡26mm×16mm。

辨证：肾虚夹湿热。

治法：补肾清利湿热。

针灸处方：促排卵治疗。

西药处方：注射用绒促性素10 000IU+0.9%氯化钠注射液2mL，肌内注射，1次。

● 十诊：2020年9月15日

患者症状同前。B超示双子宫，双侧子宫内膜A级9mm，右侧卵泡已排。

辨证：脾肾不足，湿热内蕴。

治法：补肾健脾祛湿。

中药处方：7剂，每日1剂，水煎，分两次口服。

桑寄生15g 续断15g 党参15g 布渣叶15g 盐菟丝子20g

盐杜仲15g 黄芪15g 当归10g 广藿香10g 麸炒白术15g

北柴胡10g　陈皮5g

西药处方：黄体酮胶囊，每次100mg，每日2次，口服。

● 十一诊：2020年9月23日

患者停经50天，9月22日自测尿HCG（＋），轻微腹痛，口干，稍觉咽痛，纳眠可，二便调。舌红，苔黄厚，脉细。查P＞40.00μg/L，E_2：454pg/mL，HCG：97.66IU/L。

中医诊断：①胎动不安；②异位妊娠待排。

辨证：脾肾两虚夹湿热。

西医诊断：①早期妊娠；②异位妊娠待排；③双子宫。

治法：补肾健脾，祛湿安胎。

中药处方：4剂，每日1剂，水煎，分两次口服。

　　桑寄生15g　续断片15g　玄参15g　　布渣叶15g　盐菟丝子20g

　　盐杜仲15g　黄芩片15g　北柴胡5g　广藿香10g　麸炒白术15g

　　党参片15g　陈皮5g

● 十二诊：2020年9月27日

患者诉轻微腹痛，口干，口苦，纳眠可，右下腹隐痛，大便1～2日1行，干结，小便调。舌红，苔黄厚，脉细。查D-二聚体：220ng/mL，P＞40μg/L，E_2：457pg/mL，HCG：891.37IU/L。

中医诊断：①胎动不安；②异位妊娠待排。

辨证：脾肾两虚夹湿热。

西医诊断：①先兆流产；②异位妊娠待排；③易栓症；④双子宫。

治法：补肾健脾，祛湿安胎。

中药处方：7剂；每日1剂，水煎，分两次口服。

　　桑寄生15g　续断15g　甘草5g　　布渣叶15g　盐菟丝子20g

　　盐杜仲15g　黄芩15g　木香5g　广藿香10g　麸炒苍术10g

　　生白术30g　党参15g

西药处方：

（1）地屈孕酮片，每次10mg，每日2次，口服。

（2）那屈肝素钙注射液，每次0.4mL，每日1次，皮下注射。

● 十三诊：2020年10月5日

患者诉轻微腹痛，无阴道流血，恶心，无呕吐，时觉头晕，无头痛，无耳鸣，口干，口苦，纳欠佳，眠可，右下腹隐痛，大便干结，1～2日1行，小便调。舌红，苔黄厚，脉细。查P：17.90μg/L，E_2：496pg/mL，HCG：25 338IU/L。

辨证：脾肾两虚夹湿热。

治法：补肾健脾，祛湿安胎。

中药处方同前。

西药处方：

（1）黄体酮注射液，每次20mg，每日1次，肌内注射。

（2）那屈肝素钙注射液，每次 0.4mL，隔日1次，皮下注射。

● 十四诊：2020年10月12日

患者已无头晕，余同前。查D-二聚体：206ng/mL，TSH：6.44mIU/L，P＞40μg/L，E_2：799pg/mL，HCG：86 202IU/L。阴道彩超示子宫声像改变，提示双子宫双宫颈。右侧宫内早孕，可见卵黄囊，未见胚芽。左侧子宫内膜回声不均。直肠子宫陷凹未见积液。

中医诊断：胎动不安。

辨证：脾肾两虚夹湿热。

治法：补肾健脾，祛湿安胎。

西医诊断：①先兆流产；②易栓症；③甲状腺功能减退症；④双子宫。

中药处方：7剂，每日1剂，水煎，分两次口服。

桑寄生15g　布渣叶15g　盐杜仲15g　黄芩15g　盐菟丝子20g

生白术30g　甘草片5g　广藿香10g　木香5g　麸炒苍术10g

续断片15g　白芍30g

西药处方：

（1）那屈肝素钙注射液，每次0.4mL，每日1次，皮下注射。

（2）左甲状腺素钠片，每次50μg，每日1次，口服。

● 十五诊：2020年10月19日

阴道彩超示右侧宫内早孕，胚胎存活，大小相当于孕7周5天。余同前。

辨证：脾肾两虚夹湿热。

治法：补肾健脾，祛湿安胎。

中药处方：7剂，每日1剂，水煎，分两次口服。

桑寄生15g　布渣叶15g　木香5g　续断15g　盐菟丝子20g

生白术40g　盐杜仲15g　甘草5g　黄芩15g　麸炒苍术10g

广藿香10g　白芍30g

西药处方：那屈肝素钙注射液，每次0.4mL，每日1次，皮下注射。

● 十六诊：2020年11月23日

患者孕12周5天，下腹坠胀5天，无阴道流血、流水，偶腹痛，夜间头晕，纳眠可，大便秘结，小便调。舌红，苔黄厚，脉细。2020年11月20日NT检查：宫内妊娠，单活胎，胎盘0级；胎儿大小相当于孕12周3天；胎儿颈后透明层0.12cm。胎儿鼻骨可见。

辨证：脾肾两虚夹湿热。

治法：补肾健脾，祛湿安胎。

中药处方：7剂，每日1剂，水煎，分两次口服。

桑寄生15g　陈皮5g　布渣叶15g　党参15g　黄芩10g

盐杜仲15g　升麻5g　生白术20g　续断15g　白芍20g

炙甘草10g　盐菟丝子20g

【按语】

患者首诊是因IVF-ET术后胚胎发育不良，要求行中西医结合药物流产治疗。患者有月经后期、PCOS病史，且伴有双子宫畸形，生育要求迫切，故药物流产术后继续中药调经助孕治疗。

1. 多囊卵巢综合征性不孕症

关于该病王俊玲教授有较多典型案例，本例患者属于典型的PCOS痰湿内蕴证型，故治疗上予清热祛湿、健脾调经助孕。患者药物流产术后辨证属于湿热蕴结夹有痰湿，故予苍附导痰汤为基础方调治。方中苍术、法半夏、陈皮、茯苓、布渣叶健脾祛湿利水，浙贝母、石菖蒲、皂角刺化痰通络，以改善痰湿瘀结致冲任、胞宫之症。后患者出现尿频、尿急等热淋症状，对症予清热祛湿、利尿通淋之法治疗。治疗过程中B超监测可见优势卵泡，故因势利导，中药加用活血通络之品——川芎、皂角刺等，并加用西药促卵泡排出，中西医并用促排卵治疗，结果患者成功获得妊娠。

2. 双子宫畸形

患者彩超提示双子宫，双子宫属生殖道畸形，其发生是由于胚胎发育期两侧苗勒管发育正常但未完全融合，各自发育形成子宫，附有各自的输卵管，皆各具功能，形成双子宫、双宫颈，亦常伴有双阴道。

双子宫女性多表现为两套与输卵管相连的子宫、双宫颈及双阴道，两套生殖系统之间有结缔组织分开，也可阴道间无纵隔而形成双子宫单阴道。患者可无症状或经量较多、经期延长。双子宫均具有功能故不影响生育能力，但在妊娠时可能发生流产，早孕行人工流产时易刮未孕侧子宫而漏刮，孕侧子宫继续长大，妊娠晚期胎位异常率增加，分娩时未孕侧子宫有可能阻碍胎头下降，造成梗阻性难产，子宫收缩乏力亦较常见，故剖宫产率增加；产后可因未孕侧子宫腔排出蜕膜而发生出血，偶然可见每侧子宫各有一胎儿。另外阴道内纵隔可妨碍性交，出现性交困难或性交痛，还可因其中一侧阴道闭锁而形成闭锁侧阴道积血。本例患者无上述情况，但因子宫畸形属先天不足，故孕早期应注意积极安胎治疗。患者孕早期出现下腹疼痛，孕8周时未孕侧子宫出现宫腔积液，经中药止血安胎治疗，配合予低分子肝素及地屈孕酮片治疗后症状缓解，随诊无特殊不适。

（刘新玉）

四、胎萎不长

● 陈某某，女，38岁，因"IVF-ET术后，孕23周，B超发现胎儿生长受限伴羊水过少1天"于2015年12月29日初诊

患者胃纳可，小便调，大便干，每日1行，有腰酸，无阴道出血，无下腹隐痛，睡眠欠佳，醒后难入睡。舌淡红，苔薄白，脉沉细滑。孕1产0，既往有子宫腺肌瘤病史，否认家族遗传病史，否认药物过敏史。腹部软，宫底平肚脐，胎心率148次/min。

2015年12月28日B超示宫内孕，单活胎，胎儿大小相当于孕21周，胎儿小于孕周，胎儿体重低于第十百分位，考虑胎儿生长受限。羊水指数4.5cm，羊水最大深度约1.7cm，子宫后壁腺肌瘤12.3cm×10.5cm×10.2cm，胎盘0级，胎盘实质回声不均，可见强弱不均条形回声及血窦回声。

中医诊断：①胎萎不长；②癥瘕。

辨证：脾肾两虚兼血瘀。

西医诊断：①孕1产0，宫内孕23周，单活胎；②胎儿生长受限；③羊水过少；④IVF-ET术后；⑤妊娠合并子宫腺肌瘤。

治法：补肾健脾养胎。

中药处方：5剂，每日1剂，水煎，分2次口服。

党参20g	炒白术15g	黄芪20g	当归10g	甘草5g
麦冬15g	桑寄生20g	菟丝子20g	续断15g	杜仲20g
百合15g	酸枣仁30g	陈皮10g	黄芩15g	砂仁5g（后下）
阿胶10g（烊化）				

另西洋参10g，焗服，每日1次，共服5天。

● 二诊：2016年1月4日

患者服药后大便正常，每日1行，偶腹部硬感，胃纳可，小便调，无腰酸，无阴道出血，无下腹隐痛，睡眠好转。舌淡红，苔薄白，脉弦细滑。B超示羊水指数6.5cm，羊水最大深度约4.3cm，胎心率144次/min，胎儿肠道回声强。

辨证：脾肾两虚兼血瘀。

治法：补肾健脾养胎。

处方：7剂，每日1剂，水煎，分2次口服。

党参20g　黄芪20g　　炒白术15g　甘草5g　　当归10g

麦冬15g　桑寄生20g　菟丝子30g　续断15g　砂仁5g（后下）

山药20g　山茱萸15g　布渣叶15g　陈皮5g　　白芍15g

阿胶10g（烊化）

另西洋参10g，焗服，每日1次，共服7天。

● 三诊：2016年1月11日

患者服药后无腰酸，无阴道出血，无下腹隐痛，大便正常，无腹部硬感，胃纳可，小便调，睡眠正常。舌淡红，苔薄白，脉细滑。B超示宫内孕，单活胎，横位，胎儿大小相当于孕22周3天，胎儿小于孕周，胎儿体重低于第十百分位，与前次超声比较，胎儿生长速度正常。羊水指数10.1cm，羊水最大深度约2.7cm，子宫后壁腺肌瘤11.9cm×10.5cm×9.5cm，较前无明显变化。胎盘0级，胎盘实质回声不均，可见强弱不均条形回声及血窦回声。

辨证：脾肾两虚兼血瘀。

治法：补肾健脾养胎。

中药处方守前方继服7剂。

患者1月14日B超示羊水指数12.2cm，羊水最大深度约5.7cm。

患者于2016年7月20日抱宝宝来看望笔者并合影留念。患者自诉孕34周4天时，因脐带绕颈3周、胎心监护反应不好入院治疗，入院4天后突然胎心减速，紧急剖宫产1男婴，术中见脐带又细又长，只有小指那么细，估计这是导致胎儿宫内发育迟缓和羊水少的原因。剖宫产后发现脐带还绕了胎儿身体，估计这是导致胎心减速的原因。

【按语】

宋代陈自明在《妇人良方大全》中指出："夫妇妊不长者，因有宿疾，或因失调，以致脏腑衰损，气血虚弱而胎不长也。"本例患者的病因考虑如下：

①患者38岁，五七已过，"阳明脉衰，面始焦，发始堕"。脾胃虚损，影响化生气血，不能荣养胎儿造成胎萎不长。阴血不足，津液不充故羊水不足。肾气虚衰，肾主水，影响水液代谢亦造成羊水过少。肾主生殖，肾气不固，妊娠早期出现胎动不安，损伤气血，故妊娠中期出现胎萎不长。②患者素有癥瘕，瘀血阻滞胞络胞脉，影响气血运行，不能荣养胎儿造成胎萎不长。患者阴血津液不足，故大便干，睡眠欠佳，醒后难入睡。肾虚故有腰酸，素有癥瘕为血瘀表现，舌淡红、苔薄白、脉沉细滑均为脾肾不足征象。综观舌脉症，辨证属于脾肾两虚兼血瘀。

治疗上宜补通兼施，补肾健脾，益气养血，同时活血化瘀。王俊玲教授认为孕前素有癥瘕，如子宫肌瘤、子宫内膜异位症、子宫腺肌病等，或者存在血栓前状态都属于中医血瘀证范畴，瘀血阻滞，导致气血运行不畅，故可导致胎萎不长。此时需要补肾健脾兼活血化瘀。对于本例患者，笔者选用寿胎丸合四君子汤加减治疗，方中当归活血化瘀，党参、黄芪、炒白术、甘草大补脾胃之气，西洋参益气养阴，桑寄生、菟丝子、续断、杜仲固肾安胎。重用桑寄生、菟丝子有助于胎儿吸收母体气血精华。选用当归养血活血，无伤胎之弊端，有养胎之功，又可润肠通便。麦冬、百合配合西洋参补养阴液，有助于羊水增长，阿胶为血肉有情之品，养血作用更佳，有助于荣养胎儿，增加羊水量。砂仁、陈皮理气和胃，可防止补养药物滋腻碍胃。黄芩清热安胎，酸枣仁、百合养阴血安神助眠。

患者服药5剂后腰酸消失，大便正常，睡眠好转，B超示羊水量恢复正常。偶有腹部硬感，考虑存在血虚肝郁，故前方加入白芍、山茱萸养肝柔肝，布渣叶、山药健脾消滞，继服7剂，服药后患者腹部硬感消失，饮食、睡眠、二便均正常，无不适。复查B超示胎儿生长速度恢复正常，羊水达到正常水平，子宫后壁腺肌瘤较前无明显变化。患者诉在剖宫产术中发现脐带又细又长，在这种不良条件下采用中医健脾补肾、益气活血法改善血液循环，增加了胎儿血供，共服药19剂，就使羊水恢复正常，胎儿发育由缓慢达到正常，说明中医治疗效果满意。

（刘昱磊）

五、异位妊娠

● 舒某某，女，41岁，因"停经47天，少量阴道流血13天"于2019年4月10日初诊

患者平素月经规律，26天1行，5～7天干净，量中等，色暗红，有血块，偶有轻微痛经，LMP：2019年2月14日。孕2产2，既往顺产1次，剖宫产1次。患者于3月29日开始少量阴道流血至今，无明显腹痛，流血量少，咖啡色，无腹痛，无腰酸，纳欠佳，晚睡，二便调。舌淡暗，苔白厚，脉弦滑。

2019年4月6日查P：1.0μg/L，HCG：501IU/L，E$_2$：23pg/mL。彩超示右侧附件区混合性包块2.2cm×1.3cm，性质待定，宫腔内未见妊娠囊样回声。4月9日查P：2.77μg/L，HCG：611IU/L，E$_2$：34pg/mL。

中医诊断：异位妊娠。

辨证：血瘀。

西医诊断：①异位妊娠；②瘢痕子宫。

治法：活血化瘀杀胚。

中药处方：7剂，每日1剂，水煎，分2次口服。

　　黄芪30g　桂枝10g　益母草30g　牡丹皮15g　紫草20g

　　赤芍15g　丹参15g　川牛膝30g　天花粉20g　泽兰10g

　　茯苓20g　桃仁15g　炒白术20g　败酱草20g　蜈蚣2条

　　三七粉3g（冲服）

西药处方：康妇消炎栓1盒，每次1枚，每日1次，肛门用药。

嘱定期复查血HCG及B超。

● 二诊：2019年4月16日

患者诉阴道仍有少量流血，咖啡色，无腹痛，无腰酸，纳欠佳，晚睡，二便调。舌淡暗，苔白厚，脉弦滑。查HCG：139.68IU/L。

辨证、治法、中药处方同前，守前方继服7剂。

西药处方：

（1）康妇消炎栓1盒，每次1枚，每日1次，肛门用药。

（2）红金消结胶囊2盒，每次4粒，每日3次，口服。

（3）消结安胶囊2盒，每次2粒，每日3次，口服。

● 三诊：2019年4月22日

患者诉阴道仍有少量流血，咖啡色，无腹痛，无腰酸，纳欠佳，晚睡，二便调。舌淡暗，苔白厚，脉弦滑。查HCG：45IU/L。

辨证、治法、中药处方同前，守前方继服7剂。

西药处方：红金消结胶囊2盒，每次4粒，每日3次，口服。

● 四诊：2019年4月29日

患者诉阴道仍有少量流血，黄褐色，无腹痛，无腰酸，纳欠佳，晚睡，二便调。舌淡暗，苔白厚，脉弦滑。查HCG：35IU/L，彩超示右侧附件区混合性包块1.7cm×1.3cm，性质待定，宫腔内未见妊娠囊样回声。

辨证：血瘀。

治法：活血化瘀杀胚。

中药处方：7剂，每日1剂，水煎，分2次口服。

　　黄芪30g　桂枝10g　益母草30g　牡丹皮15g　紫草20g

　　丹参15g　赤芍15g　天花粉20g　川牛膝30g　泽兰10g

　　茯苓20g　桃仁15g　炒白术20g　败酱草20g　蜈蚣2条

　　三棱10g　莪术10g　布渣叶20g

● 五诊：2019年5月6日

患者无阴道流血，无腹痛，无腰酸，纳欠佳，多梦，二便调。舌淡暗，苔白厚，脉弦滑。查HCG：4.8IU/L。

辨证：血瘀。

治法：活血化瘀杀胚。

中药处方：7剂，每日1剂，水煎，分2次口服。

　　黄芪30g　桂枝10g　益母草30g　牡丹皮15g　紫草20g

　　丹参15g　赤芍15g　天花粉20g　川牛膝30g　泽兰10g

　　茯苓20g　桃仁15g　炒白术20g　败酱草20g　蜈蚣2条

三棱10g　莪术10g　布渣叶20g　龙骨20g（先煎）　牡蛎20g（先煎）

【按语】

患者停经47天，阴道出血淋漓不尽13天，查HCG提示妊娠，彩超提示孕卵在输卵管着床发育。胞络瘀阻，气血运行不畅，故患者附件区有包块，孕卵滞于宫外，生长受阻，则阴道出血淋漓，脉弦滑为妊娠之征。辨证为血瘀证，治法为活血化瘀杀胚。王俊玲教授善用宫外孕Ⅰ号方加桂枝茯苓丸加减治疗异位妊娠。宫外孕Ⅰ号方用丹参、赤芍、桃仁活血化瘀。桂枝茯苓丸是《金匮要略·妇人妊娠病脉证并治》中的方剂，用于"妇人宿有癥病"者，本方妙在"疏通"。两侧少腹为肝经循行之处，肝主疏泄，能调畅气机，肝郁气滞，气不行血，可导致气滞血瘀而成癥块，故用桂枝、茯苓直入血分，和血化瘀，缓消癥块。同时配疏肝理气之药疏导肝经，两者共济，相得益彰，推陈致新，使气血流通，炎症得以消散吸收。

《本经疏证》言桂枝应用有六："曰和营，曰通阳，曰利水，曰下气，曰行瘀，曰补中……其功最大，施之最广，无如桂枝汤，则和营其首功也。"所谓桂枝能温通经脉，即是和营、通阳、行瘀等功能的体现。据现代药理学研究，桂枝有缓解血管平滑肌痉挛的作用。可见，调和气血就是指桂枝通过扩张血管、调整血液循环的功能来促进炎症的消散吸收。所谓通阳，即宣通阳气，因阴血有赖于阳气的推动才能运行，所以宣通阳气亦是调整血液循环的作用。

方中牡丹皮性味辛寒，擅通血脉中热结，桂枝配牡丹皮，寒温相济，性较平和；同时，桂枝配芍药可调理阴与阳，茯苓配牡丹皮可调理气与血。而桃仁尤能消散凝血，溶化血块。实验证明桃仁有"阻止血液凝固的作用"。方中加入紫草、天花粉、蜈蚣等可破血通络、杀胚消癥。同时予西药康妇消炎栓肛门给药以促进异位妊娠炎症包块的吸收。二诊时查HCG水平下降迅速，故继续守上方治疗，加入西药消结安胶囊及红金消结胶囊以散结消癥。三诊时查HCG水平持续下降，故继续守上方治疗。四诊时HCG水平继续下降，彩超提示包块较前缩小，在上方基础上加入三棱、莪术以加强消癥散结之功。五诊时

HCG水平已降至未孕水平，提示经过20余天的中西医结合治疗，患者异位妊娠保守治疗成功。

（陈翠美）

第五节　产　后　病

产后恶露不绝

● 王某，女，28岁，因"产后42天，恶露未净，B超发现宫腔残留物1天"于2020年11月8日初诊

患者产后42天体检发现宫腔残留物，现阴道有少量褐色分泌物，无腹痛，既往行经腹痛明显，血块（＋），月经规律，口干，乳汁少，纳眠可，大便秘结，小便调。舌暗红，苔薄白，脉细涩。B超示：宫腔内可见一大小约2.7cm×1.8cm混合回声团，未见明显血流信号。

中医诊断：产后恶露不绝。

辨证：气虚血瘀。

西医诊断：产后宫腔残留。

治法：补气活血，化瘀通络。

中药处方：7剂，每日1剂，水煎，分2次口服。

炮山甲10g　当归15g　川芎10g　牛膝10g　桃仁10g

益母草30g　桂枝10g　三棱10g　莪术10g　黄芪20g

通草10g　麦冬10g　茯苓20g　甘草5g

温针灸处方：取气海、关元、双子宫、三阴交、太冲、合谷穴。留针30min，隔日1次，共3次。

● 二诊：2020年11月16日

患者诉服药后阴道出血明显增多，如月经量，稍有腹痛，伴血块，出血仍未净，自觉疲乏，乳汁仍不足，口干，大便正常。舌暗红，苔薄白，脉细涩。

辨证：气虚血瘀。

治法：补气活血，化瘀通络。

中药处方：7剂，每日1剂，水煎，分2次口服。

醋鳖甲10g（先煎）　当归10g　桂枝6g　牛膝10g　莪术5g

益母草30g　川芎10g　三棱5g　甘草5g　黄芪20g　通草10g

麦冬10g　党参20g

温针灸处方同前。

● 三诊：2020年12月20日

B超示宫腔未见异常回声。

【按语】

对于产后宫腔残留，传统的治疗方法主要包括清宫术和期待疗法，但清宫术对子宫内膜损伤大，且容易出现宫内感染、宫腔粘连等并发症，随着二胎的放开，患者对生殖功能的保护要求强烈，因此，多数患者不愿意接受清宫术，而期待疗法成功率较低，且组织物长期留在宫腔内也容易引起月经问题，甚至影响凝血功能，导致大出血甚至发生弥散性血管内凝血等危及生命的情况。中医治疗产后宫腔残留有其独特的优势：效果好，副作用小。因此患者多选择中医保守治疗。

本例患者处于产后阶段，中医认为产后多虚多瘀，气虚无力推动血液运行，瘀血阻滞胞宫，新血不得归经，故阴道流血持续不止，治疗应以活血祛瘀为主。方用脱花煎加减。方中炮山甲具有消肿化脓、散瘀通络、通经、下乳、活血镇痛等功效，其通络之力尤为显著（按照国家的有关规定，穿山甲不再纳入药用，需用具有类似功效的药物替代）。当归、桃仁、川芎活血化瘀，黄芪在补气的同时与活血药相配伍可加强活血的力度。桂枝温经通络，三棱、莪术破血行血，益母草加强化瘀之力，牛膝引血下行，茯苓祛湿。考虑患者产后哺乳期乳汁不足，予通草、麦冬配合炮山甲通经下乳，甘草调和诸药。一诊时药方活血的力度较强，因此二诊时患者诉服药后阴道出血如月经量，且有血块排出，同时也出现了疲劳的症状，所以二诊时减轻了活血的力度，加强了补气的力度。患者服药后隔了较长时间才来复诊，查B超示宫腔已无异常回声团，患者诉服药后仍有血块排出，出血逐渐减少，疲劳的症状也有所改善，服5剂药后血止，因带小孩没有时间所以未及时复诊。

在本医案中，除了中药治疗，还配合了温针灸治疗。针刺具有通经络、调和气血的功效，且针灸下胎的方法在我国由来已久，是我国历代催生助产的重要手段。本医案中针刺配合艾灸加强了温经通络的作用，选穴方面，气海、关元、子宫属于局部取穴，旨在通过加强局部的刺激促进盆底肌肉的收缩，并刺激子宫产生自主宫缩。研究显示，针刺局部穴位后，宫缩反应迅速上升，具有明显的神经反应特征[1]。三阴交、合谷为下胎的要穴，有研究显示，泻三阴交、补合谷，可使盆腔神经丛兴奋，影响宫缩，增强有效收缩，改善子宫组织血供，调节血管活性物质，从而排出宫内残留组织[2]。针刺作用传导途径的现代研究亦证明，针刺能增强脑垂体后叶功能，而垂体后叶素可促进子宫收缩。针药结合可达到事半功倍的效果，临床上值得推广。

参考文献

[1] 石学敏. 实用针灸学[M]. 北京：中国中医药出版社，2005：346-357.

[2] 蓝关翠，程慧芳. 针刺疗法改善药物流产后子宫复旧及卵巢功能60例临床观察[J]. 浙江中医杂志，2018，53（8）：604.

（胡珊）

第六节 妇 科 杂 病

一、盆腔炎

【医案一】

● 黄某某，女，45岁，因"经后腹痛十余年，伴腰痛2周"于2017年11月13日初诊

患者月经尚规律，LMP：2017年10月25日，现月经干净2周。近十多年经后腹痛，怕冷明显。近2周腰痛，伴下腹疼痛，阴道水肿。自觉排气后腰腹疼痛好转，纳可，睡眠差，入睡难，容易醒，关节疼痛，脚痛，二便正常。既往有盆腔炎症史。面色淡白，舌淡红，苔白，脉细。妇科检查见外阴已婚样，阴道通畅，色淡暗，分泌物色白，子宫前位，压痛明显，双侧附件区无疼痛。

中医诊断：盆腔炎性疾病。

辨证：寒凝血虚。

西医诊断：盆腔炎性疾病。

治法：温经活血，柔肝止痛。

中药处方：7剂，每日1剂，水煎，分2次口服。

山药30g　姜厚朴30g　酒萸肉10g　当归30g　阿胶10g（烊化）

白芍15g　小茴香10g　附片10g　茯苓15g　盐巴戟天10g

泽泻10g　酒川芎10g　艾叶15g　甘草片5g　麸炒白术30g

另予温针灸治疗，嘱患者自服当归生姜羊肉汤。

● 二诊：2017年11月20日

患者腹痛明显好转，当日无腹痛，自觉关节冷痛亦好转，但仍有关节冷

痛，脚痛，睡眠仍欠佳，多梦，大便难，不硬，小便正常。轻微牙龈出血。舌淡红，苔白，脉细略数。

辨证：寒凝血虚。

治法：温经活血，柔肝止痛。

中药处方：7剂，每日1剂，水煎，分2次口服。

山药30g　当归30g　　盐牛膝10g　甘草片10g　附片10g（先煎）

桂枝15g　酒萸肉10g　酒川芎10g　生地黄15g　麸炒白术25g

茯苓15g　白芍15g　　姜厚朴30g　醋鳖甲30g　盐巴戟天10g

阿胶10g（烊化）

● 三诊：2017年11月27日

患者无腹痛，诸证较前好转，面色较前红润，精神较前明显好转，诉上次针灸印堂穴后吹风，目前前额痛明显，怕风，关节冷痛基本缓解，仍有轻微脚痛。当日月经来潮，要求调理脾胃。

辨证：脾胃虚寒兼气血亏虚。

治法：温脾和胃，补益气血。

中药处方：

（1）当前服用。5剂，每日1剂，水煎，分2次口服。

当归15g　黄芪30g　桂枝15g　炒鸡内金15g　甘草片10g

白芍15g　红曲6g　葛根25g　麸炒白术25g　麸炒枳实10g

生姜5片　大枣5个

（2）经后服用。7剂，每日1剂，水煎，分2次口服。

山药30g　当归30g　　盐牛膝10g　甘草片10g　附片10g（先煎）

桂枝15g　酒萸肉10g　酒川芎10g　生地黄15g　麸炒白术25g

茯苓15g　白芍15g　　姜厚朴30g　醋鳖甲30g　盐巴戟天10g

阿胶10g（烊化）

【按语】

患者就诊时诉近十多年经后腹痛，经后血海空虚，提示患者本身血虚，属于血虚所致"不荣则痛",与《傅青主女科》调肝汤之证相吻合,故使用调肝汤补肾养血,平调肝气止痛。患者怕冷明显,关节疼痛,脚痛,属"不通则痛"。《伤寒论》云:"少阴病,得之一二日,口中和,其背恶寒者,当灸之,附子汤主之。"此时配合温灸,可壮元阳,消阴寒,加强药物温经散寒止痛的作用。患者面色淡黄,自觉腰痛,阴道水肿,一派寒湿之象,考虑下焦寒湿阻滞。患者既有"不通则痛",亦有"不荣则痛",还有寒湿困阻,因此使用调肝汤合附子汤合当归芍药散加减共奏调肝脾、理气血、温阳利水之功。患者诉下腹疼痛,于排气后好转,考虑合并有胃肠胀气,加用厚朴理气除胀,艾叶、小茴香加强暖宫止痛之效。《金匮要略·妇人病》云:"产后腹中痛,当归生姜羊肉汤主之,并治腹中寒疝,虚劳不足。"当归生姜羊肉汤温中散寒,养血补虚,平时配合调理,更加适宜。患者二诊时疼痛症状明显好转,但有多梦、牙龈出血、大便偏干等轻微热象,考虑可能用药偏热,减去小茴香、艾叶等燥热之品,加生地黄滋肾水养阴通便,加鳖甲潜阳安神。三诊时患者诉诸证好转,目前前额痛明显,怕风,仍有轻微脚痛,要求调理脾胃。给予归芪建中汤加入红曲、鸡内金消食,枳实、白术健脾理气。经后继续前方调理。

患者为虚寒性腹痛,该病较为常见。当今社会,由于生活中常用空调、冰箱,且凉茶、冷饮泛滥,加上都市生活中脑力劳动多、体力劳动少,接触阳光少,因此虚寒体质者较多见,此患者即是明显的虚寒体质,四诊合参,一派虚寒之象,故针药并用以温经养血、祛寒止痛。但其本身体瘦,用热药过度容易上火,因此需根据症状改善情况调整用方及剂量。在以瘦为美的当下,这类患者临床较多。在本例患者的治疗过程中,按王俊玲教授的教导,剖析问题本质,分析病理因素之间的相互关系、相互影响,抓住问题主要矛盾遣方用药,各个击破。一方面肝肾同调,气血双补,温阳祛湿止痛兼施,尽量选用柔和、不伤气血之品,避免峻利泻下之药;另一方面重视后天之本,及时保护脾胃,保证气血来源充足,重视食疗的重要性。在具体用药上重视整体与局部的关系,重视整体用药与局部靶点用药的关系,根据患者体质随时变化,力求契合患者病机,从而达到最好的疗效。

(滕辉)

【医案二】

● 徐某某，女，32岁，因"左侧小腹隐痛半年余"于2019年9月2日初诊

患者平素月经规律，周期30天，经行3天左右，量偏少，色偏暗，夹血块，行经时乳房胀痛明显，小腹隐痛，偶有腰酸不适。LMP：2019年8月27日，5天干净。半年前患者无明显原因出现小腹隐痛，以左侧小腹疼痛为主，间断门诊口服西药治疗，症状未见明显缓解。纳眠可，小便调，大便干。舌质红，苔薄白，脉弦。孕1产0，既往孕5个月因胎儿发育异常行引产术。

妇检：外阴发育正常，已婚未产式，宫颈光滑，双侧附件区少许压痛，无反跳痛。

中医诊断：①盆腔炎性疾病；②月经过少。

辨证：气滞血瘀。

西医诊断：①盆腔炎性疾病；②异常子宫出血。

治法：活血化瘀，理气止痛。

中药处方：7剂，每日1剂，水煎，分2次口服。

丹参15g 赤芍10g 盐牛膝10g 醋香附10g 桂枝10g

乌药6g 茯苓10g 焯桃仁10g 牡丹皮10g 当归10g

泽泻10g 葛根10g 鸡血藤20g 薏苡仁15g

● 二诊：2019年9月30日

患者小腹隐痛症状较前明显缓解，LMP：2019年9月25日，仍有少量阴道流血，暗褐色，经量偏少，有血块，行经时乳房胀痛明显，偶有腰酸不适。纳可眠安，夜尿多，小便频。舌质红，苔薄白，脉弦。

辨证：气滞血瘀。

治法：活血化瘀，理气止痛。

中药处方：7剂，每日1剂，水煎，分2次口服。

丹参15g 赤芍10g 鸡血藤20g 醋香附10g 葛根10g

乌药6g 茯苓10g 焯桃仁10g 牡丹皮10g 当归10g

桂枝5g　　泽泻10g　　盐牛膝15g　　薏苡仁15g　　益智仁15g

仙茅10g　　金樱子肉10g

● 三诊：2019年11月18日

患者已无明显小腹隐痛不适，现乳房胀痛明显，情绪波动明显，无口干口苦，小便调，大便不干。LMP：2019年10月23日。舌淡红，苔薄白，脉弦。

辨证：气滞血瘀。

治法：疏肝理气，活血化瘀。

中药处方：7剂，每日1剂，水煎，分2次口服。

当归10g　　白芍15g　　酒川芎10g　　茯苓30g　　麸炒白术15g

泽泻15g　　丹参15g　　醋香附10g　　乌药15g　　醋延胡索15g

黄芪30g　　枸杞子15g

【按语】

盆腔炎可以分为急性盆腔炎和盆腔炎性后遗症，是指女性上生殖道的一组感染性疾病，主要包括子宫内膜炎、输卵管炎、输卵管卵巢脓肿、盆腔腹膜炎。急性盆腔炎的主要发病机制为热、毒、湿胶结，与气血相搏，邪正相争，病变部位在胞宫、胞脉，常见病因为热毒炽盛和湿热瘀结。盆腔炎性后遗症的常见病因为湿热瘀结、气滞血瘀、寒湿凝滞、气虚血瘀和肾虚血瘀。而在治疗盆腔炎的过程中，很多医家也形成了自己的一套治疗思路和方法。王俊玲教授在治疗盆腔炎的过程中，经常会用《金匮要略》的大黄牡丹汤、银翘红藤解毒汤等方药清热解毒，也会用慢盆汤等方药理气止痛，也经常会用大血藤、败酱草、土茯苓等药消肿止痛。但是王俊玲教授更注重对疾病的辨证论治。同时结合现代女性的生活方式和饮食习惯，通常会加用一些疏肝理气、活血化瘀的药物。

盆腔炎的急性发作期需注意与其他疾病相鉴别，经常需要鉴别的疾病包括卵巢囊肿蒂扭转和破裂、急性阑尾炎等。在治疗过程中，中西医各具优势，西医更加注重性传播疾病与盆腔炎之间关系，其治疗过程中主要依据病原菌检测应用抗生素治疗，必要时手术治疗。中医治疗盆腔炎更具优势，用药可以内服、外敷、灌肠，同时也可以结合针灸，以及中成药妇科千金片、康妇消炎栓、保妇康栓等。中药外敷可以选用清热解毒、理气止痛药，针灸可以选取三阴交、足三里、中极、关元等穴位。

此患者的病史及临床表现符合盆腔炎特点，小腹隐痛、经前乳房胀痛明显、舌暗红、脉弦均可辨证为气滞血瘀。予慢盆汤加减，收到了理想的效果。方中丹参、赤芍、葛根活血化瘀，牡丹皮凉血活血，香附、乌药理气止痛，泽泻清利下焦湿热，牛膝强腰脊，同时作为引经药。桂枝温经散寒通络，㸆桃仁活血化瘀、润肠通便。全方共奏活血化瘀、理气止痛之效。患者用药后腹痛较前明显减轻，腰酸症状也较前改善，精气神提高了很多。二诊时患者出现夜尿多、小便频，考虑疾病迁延日久，损伤肾气，于是加用一些补肾填精缩尿的药物，同时嘱患者加强锻炼。患者三诊时已无明显腹痛不适，乳房胀痛仍明显，所以在用药的过程中增加理气止痛的成分，后续追踪患者症状较前减轻。

（禹东慧）

二、阴痒

● 陈某某，女，36岁，因"外阴痒6月余"于2019年9月29日初诊

患者月经规律，LMP：2019年9月23日。患者诉自3月份异位妊娠保守治疗后开始外阴痒，既往查白带常规提示清洁度3度，余无异常，使用苦参凝胶和川百止痒洗液治疗后效果不理想。后使用中药完带汤合易黄汤加减治疗1月余，白带明显减少。现白带不多，外阴痒仍明显，局限在大小阴唇及阴阜毛际部位，热水淋浴可轻度缓解。妇科检查见外阴干燥，稍充血，大阴唇有抓痕，阴道通畅，无明显充血，分泌物不多。纳眠尚可，多梦，二便正常。未发现明显药物、食物过敏史。舌淡红，苔薄白，脉弦细。

中医诊断：阴痒。

辨证：肝郁脾虚。

西医诊断：非特异性外阴炎。

治法：疏肝健脾，清热利湿。

中药处方：

（1）口服方：7剂，每日1剂，水煎，分2次口服。

牡丹皮10g　栀子10g　柴胡15g　茯苓15g　白术15g

薄荷10g　黄柏10g　木通5g　当归10g　甘草5g

（2）外洗方：7剂，每日1剂，水煎，外洗外阴。

蛇床子30g　花椒15g　白矾6g

● 二诊：2019年10月18日

LMP：2019年9月23日。患者诉症状缓解90%，白带不多，色黄，有异味，豆腐渣样，纳眠可，二便正常。舌淡红，苔薄白，脉细。

辨证：肝郁脾虚。

治法：疏肝健脾，清热利湿。

中药处方：7剂，每日1剂，水煎，分2次口服。

牡丹皮10g　栀子10g　柴胡15g　茯苓15g　白术15g

薄荷10g　黄柏10g　木通5g　当归10g　甘草5g

● 三诊：2019年11月6日

患者诉偶有外阴瘙痒，可以忽略不计，白带不多，要求巩固治疗。纳眠可，二便正常，偶有多梦。

辨证、治法、中药处方同前，守前方继服7剂。

【按语】

现代医学认为，阴痒多数由念珠菌阴道炎、外阴炎引起。念珠菌为条件致病菌，约10%非孕妇女及30%孕妇阴道中有此菌寄生，而并不引起症状。当阴道内糖原增加、酸度增高，局部细胞免疫力下降，适合念珠菌的繁殖时即可引起炎症，故本病多见于孕妇、糖尿病患者及接受大量雌激素治疗者。长期应用抗生素、皮质类固醇，或患有免疫缺陷综合征、穿紧身化纤内裤、肥胖可使会阴局部的温度及湿度增加，也易使念珠菌得以繁殖而引起感染。念珠菌寄生在人的阴道、口腔、肠道内，这三个部位的念珠菌可互相自身传染，当局部环境条件适合时发病，此外还可通过性交直接传染或接触感染的衣物间接传染。治疗时多使用抗生素，并治疗基础疾病。但本病容易反复发作。另有一种单纯阴痒为非特异性外阴炎，多为物理、化学因素而非病原体所致的外阴皮肤或黏膜的炎症。治疗方法为保持局部清洁、干燥，局部应用抗生素，多采用0.1%的聚维酮碘溶液或1∶5000的高锰酸钾液坐浴，外涂紫草油或抗生素软膏[1]。

　　本例患者分泌物检查未见念珠菌，使用苦参凝胶合川百止痒洗液，以及完带汤合易黄汤加减治疗后，外阴痒改善不理想。中医认为，外阴疾病与经络关系密切，前阴通过经络、经筋及冲任督带脉与肝脾肾产生直接或间接的关系，尤其与肝经关系最为密切。"肝足厥阴之脉……入毛中，过阴器，抵少腹"，足少阳之经"入毛际，合于厥阴"；《素问·厥论》云"前阴者，宗筋之所聚"，足厥阴、足少阴之筋，皆"结于阴器"。足太阴、足阳明之筋，皆"聚于阴器"。冲脉"与阳明合于宗筋"，任脉"出于会阴，过阴器，以上毛际"，督脉"其络循阴器"。《中医临证备要》曰："妇人阴中作痒，多为肝脾气虚，湿热下注，用加味逍遥散加木通、黄柏。痒痛难忍、不时出水、坐卧不安者，外用蛇床子方或溻痒汤熏洗。"《医宗金鉴》曰："湿热生虫阴户痒，内服逍遥龙胆方，桃仁膏合雄黄末，鸡肝切片纳中央。"《医宗金鉴》将前阴病分为九种：阴肿、阴痛、阴痒、阴挺、阴疮、阴痔、阴冷、阴吹、交接出血。其中有五种疾病使用逍遥丸治疗，可见肝经在外阴疾病的发病病机上有着举足轻重的作用。

　　本医案依据常规思路，给予完带汤和易黄汤加减，一开始缓解了阴道分泌物多的症状，但患者阴道分泌物正常时，仍有阴痒症状，继以完带汤合易黄汤治疗效果不理想，改为疏肝健脾治疗，收到了满意的效果。考虑为逍遥丸疏通调达肝气，肝气弗郁，脾气健运，经络调达，气血充足，各归其位，故而阴痒缓解。在临证中，临床疗效到达瓶颈时，一定存在阻碍疗效的原因，或者更深层次、更隐蔽的病因，此时需要及时寻找突破口，调整治疗方向，最终才能提高疗效。

参考文献

[1]　乐杰. 妇产科学[M]. 北京：人民卫生出版社，2000：280-286.

（滕辉）

第八节 其 他 病

一、皮疹

● 王某某，男，53岁，因"皮疹十余年"于2017年2月14日初诊

患者近十余年晚上洗澡后全身皮疹，色红，瘙痒，影响睡眠，大便每日1行，质干，容易感冒，手心脱皮瘙痒，前额头痛，无鼻塞及流涕，恶心，无呕吐。既往体健，否认高血压、糖尿病病史，否认药物过敏史。前胸后背见皮疹，色红。舌红，苔薄白，脉浮数。

中医诊断：皮疹。

辨证：气虚兼风热。

西医诊断：皮疹查因。

治法：益气疏风清热。

中药处方：4剂，每日1剂，水煎，分2次口服。

> 桂枝10g　　白芍10g　　大枣10g　　甘草5g　　牛蒡子15g
>
> 荆芥穗15g　　防风15g　　蝉蜕10g　　葛根20g　　生地黄20g
>
> 炒白术20g　　紫草15g　　赤芍15g　　黄芪30g　　生石膏15g（先煎）

● 二诊：2017年2月19日

患者服药后皮疹未见明显减轻。舌红，苔薄白，脉浮数。

辨证：风热夹湿。

治法：疏风清热祛湿。

中药处方：4剂，每日1剂，水煎，分2次口服。

> 荆芥穗15g　　防风15g　　蝉蜕15g　　牛蒡子15g　　生地黄20g
>
> 地肤子15g　　葛根20g　　当归15g　　牡丹皮15g　　生石膏30g（先煎）

　　　　火麻仁15g　苦参15g　知母15g　苍术10g

● 三诊：2017年2月24日

患者服药后皮疹减少，瘙痒减轻。舌红，有裂纹，脉弦浮数。

辨证：风热夹湿。

治法：疏风清热祛湿。

中药处方：6剂，每日1剂，水煎，分2次口服。

　　　　荆芥穗15g　防风15g　蝉蜕15g　柴胡15g　生地黄15g

　　　　黄芩15g　葛根20g　当归15g　苦参15g　地肤子20g

　　　　火麻仁15g　紫草20g　知母15g　苍术10g　牛蒡子15g

　　　　牡丹皮15g　生石膏30g（先煎）

● 四诊：2017年3月8日

患者服药后皮疹减少，瘙痒减轻，大便干，鼻塞，流涕，无口干及口苦，容易汗出。舌红，苔黄，脉寸浮数。

辨证：风热夹湿。

治法：疏风清热祛湿。

中药处方：4剂，每日1剂，水煎，分2次口服。

　　　　荆芥穗15g　防风15g　蝉蜕10g　牛蒡子15g　蝉蜕15g

　　　　苦参15g　葛根20g　当归15g　生地黄15g　生石膏30g（先煎）

　　　　地肤子20g　知母15g　苍术10g　牡丹皮15g　柴胡15g

　　　　紫草20g　黄芩15g　大黄5g（后下）

随访得知患者治疗后皮疹消失。

【按语】

　　患者晚上洗澡后全身皮疹，色红，瘙痒，影响睡眠，大便干，考虑有太阳风热，前额头痛属于阳明经热，平素容易感冒考虑脾气虚，卫外功能失调导致容易感受风邪的侵袭，本次病程较长，考虑有正气虚弱的一面。辨证为气虚兼风热，采用葛根汤合玉屏风散合消风散加减治疗，其中加生石膏以清阳明经热。治疗后患者皮疹缓解不明显，考虑清热疏风祛湿力度不够，改用消风散加减，去桂枝汤及玉屏风散组分，生石膏加至30g。服药后患者皮疹减少，瘙痒减轻，考虑证型以风热夹湿为主，虽然也有表虚易外感的情况，但仍以邪实为主，急性期应以祛邪为主，后期可用桂枝汤及玉屏风散调理善后，预防复发。

《外科正宗》中的消风散是王俊玲教授临床上治疗皮疹的常用方，其具有疏风除湿、清热养血之功效，主治风疹、湿疹。症见皮肤瘙痒，疹出色红，或遍身云片斑点，抓破后渗出津水，苔白或黄，脉浮数。本例患者皮疹色红，瘙痒，影响睡眠，大便质干，手心脱皮瘙痒，舌红，苔薄白，脉浮数，是消风散治疗的适应证，因此选择此方加减治疗有效。方中荆芥、防风、牛蒡子、蝉蜕、葛根辛散透达，疏风散邪，使风去痒止。苍术祛风燥湿，苦参清热燥湿，地肤子清热利湿、祛风止痒。生石膏、知母清热泻火，当归、生地黄、火麻仁养血活血、润肠通便，牡丹皮清热凉血。全方祛风清热、燥湿凉血，开鬼门，洁净府，给邪气以出路，使得风从表解，湿热从二便解。

在治疗皮疹的过程中，笔者发现加入生石膏具有很好的疗效。生石膏味甘、辛，性大寒，入肺、胃经。《名医别录》云生石膏"解肌发汗"。后世医家张锡纯通过长期临床验证，发现生石膏确有此功效，并明确指出："解肌者，其力能达表，使肌肤松畅，而内蕴之热息息自毛孔透出也，其解肌兼能发汗者，言解肌之后，其内蕴之热又可化汗而出也。"生石膏质重气浮，入于肺经，既能清泄肺热而透疹，又能清泄气分实热以解肌，入于胃经清泻胃火而化斑。消风散中生石膏配防风、荆芥、蝉蜕可清里热，解表透疹。本例患者首诊时方中生石膏用15g，服药4剂皮疹仍较红，考虑阳明热盛，故该方并重用生石膏至30g，共服用14剂，皮疹消失，未见明显胃痛、胃胀、腹泻等不良反应。

（刘昱磊）

二、乳蛾

● 张某某，女，32岁，因"咽痛1周，加重1天"于2019年11月6日初诊

患者1周前于劳累后出现咽喉疼痛，未予特殊处理。现患者自觉咽痛较前明显加重，无发热恶寒，大便干结如羊粪，小便黄。查体见咽充血，扁桃体Ⅰ度肿大，无脓性分泌物。LMP：2019年10月23日。舌红，苔黄，脉浮数。

中医诊断：乳蛾。

辨证：风热外侵。

西医诊断：急性咽炎。

治法：疏风清热，解毒利咽。

中药处方：3剂，每日1剂，水煎，分2次口服。

    金银花15g　连翘15g　马勃10g　牛蒡子10g　薄荷10g（后下）

    牡丹皮10g　射干10g　栀子10g　板蓝根10g

2019年11月15日电话随访，患者咽痛已痊愈。

【按语】

患者咽充血，扁桃体Ⅰ度肿大，属于中医"乳蛾"范畴。

咽为饮食之道，又为肺气通行之路，喉乃肺气通行之门户。咽喉为呼吸之气必经之地。呼则气经喉、咽而出于鼻，吸则气经咽、喉而入于肺。肺的宣发肃降功能对咽嗌的通利、喉门的开合有着重要的作用。

本病的形成，多因起居不慎，肺卫失固，致风热邪毒乘虚侵犯，由口鼻而入直袭咽喉，致咽部红肿疼痛而发为风热乳蛾。若因失治误治，或平素肺胃积热，则邪热传里可出现肺胃热盛的重症。素体虚寒者，风寒之邪犯于皮毛，内应于肺，壅结于咽喉，则可表现为风寒乳蛾。

本例患者因气候骤变，起居不慎，卫表不固，风邪挟热邪外袭，壅遏肺系，肺气闭郁，失其宣畅之机，邪热不得宣泄，上聚咽喉，发为乳蛾。患者未

及时治疗，导致热邪瘀滞，热盛传里，肺胃热盛，邪热搏结，导致大便干结如羊粪，小便黄，舌红，苔黄，脉浮数。证属风热外侵，治宜疏风清热、解毒利咽，方用银翘马勃散加减。

银翘马勃散有疏风清热、解毒散结、轻清开宣的功效，为治咽喉疾病之良方。方中金银花、连翘清热解毒、开泄肺气；牛蒡子疏散风热、利咽散结，射干解热毒、利咽喉，二药开气分之闭阻；马勃解毒消肿、清利咽喉，为治喉痹喉痛专药，用之以开血分痹结；板蓝根清热解毒、凉血利咽，合薄荷强化利咽止痛之效果；牡丹皮、栀子合用，相辅相成，气血同治，凉而不凝，活而不妄，清肝泻热作用较强。诸药合用共奏疏风清热、解毒利咽之功。

（王双魁）

附录　中英文对照

AMH：抗米勒管激素

APTT：活化部分凝血活酶时间

AsAb：抗精子抗体

BBT：基础体温

CA-125：糖类抗原125

E_2：雌二醇

EMAb：抗子宫内膜抗体

FSH：卵泡刺激素

FT_3：游离三碘甲腺原氨酸

FT_4：游离甲状腺素

HCG：人绒毛膜促性腺激素

HPV：人乳头瘤病毒

HT：红细胞比容

IgG：免疫球蛋白G

IVF-ET：体外受精胚胎移植术

LH：黄体生成素

LMP：末次月经

Mh：人型支原体

N：中性粒细胞

NT：胎儿颈后透明层厚度

P：孕酮

PCO：多囊卵巢

PCOS：多囊卵巢综合征

PMP：前次月经

PRL：催乳素

T：睾酮

TSH：促甲状腺激素

UU：解脲支原体

WBC：白细胞